근거중심물리치료

Evidence Based Physical Therapy

근거중심물리치료

Evidence Based Physical Therapy

옮긴이 이재형

Linda Fetters, PhD, PT, FAPTA
Professor
Skyes Family Chair in Pediatric Physical Therapy, Health & Development
Division of Biokinesiology & Physical Therapy
Department of Pediatrics, Keck School of Medicine
University of Southern California
Los Angeles, California

Julie Tilson, PT, DPT, MS, NCS
Assistant Professor of Clinical Physical Therapy
Division of Biokinesiology and Physical Therapy
University of Southern California
Los Angeles, California

영 문 출 판 사

■ 옮긴이

이 재 형 원광보건대학교 물리치료과 교수

Evidence Based Physical Therapy

by Linda Fetters, PhD, PT, FAPTA & Julie Tilson, PT, DPT, MS, NCS

The original English language work has been published by :
The F.A. DAVIS Company, Philadelphia, Pennsylvania

〈알림〉
치료적 중재는 기초적이고 임상적인 연구를 통해서 얻어지는 새로운 과학적 정보에 의해서 변화되어야 합니다. 저자 및 출판사는 이 책을 정확히 기재하도록 가능한 한 최선을 다하고 있습니다. 저자, 편집자, 출판사는 이 책의 인용에 의해서 발생할 수 있는 어떠한 표현의 오류와 결락에 대해서도 그 책임을 지지 않습니다. 또한 이 책에 기재되어 있는 임상실행은 어느 것도 그 적용에 있어서는 각각의 임상상황에 맞춰서 전문가의 규범에 준하여 시행할 필요가 있습니다.

근거중심물리치료

2013년 9월 23일 초판인쇄
2013년 9월 30일 초판발행

지은이 : Linda Fetters & Julie Tilson
옮긴이 : 이 재 형
발행인 : 박 병 조
발행처 : 도서출판 영문출판사
등 록 : 1987년 12월 21일 제 2-419호
주 소 : 서울시 강남구 삼성동 69-1
전 화 : (02)514-5590, 776-5590
팩 스 : (02)756-8943
홈페이지 : www.ymsbook.net
e-mail : yeongmunsa@empal.com
정 가 : 20,000원

ISBN 978-89-7224-339-7 93510

• 파본은 교환해 드립니다.

가르침과 배움은 끊임없이 역동적인 과정이다. 교실에서나 내 인생에서 세상에서 가장 역동적인 교수가 되도록 도와준 남편 Mike, 그리고 계속해서 내게 최상의 교육에 대해 끊임없이 피드백을 주는 학생들과 동료들, 공동 저자인 Julie Tilson, 나에게 배우는 방법에 대해 알려주는 아들 Seth와 Zachary에게 감사의 뜻을 전한다.

LF

내 자신을 믿으라고 나을 깨우쳐주신 부모님 Mike와 Jennifer, 나에게 많은 영감을 북돋아준 많은 학생들과 동료들, 이 긴 여정의 길로 초대해 준 공동 저자 Linda Fetters,
항상 뒤에서 든든하게 지원해주는 사랑하는 남편 Donovan Steutel,
모두가 제 삶의 진정한 빛이며 모두에게 감사의 뜻을 전한다.

JT

머리말
Foreword

많은 사람들이 본론에만 관심 있듯이 나 자신도 거의 머리말을 읽지 않는다. 그래서 이 서문을 짧게 쓰고 바로 본론으로 넘어가려 한다. 지난 수십 년 동안 보건의료분야, 특히 물리치료 분야는 혁신적으로 변화하였다. 끊임없이 출판되는 새로운 연구 결과를 환자에게 이득이 될 수 있도록 활용하는 근거중심치료의 필요가 나날이 증가하고 있다. 근거중심치료는 임상 기술과 환자 중심 의료와 상호보완적인 개념이다. 훌륭한 진료를 위해서는 1장의 그림 1-1에 제시한 3가지 요소가 필요하다. (1) 임상 전문지식: 오랫동안 쌓은 경험과 훈련을 통해 얻은 임상 전문지식, (2) 환자의 가치에 대한 이해: 훌륭한 병력 청취 기술과 의사결정을 공유하는 기술, (3) 과학적 근거를 찾기 위해 연구를 찾고 비판적으로 평가할 수 있는 기술, 이 3가지가 이 책에서 전하고자 하는 주제이다.

근거중심치료의 배경이 되는 치료와 진단에 대한 이론의 경험적 검증은 적어도 10세기 페르시아의 Al Rhazi까지 거슬러 올라간다(Al Rhazi, Lind, Bradford-Hill, 임상시험에 관한 전체적인 역사적 사건에 대한 자세한 정보는 www.jameslindlibrary.org에 있다). 20세기에 임상 연구와 연구 결과를 진료에 적용하는 방법이 급속도로 발전하였다. 근거중심치료의 발전 과정에서 중요한 역사적 사건은 1990년대에 미국의학협회지에 "의학 문헌의 사용자 지침"이라는 연재 논문에 "근거중심의학(evidence-based medicine)"이라는 용어가 처음 제시된 일이다. 근거중심의학이라는 신조어는 국경과 학제간의 벽을 뛰어넘어 세계적으로 보건의료 전문가들의 흥미를 촉발시켰다. 전문 교육과정에서도 이 혁신적인 개념을 따라잡기 위해 애써왔다. 일부에서는 근거중심치료를 교육과정에 포함해야 하는지에 대해 논쟁이 있지만 대부분의 경우 근거중심치료의 교육이 표준이 되고 있다. 근거중심치료의 축이 되는 3가지 요소는 빠르게 변화하는 보건의료현장에서 요구하는 근간이 되는 개념이다.

과거 병원 도제식으로 시작한 물리치료는 지난 수십 년 동안 과학적인 학문으로 발전하는 혁신적인 변화를 겪어왔다. 연구 분야에서의 성장 또한 눈부시도록 놀랍게 발전하였다. PEDro에는 물리치료에 관련된 19,000개 이상의 무작위임상시험, 체계적 고찰, 진료지침이 수록되어 있고 계속해서 빠른 속도로 성장하고 있다. 오늘날 물리치료 관련 무작위임상시험 연구는 7년마다 두 배씩 증가하고 있다 (7장 그림 7-2 참조). 이러한 사실은 최근 7년간 발표된 임상시험 연구의 수가 과거의 모든 임상시험 수와 맞먹는다고 할 수 있다. 일부 임상시험 결과에서 현재 시행되고 있는 진료를 수정해야 한다고 확신하고 있지만, 일부 임상시험 결과에서 그렇지 않은 경우도 있고, 일부 임상시험에서 새로운 방법을 제시하기도 한다. 이러한 성장과 변화는 환자 입장에서 매우 환영할 만한 결과이지만 물리치료사에게는 수많은 연구 근거를 검색하고 해석하여 진료에 적용하는 기술을 요구하게 된다.

이 책의 목표가 바로 그러한 기술들을 익히는 데 도움을 주는 것이다. 보건의료분야에서 근거중심치료의 기본적인 원칙은 같지만, 의학, 정신의학, 간호, 물리치료 등 분야에 따라서 어느 정도 차이가 있을 수 있다. 이 책은 물리치료에서 근거중심치료를 적용하는 데 도움을 주는 가교역할을 할 것이다. Fetters박사와 Tilson박사는 근거중심치료의 기본 개념을 아주 훌륭하게 설명해주었고 일상의 진료 사례를 이용하여 물리치료사의 요구에 맞춰 근거중심치료 적용 과정을 전문성 있게 설명해주었다. 이 책을 통해 21세기 진료에 필요한 근거중심치료의 핵심 기술을 학습하는데 도움을 얻을 수 있을 것이다. 그러나 이것만으로는 충분하지 않다. 근거중심치료의 방법을 익힌 후 환자에게 실제로 이득을 줄 수 있도록 임상 전문지식을 통합하고 적용해야 한다. 여러분이 이 중요한 과제를 잘 수행할 수 있기를 바란다.

Paul Glasziou
교수, 근거중심치료연구센터
본드대학교

저자 한국어판 서문

We are honored and excited that our textbook, Evidence Based Physical Therapy, has been translated into the Korean language. We anticipate that this translation will contribute to the active dissemination of evidence based physical therapy practice in Korea. The use of the combined evidence of published research literature, clinicians' expertise and family values and culture, ensures the best available care that physical therapists can offer their patients. Research and clinical expertise from across the globe enhances our knowledge and expertise as professionals.

We created this book as a learning tool for physical therapy students and clinicians who want to become evidence based practitioners. It can also serve as a tool for more experienced physical therapists that want to continue to improve their knowledge and skills to search the literature for the best and most applicable research, appraise this literature and then combine research with clinical expertise and patient goals. We have included chapters on the use of current technology and forms of communication that could be used globally by students and clinicians.

The translation of our book makes our textbook available to students and clinicians who read Korean. There are students and clinicians in the United States and many other countries in addition to Korea who will find this material more accessible, since they can now read the text in their native language. We offer sincere thanks to Professor Jae-Hyoung Lee for him thoughtful translation.

Linda Fetters
Julie Tilson

USC University of Southern California

서문
Preface

근거중심치료사가 되기를 희망하는 물리치료사와 물리치료학과 학생을 위한 학습도구로서 이 책을 만들었다. 또한 근거중심치료사로서의 기술과 지식을 계속해서 향상시키고자 하는 경험 많은 물리치료사를 돕는 도구 역할을 할 수도 있다. 이 책을 통해 환자에게 필요한 최선의 근거를 위해 연구를 검색하고 연구의 질과 적용성을 비판적으로 평가하는 기술을 발전시킬 수 있다. 시간에 쫓기는 진료 환경에서 현실적인 진료를 지원하기 위해 의사소통 방법과 요즘 사용되고 있는 정보기술 사용에 관한 내용도 이 책에 담았다.

이 책은 물리치료학과 학생, 물리치료사, 교수에게 근거중심치료(EBP)를 교육하면서 얻은 산물이다. 온라인, 교실, 연구실, 근거중심치료를 교육하는 교수협의회 등을 통해서 여러 형태로 교육을 해왔다. 여러 해 동안 교육을 하면서 물리치료사를 대상으로 펴낸 교과서가 필요함을 느꼈고 역동적인 학습자를 뒷받침해줄 수 있는 교과서를 찾고 있었다. 그러나 마땅한 책을 찾지 못하였고, 마침내 우리의 힘으로 이 책을 쓰기로 결정하였다! 이 책을 쓰는 동안 우리는 많은 학생과 동료에게 질문하고 피드백을 받았다. 피드백은 이 책을 펴내는 과정에서 중요한 역할을 했고 이로 인해 이 책의 내용이 향상될 수 있었다. F.A. Davis사의 요청으로 이 책을 검토해주신 여러분들에게 감사의 뜻을 전한다. 검토자들의 사려 깊은 검토 덕분에 이 책이 더 값지게 되었다. 마지막으로 열정적이고 신속하게 우리의 작업을 도와준 Weslie Holland에게 특별히 감사의 말을 전한다.

책을 쓰는 일은 상당한 기간 동안 많은 노동력이 필요한 작업이다. 책을 완성하는 한 가지 확실한 방법은 주제에 대해 열정적이어야 하고, 더 중요한 것은 그 주제를 알려주고자 하는 것보다는 주제에 대해 알고자하는 열정이다. 우리의 경우는 둘 다였지만 말이다. 뿐만 아니라 유머감각은 많은 도움을 준다. 사실, 유머감각은 인생에 꼭 필요한 필수품과도 같다. 특히 상당한 시간동안 많은 일을 해야 하는 이 과정에서 더더욱 유머감각이 필요하다. 가르치고 배우는 것에 대한 우리의 열정은 항상 우리의 유머가 덧붙여져서 글의 내용과 과정을 즐겁게 함으로써 상호보완 역할을 해온 것 같다. 근거중심물리치료사가 되기 위한 성공적인 여행이 되기를 희망한다.

Linda Fetters
Julie Tilson

검토자
Reviewers

Peter Altenburger, MS, PT
Assistant Professor
University of Nevada
Henderson, Nevada

Sherrilene Classen, PhD, MPH, OTR
University of Florida
Gainesville, Florida

Deanna C. Dye, PT, PhD
Assistant Professor
Idaho State University
Pocatello, Idaho

Marie Earl, PhD, PT
Assistant Professor
Dalhousie University
Halifax, Nova Scotia, Canada

Steven Z. George, PT, MS, PhD
Assistant Professor
University of Florida
Gainesville, Florida

Shelley Goodgold, PT, ScD
Professor
Simmons College
Boston, Massachusetts

Brenda L. Greene, PT, PhD
Assistant Professor
Emory University
Atlanta, Georgia

Penelope J. Klein, PT, EdD
Professor
D'Youville College
Buffalo, New York

Barbara J. Norton, PT, PhD
Associate Professor and Associate Director
Washington University
St. Louis, Missouri

Jena B. Ogston, PhD, PT
Associate Professor
College of St. Scholastica
Duluth, Minnesota

Christopher Powers, PhD, PT
Associate Professor
University of Southern California
Los Angeles, California

Kelly Sass, PT, MPT
Assistant Academic Coordinator and Associate Faculty
University of Iowa
Iowa City, Iowa

Joseph Schreiber, PT, MS, PCS
Assistant Professor
Chatham College
Pittsburgh, Pennsylvania

역자 서문

1992년 캐나다 McMaster대학의 Gordon Guyatt 등이 근거중심의학을 소개하고 1997년 David Sackett 등의 근거중심의학이라는 책이 출판된 이래 근거중심의학이 매우 빠르게 확산되어 지금은 보건의료 분야뿐만 아니라, 사회과학 분야 등 여러 분야에서 근거중심이라는 용어를 사용하고 있다.

근거중심치료의 사회적 요구가 빠르게 증가하고 있다. 환자는 최선의 진단과 치료를 받기를 원하고 물리치료사는 최선의 물리치료 진단과 물리치료를 제공하기를 원한다. 최선의 진단과 치료는 최선의 근거를 바탕으로 한다.

근거중심치료 수행의 주요 장벽으로 시간 부족과 통계 해석의 어려움이라는 연구 보고가 있다. 최선의 근거를 구하는 쉬운 방법은 전문가들이 제공하는 진료지침과 체계적 고찰을 활용하는 방법이다. 나아가 근거중심치료 방법론을 터득한 후 임상연구에서 근거를 찾을 수 있다. 모든 근거가 최선의 근거는 아니다. 임상의사결정에 사용할 수 있는 최선의 근거는 방법론적 질이 높은 진료지침, 체계적 고찰, 임상연구에서 얻을 수 있다. 따라서 근거중심치료 수행을 위해서는 연구의 질을 평가하고 결과를 해석하는 방법을 알아야 한다.

때마침 미국 남가주대학교 물리치료학과의 Linda Fetters 교수와 Julie Tilson교수가 "Evidence Based Physical Therapy"라는 책을 펴냈다. 근거수준 피라미드의 최상위에 있는 진료지침과 체계적 고찰을 비롯하여 개입, 진단, 예후 등 연구 유형별로 정형화된 평가도구를 사용하여 적용성, 질, 중요도를 비판적으로 평가하고 해석하는 과정을 임상사례를 들어 자세하게 소개하였다.

이 책이 출판된 2012년 겨울 방학부터 번역을 시작하였으나 마치지 못하고 강의실과 실험실을 오가는 틈틈이 번역을 계속하여 6월에야 마치게 되었다. 원문의 내용을 충실하게 옮기다 보니 우리말 흐름이 매끄럽지 못한 부분이 많을 것이다. 독자의 끊임없는 지적과 논평을 바란다.

임상의사결정에 최선의 근거를 사용하는 근거중심치료는 물리치료의 질과 전문성은 물론 사회적 신뢰를 향상시킬 것이다. 이 책을 통해 임상질문에 따른 근거 검색, 적용성, 질, 중요도를 비판적으로 평가하고 결과를 해석하는 방법을 학습하여 근거중심치료를 수행하는 치료사가 되는데 도움이 되기를 기대한다.

2013년 6월
두촌정사에서
이 재 형

목차
Contents

이 책의 사용 방법
How to Use This Book

사용자와 목표 / Goals and Audience

근거중심치료 수행을 원하는 물리치료사와 물리치료학과 학생을 위해 이 책을 펴냈다. 이 책의 목표는 독립적인 근거중심치료사가 되도록 안내하는 것이다. 모든 학습이 그렇듯이 반복하고 실제로 적용하는 것이 학습에 효과적이고 효율적이다. 우리는 독자가 초보단계라고 가정하고 근거중심치료 입문 수준에 필요한 정보를 이 책에 담았다.

내용 / Content

이 책은 3부로 나누어져 있고 각 장은 독립적으로 활용할 수 있도록 했다.

1부 : 환자 관리 향상을 위한 근거 검색과 평가
2부 : 기타 연구의 비판적 평가 : 비무작위임상시험
3부 : 근거중심치료에 필요한 의사소통과 문헌정보기술

각 장마다 독립적으로 설계해 놓았다. 따라서 굳이 1장에서부터 12장까지 순서대로 진도를 진행할 필요는 없다. 그러나 이 책의 차례는 우리가 진행했던 교육과정을 반영하여 조직했다. 더 중요한 점은 학생들의 피드백을 반영했다는 점이다. 학생들이 각각의 순서에 대해 코멘트를 달아놓았고 각 순서를 사용함으로써 얻은 학생들의 성취를 반영하였다.

근거중심치료의 초보자는 1부의 1장부터 4장까지 순서대로 보기를 제안한다. 1장에 근거중심치료의 기본개념을 소개하고, 2장에서 임상질문을 만드는 과정과 최선의 이용 가능한 연구 근거를 검색하여 찾는 과정을 설명하였다. 3장과 4장은 개입 연구의 비판적 평가 과정을 중점적으로 다루었다. 2부는 5장에서 8장까지 이다. 1장부터 4장에서 사용한 기본적인 과정을 2부에 적용할 수 있다. 2부에서는 여러 종류의 비무작위임상시험에 대한 비판적 평가 과정을 다루었다. 예를 들면 5장에서는 진단 연구, 6장에서는 예후 연구에 대한 내용이다. 순서와 관계없이 독자의 선호도에 따라 순서를 정하여 학습해도 된다.

대부분의 장에서 "심층 탐구"를 제공하고 있다. 선택 또는 필수 학습자료를 포함시켜 깊이 다루었다. 주제에 대해 더 많은 정보를 원하는 학습자를 위해 기획하였지만, 입문단계의 수준을 넘어선다는 시각도 있었다. 또한 대부분의 장에서 "자가 평가"항목을 제공했다. 학습자가 근거중심치료의 지식과 기술이 어느 정도인지 스스로 확인하고 추가적으로 학습이 필요한지 아닌지를 결정하기 위해 활용할 수 있다. 근거중심치료의 개념을 뒷받침해주기 위해 시각적 정보를 풍부하게 사용하려고 노력하였다. 하나의 개념을 설명하는 이미지를 제시하고 개념을 뒷받침하는 내용을 설명하였다. 학습자가 개념을 이해하는데 도움이 될 것이다. 우리는 이 책이 근거중심치료사가 되는 데 길잡이가 될 수 있을 거라고 믿는다.

제 I 부

환자 관리 향상을 위한 근거 검색과 평가
Finding and Appraising Evidence to Improve Patient Care

1 근거중심치료 모델
The Evidence Based Practice Model

자가 점검 / PRE-TEST

1. 근거중심치료(EBP)는 무엇이고 왜 중요한지 설명하시오.
2. 근거중심치료를 위한 일차 문헌 3가지를 설명하시오.
3. 근거중심치료 수행의 5단계를 설명하시오.
4. 진료 환경에서 근거중심치료를 설명하시오.

학습목표 / CHAPTER-AT-A-GLANCE

이 장을 학습한 후 다음 사항을 할 수 있어야 한다:

- 근거중심치료의 정의와 목적을 설명한다.
- 근거중심치료의 3요소인 연구 근거, 임상 전문지식, 환자의 관점을 설명한다.
- 근거중심치료 수행의 5단계: 임상질문, 검색, 비판적 평가, 적용, 수행 평가를 설명한다.
- 진료 환경에서 근거중심치료의 도전과 해결 방법을 설명한다.

1. 개요 / Introduction

1) 근거중심치료의 정의와 중요성 / What is EBP and Why is it Important?

근거중심치료(evidence based practice: EBP)는 최선의 과학적 연구 근거를 임상 전문지식과 환자의 가치 및 상황과 통합하여 환자의 진료에 대한 임상 의사결정을 하는 것이다.[1,2] 근거중심치료의 목적은 최선의 근거를 사용하여 환자에게 최적의 이득을 보장하는 것이다. 최상의 근거중심물리치료를 제공하기 위해서는 임상 의사결정의 3가지 요소인 과학적 연구 근거, 임상 전문지식, 환자의 가치와 상황을 기본으로 해야 한다(그림 1-1).

근거중심치료를 수행하는 치료사는 과학적 연구 근거와 임상 전문지식을 바탕으로 환자 개인의 가치와 상황을 고려하여 치료를 제공해야 한다. 환자, 일반 의료사회, 건강보험 관계자의 근거중심물리치료에 대한 기대가 나날이 증가하고 있다. 근거중심치료를 제공하려는 치료사의 노력은 환자와 사회의 기대를 충족시킬 뿐만 아니라, 물리치료의 질과 신뢰를 향상시킨다. 이러한 노력은 환자가 최선의 물리치료를 선택하는데 도움이 되고 물리치료사의 신뢰 향상을 이끌어낼 것이다. 근거중심치료는 경험과 습관을 바탕으로 시행하던 물리치료에서 최선의 근거를 신중하고 체계적으로 평가하여 시행하는 물리치료로 변화시키고 있다.

근거중심치료는 치료사가 여러 종류의 근거를 수집하여 환자에게 제공하고 환자와 치료사가 역동적으로 정보를 공유하여 의사결정을 내리게 한다. 근거중심치료는 다음 3가지 요소를 바탕으로 해야 한다(그림 1-1).

사례 1-1.

환자는 17세의 수영 선수이다. 목통증으로 고등학교 수영 선수권 대회를 3일 앞두고 외래로 내원했다. 환자와 환자 부모는 다음과 같은 질문을 할 것이다.

"목이 왜 아플까요?
"3일 안에 통증없이 수영할 수 있는 방법은 없을까요?"
"목이 좋아질 수 있도록 어떤 조치를 취할 것인가요?"

근거중심치료를 수행하는 치료사로서 과학적 연구 근거, 임상 전문지식, 환자의 개인적 가치와 상황에 바탕을 두고 환자와 환자 부모에게 답을 제공해야 한다. 근거중심치료는 치료의 질을 향상시키고 환자와 환자 부모에게 신뢰를 높일 수 있다. 또한 근거중심치료 접근은 의료 제공자, 건강보험관계자, 정책 입안자와 의사소통의 효율을 높일 수 있다.

치료사는 환자와 환자 부모가 치료에 대한 의사결정을 할 수 있도록 충분한 근거 정보를 제공해야 한다. 환자와 환자 가족이 최종적인 의사결정을 하도록 해야 한다. 근거중심치료사는 환자와 함께 정보 공유 의사결정을 해야 한다. 정보 공유 의사결정은 치료사가 환자에게 최선의 근거 정보를 제공하고 치료를 선택하는 과정이다.[3]

심층 탐구 1-1.

당신이 환자라면 무엇을 기대합니까?

친한 친구나 가족이 의학적 문제로 전문가를 찾아갔을 때를 생각해 봅시다. 당신은 진단, 치료, 예후가 최근 연구, 전문가의 경험, 환자에 대한 배려를 바탕으로 이루어 졌다고 생각합니까? 의사가 20년 전 학교에서 배운 과거의 지식이나 일시적으로 유행하는 정보를 바탕으로 의사결정을 한다면 만족하겠습니까?

돌림근띠 파열의 진단을 받고 정형외과의사를 찾아갔다고 가정합시다. 외과 의사는 수술 여부를 결정할 필요가 있다.

- 외과 의사는 당신의 의사결정을 안내할 수 있는 3가지 요소를 알아야 한다.
- 외과 의사는 당신이 수술 여부에 대한 의사결정을 하도록 한다.
- 치료에 대한 올바른 의사결정을 위해 외과 의사에게 어떤 질문이 필요할까?
- 당신의 질문에 대해 외과 의사에게 어떤 종류의 정보를 기대합니까?

환자는 최선의 근거를 바탕으로 한 진료를 기대하고 요구한다. 물리치료에서도 마찬가지이다.

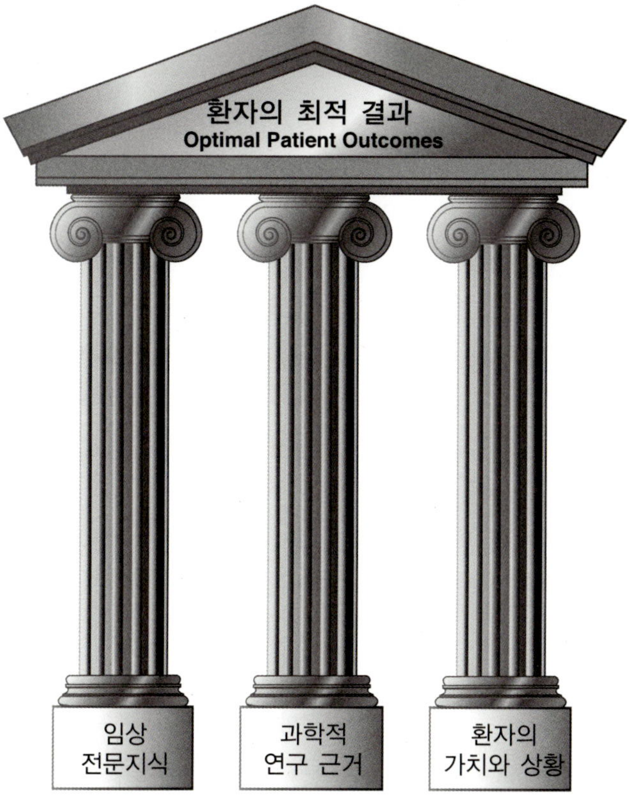

그림 1-1. 환자가 최적의 결과를 얻기 위해서는 3가지 요소가 필요하다. 근거는 환자와 치료사의 의사결정 과정에 기여한다. 치료사가 수집한 근거를 환자에게 제공하여 환자와 치료사가 역동적으로 정보를 공유하여 의사결정을 내린다.

1. 과학적 연구 근거(scientific research)
2. 임상 전문지식(clinical expertise)
3. 환자의 가치와 상황(values and circumstances)

그림 1-2는 환자와 치료사가 환자의 최적 결과를 얻기 위해 정보 공유 의사결정을 위한 근거의 3가지 요소를 사용하는 방법을 보여준다.

2. 근거중심치료 모델의 이해 / Understanding the EBP Model

1) 근거의 요소 / What are the Sources of Evidence?

사례 1-1에서 환자와 부모는 높은 질의 근거를 바탕으로 한 치료 권고를 기대할 것이다. 근거중심치료는 근거의 3가지 요소를 모두 고려하는 것이 중요하다. 이 절에서는 근거중심치료의 3요소에 대해 자세히 다룬다.

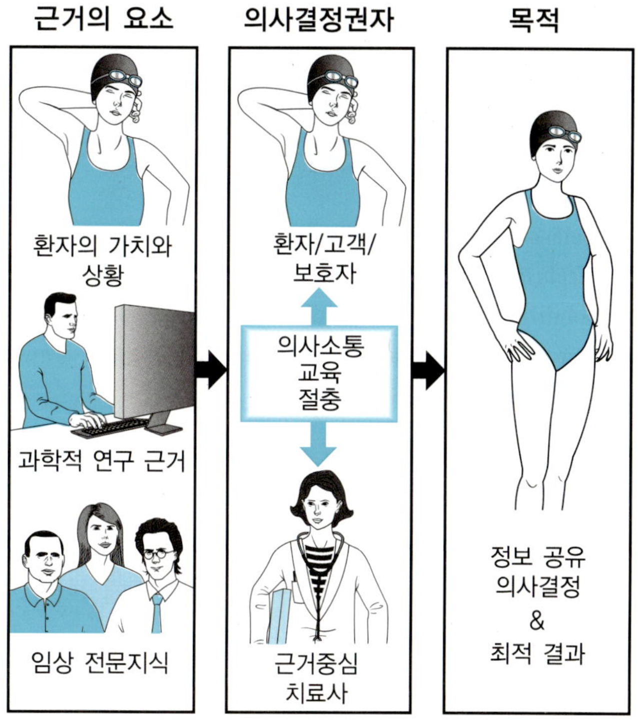

그림 1-2. 정보 공유 의사결정을 위해 환자와 치료사가 사용하는 근거의 3가지 요소.

(1) 과학적 연구 (Scientific Research)

과학적 연구(scientific research) 근거는 체계적인 가설 검정을 통해 얻은 경험적 근거이다. 과학적 연구는 임상 연구와 기초과학 연구로 구분한다. **임상 연구**(clinical research)는 사람을 대상으로 이루어진 연구이다. 질병이나 손상과 관련된 진단, 치료, 예후에 대한 질문에 답을 얻을 수 있다.

예 :

진단 연구(diagnostic)

Wainner 등[3]의 진단 연구에서 목 신경뿌리병(radiculopathy)을 확인하기 위해서는 단일 임상검사보다 팔긴장검사(upper limb tension test), 목돌림(cervical rotation) <60°, 목당김검사(cervical distraction test)와 스펄링신경공압박검사(Spurling test) 등 여러 임상검사를 같이 시행하는 것이 효과적이다.

Wainner RS, Fritz JM, Irrgang JJ, et al. Reliability and diagnostic accuracy of the clinical examination and patient self-report measures for cervical radiculopathy. *Spine*. 2003;28:52-62.

치료 연구(intervention)

Cleland 등[4]의 치료 연구에서 등뼈 밀기(thrust) 가동화/도수교정이 비밀기(nonthrust) 가동화/도수교정보다 목 통증과 장애 감소에 유의하게 단기효과가 나타났다.

Cleland JA, Glynn P, Whitman JM, et al. Short-term effects of thrust versus nonthrust mobilization/manipulation directed at the thoracic spine in patients with neck pain: A randomized clinical trial. *Phys Ther*. 2007;87(4):431-440.

예방 연구(prevention)

Linton과 Andersson[5]의 예방 연구에서 만성 통증으로 발전할 위험이 있는 목통증 환자에게 인지행동 개입이 장기 장애 발생의 위험을 감소시켰다.

Linton SJ, Andersson T. Can chronic disability be prevented? A randomized trial of a cognitive-behavior intervention and two forms of information for patients with spinal pain. *Spine*. 2000;25:2825-2831.

예후 연구(prognostic)

Hill 등[6]의 예후 연구에서 물리치료 6주 후 예상되는 목통증 회복 정도는 환자의 사회계층, 치료 성공에 대한 기대, 치료 시작 시점의 목통증 정도에 영향을 받았다.

Hill JC, Lewis M, Sim J, et al. Predictors of poor outcome in patients with neck pain treated by physical therapy. Clin J Pain. 2007;23:683-690.

이러한 연구 결과를 통해 이 환자와 다른 목통증 환자에 대한 치료 능력에 영향을 주고 향상시킬 수 있다.

연구 근거 — 초록 예 (sample abstract)

임상 연구는 전문가 심사를 거쳐 학술지로 출판된다. **초록**(abstract)은 연구의 내용을 간략하게 요약한 것이다. 치료사는 초록을 읽고 연구의 목적, 설계 방법, 결과, 결론을 파악해야 한다. 그림 1-3은 미국물리치료협회의 공식 학술지인 *Physical Therapy*(www.ptjournal.org)에 등재된 목통증에 대한 밀기와 비밀기 가동화/도수교정의 효과를 비교한 연구의 초록과 저자 정보이다.[4]

■ 자가 평가 1-1.

그림 1-3의 초록을 읽은 다음 기억이 나는 핵심 연구 내용을 적어 본다. 근거중심치료의 능력이 향상 될수록 연구의 기본이 되는 핵심 내용을 빠르게 찾을 수 있다.

특정 주제에 대해 환자를 대상으로 한 임상 연구 문헌이 부족할 경우에는 건강한 참가자를 대상으로 한 연구나 기초 연구 문헌을 찾는다. 이러한 연구 문헌을 참고할 때에는 임상 상황에서 환자의 반응이 어떨지에 대해 신중하게 고려해야 한다. 건강한 참가자를 대상으로 한 연구는 정상 현상을 이해하고, 질병이나 손상이 있는 환자에게 최선의 치료를 위해 어떻게 해야 할 지를 유추하는데 도움이 된다.

예:

K1uemper 등[7]이 통증이나 장애가 없는 수영 선수를 대상으로 6주간 어깨근육의 신장과 근육강화 프로그램을 시행한 결과 어깨 자세의 전방 편향이 감소되었다.

Kluemper M, Uhl T, Hazelrigg H. Effect of stretching and strengthening shoulder muscles on forward shoulder posture in competitive swimmers. *J Sport Rehab*. 2006;15:58-70.

해부학과 생체역학의 지식을 바탕으로 사례 1-1 환자의 목통증이 어깨 자세의 전방편향과 관련이 있다고 판단된다면 이 연구 결과는 환자에게 어깨 근육 신장과 강화운동 처방이라는 의사결정에 영향을 끼칠 수 있다.

기초과학연구(basic science research)는 사람을 대상으로 하지 않지만 때로는 근거중심치료의 기초 자료가 된다.

예:

Smith 등[8]의 연구는 사람 시체 8구를 해부하여 13개의 앞톱니근(serratus anterior muscle)의 부착부위, 길이, 둘레, 톱니형태 등 근육 특성에 대해 보고한 연구이다.

Smith R, Nyquist-Battie C, Clark M, et al. Anatomical characteristics of the upper serratus anterior: Cadaver dissection. *J Ortho Sports Phys Ther*. 2003;33:449-454.

Research Report

Short-Term Effects of Thrust Versus Nonthrust Mobilization/Manipulation Directed at the Thoracic Spine in Patients With Neck Pain: A Randomized Clinical Trial

Joshua A Cleland, Paul Glynn, Julie M Whitman, Sarah L Eberhart, Cameron MacDonald, John D Childs

Background and Purpose

Evidence supports the use of manual physical therapy interventions directed at the thoracic spine in patients with neck pain. The purpose of this study was to compare the effectiveness of thoracic spine thrust mobilization/manipulation with that of nonthrust mobilization/manipulation in patients with a primary complaint of mechanical neck pain. The authors also sought to compare the frequencies, durations, and types of side effects between the groups.

Subjects

The subjects in this study were 60 patients who were 18 to 60 years of age and had a primary complaint of neck pain.

Methods

For all subjects, a standardized history and a physical examination were obtained. Self-report outcome measures included the Neck Disability Index (NDI), a pain diagram, the Numeric Pain Rating Scale (NPRS), and the Fear-Avoidance Beliefs Questionnaire. After the baseline evaluation, the subjects were randomly assigned to receive either thoracic spine thrust or nonthrust mobilization/manipulation. The subjects were reexamined 2 to 4 days after the initial examination, and they again completed the NDI and the NPRS, as well as the Global Rating of Change (GROC) Scale. The primary aim was examined with a 2-way repeated-measures analysis of variance (ANOVA), with intervention group (thrust versus nonthrust mobilization/manipulation) as the between-subjects variable and time (baseline and 48 hours) as the within-subject variable. Separate ANOVAs were performed for each dependent variable: disability (NDI) and pain (NPRS). For each ANOVA, the hypothesis of interest was the 2-way group X time interaction.

Results

Sixty patients with a mean age of 43.3 years (SD=12.7) (55% female) satisfied the eligibility criteria and agreed to participate in the study. Subjects who received thrust mobilization/ manipulation experienced greater reductions in disability, with a between-group difference of 10% (95% confidence interval [CI] =5.3–14.7), and in pain, with a between-group difference of 2.0 (95% CI=1.4 –2.7). Subjects in the thrust mobilization/manipulation group exhibited significantly higher scores on the GROC Scale at the time of follow-up. No differences in the frequencies, durations, and types of side effects existed between the groups.

Discussion and Conclusion

The results suggest that thoracic spine thrust mobilization/manipulation results in significantly greater short-term reductions in pain and disability than does thoracic nonthrust mobilization/manipulation in people with neck pain.

JA Cleland, PT, DPT, PhD, OCS, FAAOMPT, is Assistant Professor, Department of Physical Therapy, Franklin Pierce College, 5 Chenell Dr, Concord, NH 03301 (USA); Research Coordinator, Rehabilitation Services, Concord Hospital, Concord, NH; and Faculty, Manual Physical Therapy Fellowship Program, Regis University, Denver, Colo. Address all correspondence to Dr Cleland at: joshcleland@comcast.net.

P Glynn, PT, DPT, OCS, FAAOMPT, is Physical Therapy Clinical Specialist, Newton-Wellesley Hospital, Newton, Mass, and Fellow, Manual Physical Therapy Fellowship Program, Regis University.

JM Whitman, PT, DSc, OCS, FAAOMPT, is Assistant Faculty, Department of Physical Therapy, and Faculty, Manual Physical Therapy Fellowship Program, Regis University.

SL Eberhart, PT, MPT, is Physical Therapist and Clinical II, Rehabilitation Services, Concord Hospital.

C MacDonald, PT, DPT, GCS, OCS, FAAOMPT, is Physical Therapist, Centennial Physical Therapy, Colorado Sport and Spine Centers, Colorado Springs, Colo.

JD Childs, PT, PhD, MBA, OCS, FAAOMPT, is Assistant Professor and Director of Research, Doctoral Program in Physical Therapy, US Army–Baylor University, San Antonio, Tex.

[Cleland JA, Glynn P, Whitman JM, et al. Short-term effects of thrust versus nonthrust mobilization/manipulation directed at the thoracic spine in patients with neck pain: a randomized clinical trial. *Phys Ther*. 2007;87:431–440.]

For The Bottom Line: www.ptjournal.org

그림 1-3. Cleland 등의 연구 초록. Cleland JA, Glynn P, Whitman JM, Eberhart SL, MacDonald C, Childs JD. Short-term effects of thrust versus nonthrust mobilization/manipulation directed at the thoracic spine in patients with neck pain: A randomized clinical trial. Phys Ther. 2007;87:431-440.

사례 1-1 환자의 목통증을 감소시키고 앞톱니근의 유연성을 증가시키기 위해 도수치료를 적용하기로 결정했다면 이 연구 문헌은 근육의 해부학적 구조와 기술적용 방법을 이해하는데 정보를 제공한다.

임상 연구는 환자에게 적용할 때 원리를 이해할 수 있는 기초과학연구에서 제공된 원칙에 근거해야한다(그림 1-4). 임상 연구는 많은 시간과 자원이 필요하다. 따라서 기초과학연구를 찾은 것도 도움이 된다. 예를 들면, Kluemper 등[7]이 목통증이 없는 수영선수의 자세 개선을 위한 운동 프로그램에 관한 연구를 보고하였다. 이 연구 결과에 기초하여 목통증이 있는 수영선수에게도 같은 운동 프로그램을 적용하면 이득이 있을 것이라고 가정할 수 있다. 운동 프로그램을 어깨 또는 목통증이나 손상이 있는 수영선수를 대상으로 검증하기 전까지는 이 프로그램이 환자에 미치는 영향에 대한 지식은 제한적이다. Kluemper 등[7]의 연구가 유용하다면, 사례 1-1과 같은 수영선수에게 특정 근육의 신장과 강화운동이 어깨 자세를 개선시킬 수 있다고 말해도 된다. 환자에게 근거를 제공할 때에는 전문 용어의 사용을 피하고 일반인이 사용하는 용어를 사용해야 하면 환자가 이해하고 있는지 확인하는 것도 중요하다.

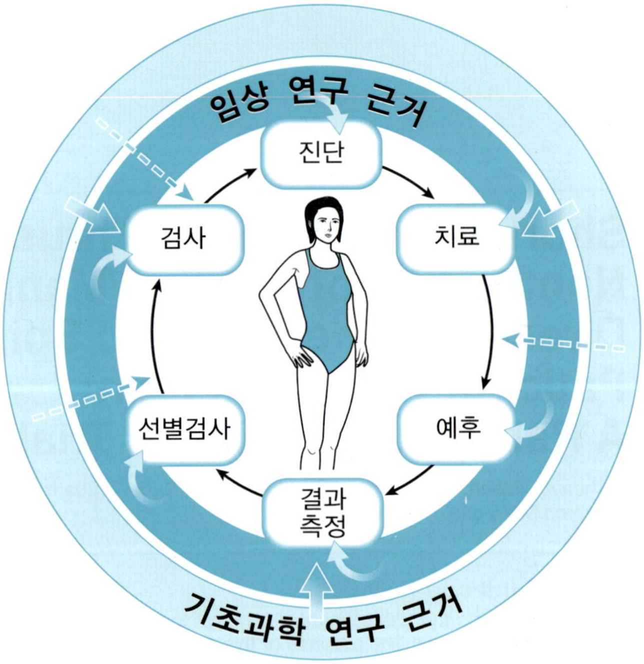

그림 1-4. 근거중심치료에 기여하는 연구의 종류. 기초과학연구는 선별검사(screening), 검사(examination), 진단(diagnosis), 치료(intervention), 예후(prognosis), 결과 측정(outcome measurement) 등 모든 범주의 임상 연구에 정보를 제공한다. 점선 화살표는 임상 연구 근거가 충분하지 않을 때 기초과학연구 근거가 정보를 제공할 수 있음을 나타낸다.

치료사는 환자와 관련된 연구 근거의 확인(identify), 평가(evaluate), 요약에 일차적인 책임이 있다. 때때로 환자가 자신과 관련된 연구 근거를 스스로 찾기도 한다. 이때는 근거를 정확하게 평가하고 해석할 수 있도록 환자에게 도움을 주어야 한다. 근거의 비판적 평가 방법에 대해서는 3장부터 10장까지 다룬다.

(2) 임상 전문지식(Clinical Expertise)

임상 전문지식은 질병과 손상 환자의 관리에 수년 이상 누적된 지식과 경험을 통해 얻은 물리치료 진단, 치료, 예방, 예후에 관한 함축적 및 명시적 지식이다. 치료사는 오랜 기간 물리치료에 종사하면서 종합적인 전문적 지혜를 습득하게 된다. 많은 전문적 지혜는 과학적으로 검증되었지만 일부는 검증할 수 없는 경우도 있다. 임상 전문지식은 공식 및 비공식 학술회의, 연수교육, 보수교육, 수련과정, 동료간 의견교환 등 여러 가지 경로로 교환되고 전달된다. 경험이 적은 치료사는 전문가와 경험을 공유하여 근거중심치료를 접근하게 된다. 연구의 질을 평가하고 근거를 찾기 위해서 임상 전문지식이 필요하다.

근거를 얻기 위하여 임상 전문지식을 개발해야 한다(그림 1-5). 반성적 치료사는 환자를 위해 임상지식을 끊임없이 발전시킨다.[9] 이전 환자를 통해 얻은 경험을 향후 환자에 적용하면서 결과를 기대한다. 이러한 기대는 환자와 의사결정을 공유하는 과정에서 중요한 역할을 한다. 마지막으로, 치료사는 자신의 가치와 선호도에 따라 근거를 사용한다. 가치와 선호도가 중요하지만, 의사결정 과정에서 비뚤림을 유도할 수 있기 때문에 비뚤림을 평가하고 인식하는 것이 중요하다.

사례 1-1의 환자 관리 측면에서 임상 전문지식에 대해 살펴보기로 하자. 환자의 상태를 진단하기 위한 임상검사와 측정에 대한 평가와 통증을 감소시키고 기능을 향상시키는 방법에 대한 연구가 있더라도 치료사와 환자 상호작용 요소의 유효성에 대한 연구 근거가 없을 것이다. 예를 들면, 환자의 머리-어깨 자세가 현저하게 전방으로 기울었다고 가정하자. 목통증이 있는 17세 수영선수의 신체역학에 관련된 연구가 없을 것이다. 그러나 해부학적 원리를 바탕으로 머리-어깨 자세가 전방으로 기울면 목의 연부조직 긴장이 증가하여 목통증이 발생한다고 추정할 수 있다. 치료사 입장에서

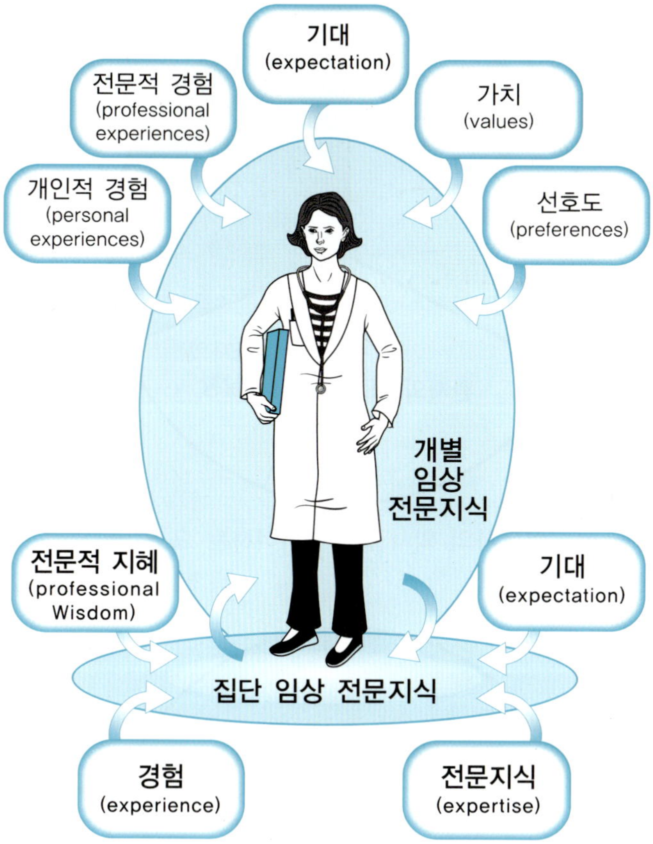

그림 1-5. 집단 및 개별 임상 전문지식의 구성 요소 간의 상호 작용.

적절한 물리치료를 제공하기 위해 임상 전문지식을 활용할 필요가 있다.

(3) 환자 가치와 상황 (Patient Values and Circumstances)

환자는 의사결정(decision-making) 과정에 가장 중요한 요소이다. 그림 1-6의 환자 관점에서 근거에 기여하는 요소를 환자의 가치와 상황이라는 두 범주로 제시하였다. 환자의 가치는 치료환경에서 환자가 가지는 신념, 선호도, 기대, 문화적 정체성을 포함한다. 기본적으로 가치는 개인의 삶과 선택을 결정하는 핵심 원칙이다. 치료사는 물리치료에 영향을 주는 환자의 다양한 가치에 부딪히게 될 것이다. 예를 들면, 환자는 다른 가족의 참여와 독립의 가치를 저울질할 수 있다. 환자는 모든 치료의 의사결정에 부모가 직접 관여해야 한다고 강하게 느낄 수 있다. 반대로 모든 의사결정을 자신이 독립적으로 해야 한다고 강하게 원할 수 있다. 어느 경우이든 치료사는 환자가 최적의 치료 이득을 얻을 수 있도록 해야 한다. 가치는 개인적이고 정신적인 신념에서 생성된다.

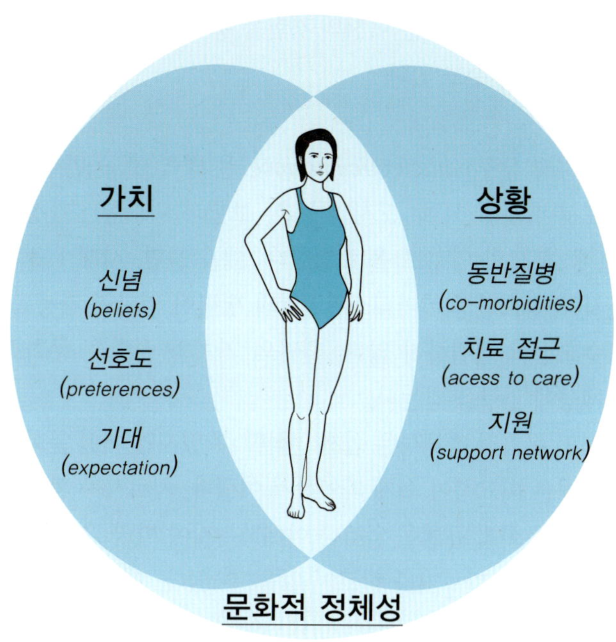

그림 1-6. 환자의 관점에서 근거에 기여하는 환자의 가치와 상황.

치료사와 일치하지 않는 경우에도 환자의 가치를 존중하고 수용해야 한다.

*환자의 선호도(patient preference)*는 치료에 대한 의사결정을 내리는 중요한 요소이다. 예를 들면, 어떤 환자는 운동치료 프로그램에 적극적으로 참여하고, 가정운동 프로그램을 꾸준히 수행하면서 스스로 경과를 감시한다. 그러나 어떤 환자는 운동 프로그램을 가능한대로 회피하려고 한다. 환자가 운동치료 프로그램을 선호하지 않는다면 프로그램의 참여를 유도하기 위해서 운동치료 프로그램이 목통증 해결을 위해 어떤 이득이 있는지에 대해 충분한 근거를 제시하고 설명해야 한다. 환자가 특정 치료를 선호하지 않을 때에는 치료에 대한 이해 부족, 자신감 부족, 불편하거나 거북하게 느끼고 있는지 여부를 고려해야 한다. 이러한 상황에서는 의사소통의 강화가 필요하다.

*환자의 기대(patient expectation)*는 물리치료에 대한 반응에 영향을 미칠 수 있다. 예를 들면, 앞십자인대(ACL) 손상으로 물리치료를 받은 경험이 있는 환자의 아버지는 환자가 물리치료를 받을 때 고통스러울 것이라고 예상한다. 앞십자인대 재활프로그램에서는 통증이 흔하게 나타나지만 사례 1-1의 환자를 위한 운동치료 프로그램은 통증이 드물다. 환자는 3일 후 수영 선수권 대회가 예정되어 있기 때문에 목통증의 빠른 해결에 대해 높은 기대를 가질 수 있다.

그러나 환자의 부모는 이전의 경험을 통해 비정상적으로 낮은 기대를 할 수도 있다.

*환자의 상황(patient circumstance)*은 병력(예: 동반질병), 의료서비스 접근(예: 도시와 농촌, 보험과 비보험), 가정환경(예: 부모와 양부모)을 포함한다. 예를 들면, 사례 1-1의 환자가 청소년성 류마티스관절염의 병력이 있다면 가동화/도수교정이 적절하지 않다. 환자의 가치와 상황은 문화적 정체성에 영향을 받는다.

어떤 문화적 정체성은 쉽게 인식할 수 있지만 어떤 문화적 정체성은 미묘하여 쉽게 파악하기 어렵다. 치료사가 환자의 독특한 문화적 규범을 얼마나 이해하는지에 따라 그들의 문화적 규범을 따르거나 따르지 않을 수 있다. 예를 들면, 환자 가족이 최근에 이라크에서 이민을 왔다면 가족들이 여자 환자의 몸이 남자 치료사에게 노출되는 것을 심각하게 우려할 것이라고 예상할 수 있다.[10] 남자 치료사가 가족과 상의하지 않고 치료를 여자 치료사에게 의뢰했다면, 부당한 진료 거부로 해석할 수 있다.

근거중심치료사로서 과학적 연구, 임상 전문지식, 환자의 가치와 상황에서 얻은 정보를 통합하는 능력은 최선의 물리치료 서비스를 제공하는데 필수적이다. 근거중심치료를 수행하기 위해 매일매일 임상환경에서 3가지 요소를 통합해서 임상 의사결정을 해야 한다. 치료사가 질이 높은 임상 연구에서 얻은 근거를 환자와 공유하면 환자에게 이득을 제공할 수 있다. "이 근거는 내가 찾은 것입니다", "당신에게 최고의 효과가 있을 것입니다" 등과 같은 구문을 사용하며 임상 전문지식과 기대를 공유할 수 있다. 숙련된 대화를 통해 환자의 가치와 상황을 파악할 수 있다. 그림 1-7은 근거중심치료에서 치료사와 환자의 의사결정에 기여하는 다양한 요소의 예이다.

3. 근거중심치료 과정 : 근거중심치료는 실제로 어떻게 해야 하나? / The EBP Process: What Does the Evidence Based Therapist Actually Do?

근거중심치료(EBP)는 5단계를 거쳐 수행한다(그림 1-8).[11] 이 절에서는 근거중심치료 수행의 5단계를 요약하여 설명한다.

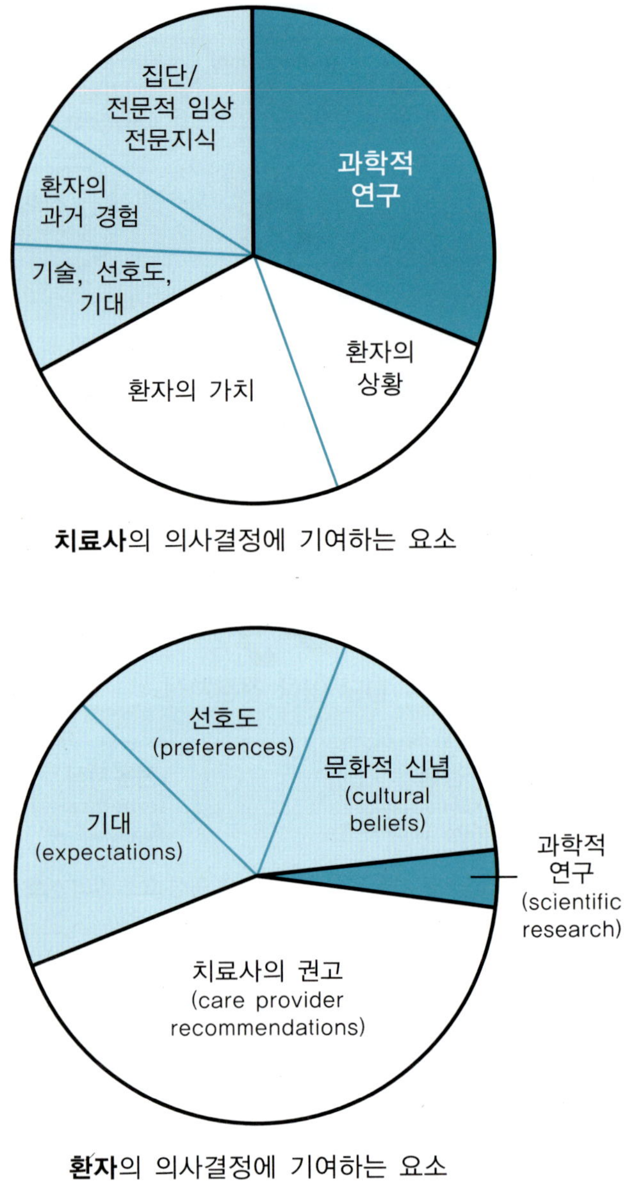

그림 1-7. 근거중심치료에서 치료사와 환자의 의사결정에 기여하는 다양한 요소.

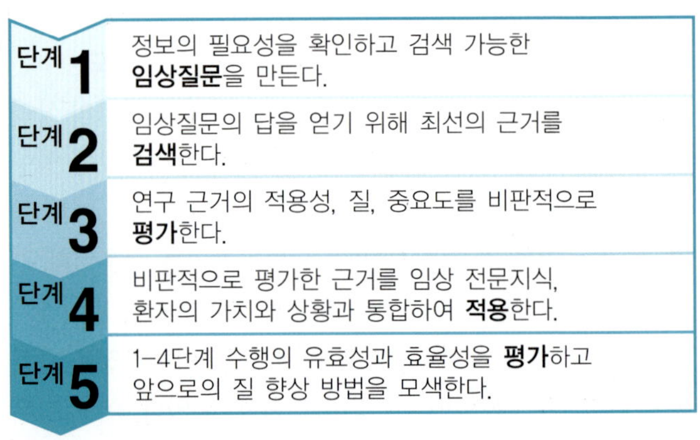

그림 1-8. 근거중심치료의 5단계. 이 그림은 이 책의 전반에 걸쳐 각 단계마다 사용한다.

1) 근거중심치료의 5단계 과정 / Five Steps in the EBP Process

단계 1 : *정보의 필요성을 확인하고 검색 가능한 임상질문을 만든다.*

근거중심치료의 1단계에서는 환자로부터 문제가 무엇인지 정보를 수집하고 임상 의사결정에 필요한 정보를 확인한다. 정보가 필요하다고 판단되면 **검색 가능한 임상질문**(searchable clinical question)을 만든다. 2장에서 범주에 따른 임상질문을 만드는 구조화된 방법을 다루고 임상질문 작성을 연습하는 기회를 가질 것이다.

단계 2 : *임상질문의 답을 얻기 위해 최선의 근거를 검색한다.*

근거중심치료의 2단계에서는 전자 데이터베이스를 사용하여 임상질문에 답을 구할 수 있는 근거를 검색한다. 2장에서 임상질문에 답을 구할 수 있는 최선의 근거를 검색하는 방법을 다룬다. 첫째, 임상질문의 유형에 따라 최선의 근거를 찾을 수 있는 연구의 종류를 알아야 한다. 근거수준 피라미드는 연구의 종류를 근거수준의 순서에 따라 계층구조로 나타냈다(그림 1-9). 체계적 고찰(SRs)은 피라미드의 맨 위에 있으며 근거수준이 가장 높다. 다음으로 무작위임상시험(RCTs)과 코호트연구(cohort study) 순이다. 근거중심 진료지침은 체계적 고찰보다 근거수준이 높지만 근거수준 피라미드에 포함시키지 않았다. 진료지침(CPGs)은 연구논문이라기 보다는 해당 분야의 전문가들이 모든 연구를 포괄적으로 요약하여 개발한 진술이다. 진료지침은 최선의 임상 연구와 임상 전문지식을 결합하여 권고안을 제시한다.

최선의 근거를 찾는 가장 효율적인 방법은 먼저 진료지침을 검색하고 다음으로 근거수준피라미드의 순서에 따라 상위에 있는 체계적 고찰을 검색하는 것이다. 전자 데이터베이스에서 최선의 근거를 효율적으로 찾기 위해서는 연습과 끈기가 필요하다.

단계 3 : *연구 근거의 적용성, 질, 중요도를 비판적으로 평가한다.*

근거중심치료의 3단계는 검색한 연구가 의사결정에 사용할 수 있을 정도로 충분한 질을 가지고 있는지, 적용할 수 있는지 여부를 비판적으로 **평가**(appraisal)하는 단계이다. 3장에서 10장까지 여러 연구 유형의 비판적 평가에 대해서 다룬다. 그림 1-10은 적용성과 연구의 질을 평가하는 척도이다. 적용성과 질이 완벽한 연구는 보기 드물다. 먼저 검색한 연구가 임상질문에 대한 답을 얻을 수 있는지 여부를 판단한다. 연구의 적용성과 질을 평가할 때는 편견이 없어야 한다. 모든 연구는 어느 정도 결함이 있으며 불완전한 연구를 배제하려는 유혹을 받게 된다. 비판적 평가 과정의 학습을 통해 이러한 유혹에서 벗어날 수 있다.

단계 4 : *비판적으로 평가한 근거를 임상 전문지식, 환자의 가치와 상황과 통합하여 적용한다.*

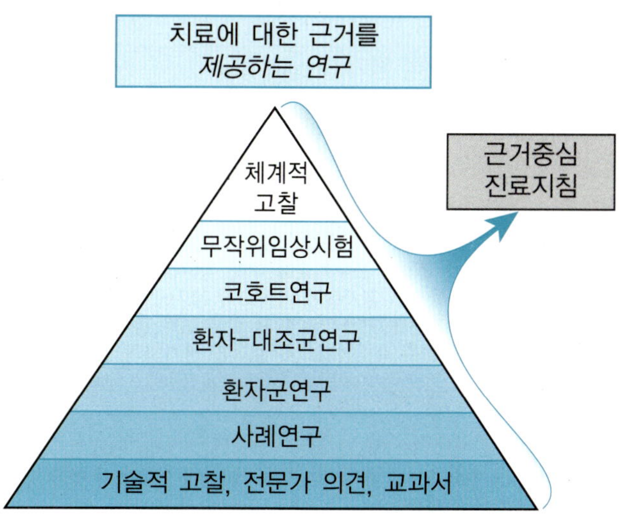

그림 1-9. 근거수준 피라미드는 연구의 종류를 근거수준에 따라 계층구조로 나타냈다. 근거수준은 피라미드의 꼭대기에 있는 연구가 제일 높고 바닥에 있는 연구가 제일 낮다. 이 피라미드는 치료에 대한 근거를 제공하는 연구에 적용한다.

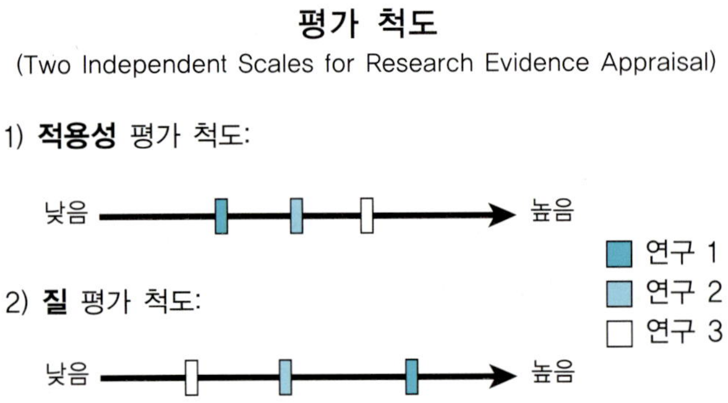

그림 1-10. 연구의 적용성과 질 평가 척도. 연구 1은 적용성이 낮고 질은 높다. 연구 2는 적용성과 질이 중등도이다. 연구 3은 적용성이 높고 질은 낮다. 적용성과 질의 정도를 평가하여 근거로 사용할 수 있는지 판단한다.

근거중심치료(EBP)의 4단계에서는 검색한 연구의 적용성과 질 평가를 통해 확인된 근거를 임상 전문지식, 환자의 가치와 상황과 통합하여 근거를 적용하는 단계이다. 11장에서 환자와 동료에게 최선의 근거를 통합하고 의사소통을 하는 기술을 다룬다. 연구는 환자에 대한 진료의 방법을 제공하지 않고 진료의 정보를 제공한다. 연구 근거, 임상 전문지식, 환자의 가치와 상황의 통합은 환자와 환자 가족의 참여가 필요하다. 이 책의 전반에 걸쳐서 사례를 들어 통합 과정을 탐구할 것이다.

단계 5 : 1-4단계 수행의 유효성과 효율성을 평가하고 앞으로의 질 향상 방법을 모색한다.

근거중심치료의 5단계는 근거중심치료의 수행을 평가한다. 개별 환자에 대한 결과를 평가하고 전반적인 진료 습관과 기술을 반성하고 질 향상 방법을 모색한다. 11장과 12장에 반성적 진료와 지속적인 질 향상의 방법에 대해 다룬다. 예를 들면, 환자에게 근거중심치료를 수행하고 환자가 얼마나 좋아졌는지 표준화된 측정 방법으로 결과를 측정하여 연구의 결과와 비교한다. 근거중심치료를 지원하기 위해 개발된 정보기술의 사용 방법을 학습하여 유효성과 효율성을 향상시킬 수 있다. 전반적인 진료 습관과 정보기술 사용을 반성함으로서 지식의 격차를 확인할 수 있고 임상가로서의 질 향상을 도모할 수 있다.

근거중심치료(EBP)의 5단계 수행에 도움이 되기 위해 그림 1-11에 사례 1-1 환자의 근거중심치료 과정을 예로 제시하였다.

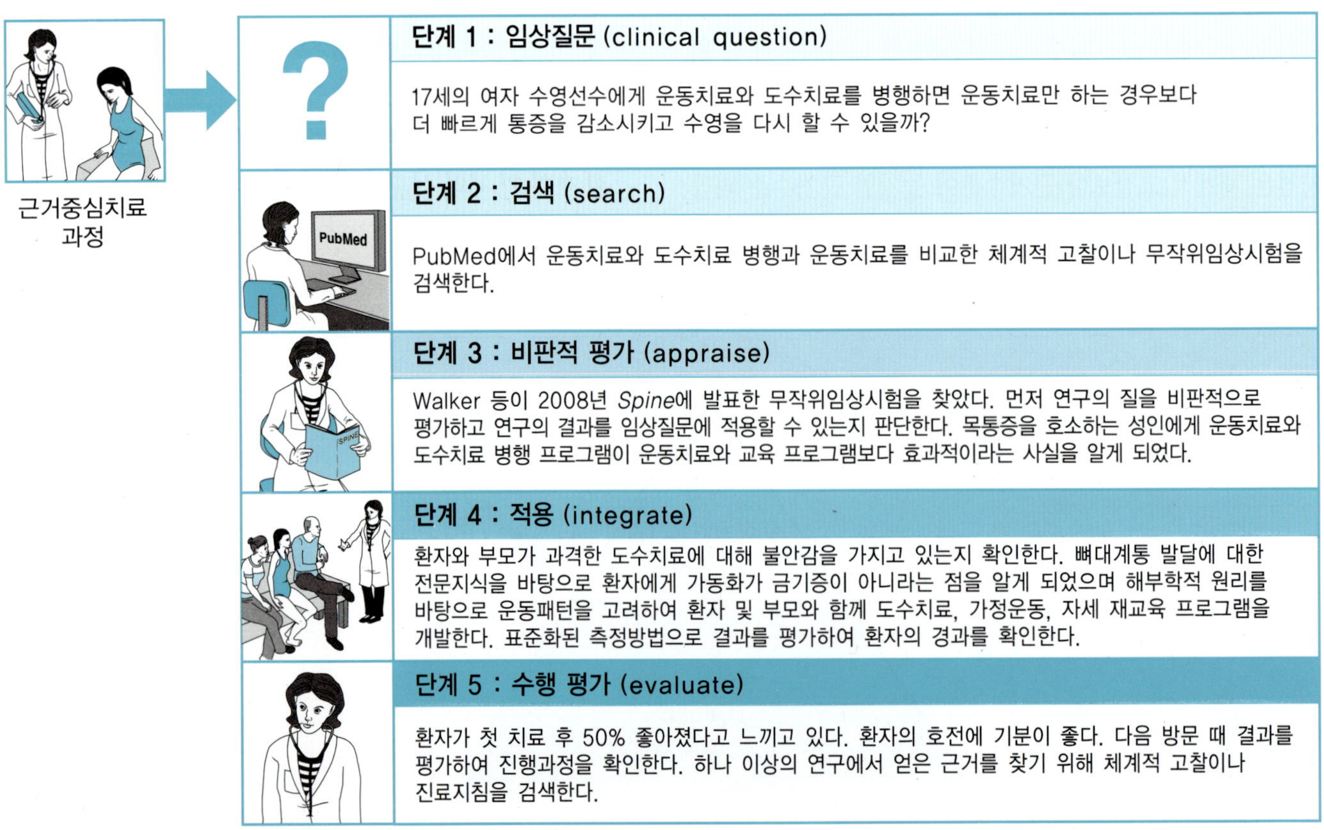

그림 1-11. 근거중심치료(EBP)의 5단계. 사례 1-1로 각 단계의 예를 들었다.

4. 임상 환경에서 근거중심치료 수행: 진료 환경에서 근거중심치료가 가능한가? / EBP in the Context of Real-Time Clinical Practice: Can EBP Work in the Real World?

물리치료사들이 여러 가지 제한이 많은 진료(clinical practice) 환경에서 근거중심치료의 수행이 가능할 수 있을지 염려한다. 실제로 근거중심치료의 가치와 중요성을 인식하고 있는 물리치료사에게도 수행 장벽이 확인되고 있다.[12,13] 이 책에서 근거중심치료 수행 장벽을 극복하기 위해 필요한 방법을 다룬다. 표 1–1에 근거중심치료의 수행 장벽과 극복에 대해 요약하여 제시했다.

2000년 미국물리치료협회에서 "물리치료사는 모든 물리치료 과정에 근거중심치료를 제공할 것이다"[14]라는 비전 2020을 제시했다. 평생교육을 통해 모든 물리치료사가 이러한 목표에 달성할 수 있다. 11장과 12장에서 근거중심치료를 습관화하고 궁극적으로 근거중심치료의 선도자가 될 수 있는 방향을 제시한다.

표 1–1. 근거중심치료의 수행 장벽과 극복방법

장벽	극복방법
시간	시간은 근거중심치료 수행의 가장 흔한 장벽이다. 빠른 검색과 비판적 평가는 성공의 열쇠이다. 빠르게 검색하고 비판적 평가를 수행하는 방법을 제시할 것이다.
연구의 일반화 능력 부족	물리치료사는 개별 환자를 치료하지만, 연구 근거는 일반적으로 환자군의 문제를 제시한다. 연구 근거를 특정 환자나 연구 대상과 완벽하게 일치하지 않는 환자에게 적용할 수 있는지 여부를 결정하는 방법은 비판적 평가 과정에서 배울 것이다. 환자에게 연구 근거를 제공하는데 비판적 사고가 중요한 요소라는 것을 알게 될 것이다.
검색 기술 부족	검색은 근거중심치료의 기술이다. 근거중심치료사가 되기 위해서는 연구자가 아니라 연구의 소비자가 되는 방법을 배워야 한다. 이 책에서 연구의 소비자로서 필요한 효율적 검색 기술을 제공할 것이다.
통계 이해 부족	통계분석은 대부분 연구에서 빠뜨릴 수 없는 필수 요소이나 통계분석 결과의 해석을 어려워한다. 이 책에서 물리치료 관련 임상 연구에서 흔히 사용하는 통계분석 개념을 해석하고 이해하는 방법을 제공할 것이다.
비판적 평가 기술 부족	연구의 질과 적용성의 비판적 평가 과정을 연습해야 한다. 연습을 통해 비판적 평가 능력을 향상시킬 수 있다. 이 책에서 사례를 들어가며 비판적 평가 방법을 안내할 것이다.
정보자원 부족	정보의 보급은 사업이다. 많은 치료사들이 연구를 검색하고 수집할 때 재정적 장벽에 부딪힌다. 이 책에서 누구나 인터넷에서 무료로 연구 문헌을 구할 수 있는 정보원을 안내할 것이다.
일관성 없는 지원 환경	물리치료사마다 근거중심치료에 대한 지식과 기술이 현저하게 다르다. 또한 많은 물리치료사가 근거중심치료를 수행하고 있지만 그렇지 않는 치료사도 있다. 근거중심치료를 처음 시작하는 치료사는 많은 어려움을 겪을 수 있다. 이 책에서 환자 사례와 문제 풀이를 통해 근거중심치료의 기술 향상 방법을 제시할 것이다.

요약 / SUMMARY

근거중심치료(evidence based practice:EBP)는 최선의 과학적 연구 근거를 임상 전문지식과 환자의 가치 및 상황과 통합하여 진료에 대한 임상 의사결정을 하는 것이다. 근거중심치료(EBP)의 목적은 최선의 근거를 사용하여 환자에게 최적의 이득을 보장하는 것이다. 근거중심치료(EBP)의 3가지 요소는 다음과 같다:

1. 연구 근거(research evidence)
2. 임상 전문지식(clinical expertise)
3. 환자의 가치와 상황(values and circumstances)

근거중심치료를 수행하는 치료사는 과학적 연구와 임상 전문지식을 바탕으로 환자 개인의 가치와 상황을 고려하여 치료를 제공해야 한다. 환자, 일반 의료사회, 건강보험관계자의 근거중심물리치료에 대한 기대가 나날이 증가하고 있다. 근거중심물리치료를 제공하려는 치료사의 노력은 환자와 사회의 기대를 충족시킬 뿐만 아니라, 물리치료의 질과 신뢰를 향상시킬 것이다. 이러한 노력은 환자가 최선의 물리치료를 선택하는데 도움이 되고 물리치료사의 신뢰 향상을 이끌어 낼 것이다. 근거중심치료는 경험과 습관을 바탕으로 시행하던 물리치료에서 최선의 근거를 신중하고 체계적으로 평가하여 시행하는 물리치료로 변화시키고 있다. 근거중심치료를 쉽게 접근하기 위해 5단계의 구조화된 체계를 이용한다. 5단계의 수행 습관을 기르면 성공적으로 근거중심치료를 제공하는 치료사가 될 수 있다.

근거중심치료의 5단계:

단계 1: 정보의 필요성을 확인하고 검색 가능한 임상질문을 만든다.
단계 2: 임상질문의 답을 얻기 위해 최선의 근거를 검색한다.
단계 3: 연구의 적용성, 질, 중요도를 비판적으로 평가한다.
단계 4: 비판적으로 평가한 근거를 임상 전문지식, 환자의 가치 및 상황과 통합하여 적용한다.
단계 5: 1–4단계 수행의 유효성과 효율성을 평가하고 앞으로의 질 향상 방법을 모색한다.

근거중심치료 수행은 임상환경에 영향을 받는다. 주요 요인은 시간 부족, 연구의 일반화 능력 부족, 연구와 통계에 대한 지식 부족, 비판적 평가 기술 부족, 일관성 없는 지원환경이다. 이 책은 근거중심치료의 수행 장벽을 극복하고 경험적 치료에서 근거중심치료로 변화를 이끌어 신뢰받는 전문가가 될 수 있도록 구성하였다.

복 습 문 제

1. 근거중심치료의 목적을 설명하시오. 전문가가 근거중심치료를 수행하거나 하지 않는 이유는 무엇인지 설명하시오. 근거중심치료가 전문가의 명망에 어떤 영향을 끼치는지 설명하시오. 근거중심치료가 어떻게 치료의 질을 강화시키는지 설명하시오.

2. 잘 아는 사람(본인, 친구, 가족, 환자)이 의학적 문제로 전문가를 찾아갔을 때를 생각해 봅시다.

- 환자의 관점(환자의 가치, 선호도, 기대, 상황)에서 알아야 하는 내용을 설명하시오.
- 환자의 물리치료에 영향을 주는 임상 전문지식에 대해 설명하시오.
- 환자의 물리치료에 영향을 주는 연구 근거에 대해 설명하시오.
- 진단, 치료, 예후와 관련된 임상질문에 대해 설명하시오.
- 임상질문에 답을 구하는 근거중심치료의 5단계를 설명하시오.

3. 근거중심치료에서 임상의사결정에 필요한 3가지 요소를 설명하시오.

계속

복 습 문 제 -계속

4. 사례 1-1에서 초음파치료가 목통증 완화에 효과가 있는지 근거를 찾는 과정을 근거중심치료 5단계에 따라 설명하시오.

단계 1. 목통증의 초음파 치료에 대한 지식 격차를 확인하고 검색 가능한 임상질문을 작성하시오.

단계 2. 이 임상질문에 대한 근거를 찾기 위해 사용할 수 있는 검색엔진의 이름을 제시하시오.
이들 검색엔진의 장점과 단점을 설명하시오.
임상질문의 답을 구하기 위해 어느 종류의 연구를 찾아야 하는지 설명하시오.

단계 3. 연구 근거의 질과 적용성을 비판적으로 평가하는 방법을 설명하시오.

단계 4. 환자와 가족의 가치와 상황을 파악하기 위해 환자와 부모에게 어떤 질문을 해야 하는지 설명하시오. 근거를 파악된 환자의 관점과 임상 전문지식과 통합하는 방법을 설명하시오.

단계 5. 1-4단계 수행의 유효성과 효율성 평가와 향후 질 향상 방법을 설명하시오.

참고문헌 / REFERENCES

1. Straus S, Richardson S, Glasziou P, et al, eds. *Evidence-Based Medicine: How to Practice and Teach EBM.* 3rd ed. Endinburgh, UK, Elsevier Churchill Livingstone; 2005.
2. Towle A, Godolphin W. Framework for teaching and learning informed shared decision making. *BMJ.* 1999;319:766-771.
3. Wainner RS, Fritz JM, Irrgang JJ, et al. Reliability and diagnostic accuracy of the clinical examination and patient self-report measures for cervical radiculopathy. *Spine.* 2003;28:52-62.
4. Cleland JA, Glynn P, Whitman JM, et al. Short-term effects of thrust versus nonthrust mobilization/manipulation directed at the thoracic spine in patients with neck pain: a randomized clinical trial. *Phys Ther.* 2007;87(4):431-440.
5. Linton SJ, Andersson T. Can chronic disability be prevented? A randomized trial of a cognitive-behavior intervention and two forms of information for patients with spinal pain. *Spine.* 2000;25:2825-2831.
6. Hill JC, Lewis M, Sim J, et al. Predictors of poor outcome in patients with neck pain treated by physical therapy. *Clin J Pain.* 2007;23: 683-690.
7. Kluemper M, Uhl T, Hazelrigg H. Effect of stretching and strengthening shoulder muscles on forward shoulder posture in competitive swimmers. *J Sport Rehab.* 2006;15:58-70.
8. Smith R, Nyquist-Battie C, Clark M, et al. Anatomical characteristics of the upper serratus anterior: cadaver dissection. *J Orthop Sports Phys Ther.* 2003;33:449-454.
9. Jensen GM, Gwyer J, Shepard KF, et al. Expert practice in physical therapy. *Phys Ther.* 2000;80:28-43.
10. Milne D. Culture, religion frame care for Muslim patients. *Psychiatr News.* 2005;40:13-58.
11. Dawes M, Summerskill W, Glasziou P, et al. Sicily statement on evidence based practice. *BMC Med Educ.* 2005;5:1.
12. Salbach NM, Jaglal SB, Korner-Bitensky N, et al. Practitioner and organizational barriers to evidence-based practice of physical therapists for people with stroke. *Phys Ther.* 2007;87:1284-1303.
13. Jette DU, Bacon K, Batty C, et al. Evidence-based practice: beliefs, attitudes, knowledge, and behaviors of physical therapists. *Phys Ther.* 2003;83:786-805.
14. American Physical Therapy Association. www.apta.org Accessed April 1, 2008.

2 임상 질문과 근거 검색

Asking a Clinical Question and Searching for Research Evidence

자가 점검 / PRE-TEST

1. 구조화된 임상질문이 왜 중요한지 설명하시오.
2. 전경질문과 배경질문의 예를 제시하시오.
3. 데이터베이스와 검색엔진의 차이를 설명하시오.
4. 인터넷에서 무료로 접근할 수 있는 검색엔진의 이름을 제시하시오. 이들 검색엔진의 장점과 단점을 설명하시오.
5. PubMed에서 효율 검색을 위한 3가지 중요한 방법을 설명하시오. 확장검색 방법을 설명하시오.
6. 연구의 전문을 구할 수 있는 방법을 설명하시오.

학습목표 / CHAPTER-AT-A-GLANCE

이 장을 학습한 후 다음 사항을 할 수 있어야 한다:

- 검색 가능한 임상질문을 만든다.
- 연구를 검색한다.
- 연구 논문의 전문을 구한다.

1. 개요 / Introduction

이 장은 근거중심치료(EBP)의 1단계와 2단계에 대한 지식과 기술을 다룬다(그림 2-1):

- **단계 1**: 정보의 필요성을 확인하고 검색 가능한 **임상질문**(clinical question)을 만든다.
- **단계 2**: 임상질문의 답을 얻기 위해 최선의 근거를 **검색**(search)한다.

근거중심치료의 1단계와 2단계는 연구 근거를 얻는 과정이다. 대부분 물리치료사는 어려운 방법으로 연구 근거를 검색한다. 이 장에서 빠르고 효율적으로 검색하는 방법을 제시한다.

*단계 1 : **정보의 필요성을 확인하고 검색 가능한 임상질문을 만든다.***

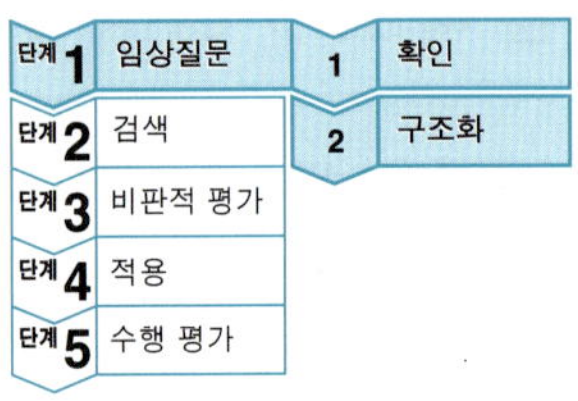
단계 1 임상질문
1 확인
단계 2 검색
2 구조화
단계 3 비판적 평가
단계 4 적용
단계 5 수행 평가

1) 정보의 필요성 확인 / How Do I Know if I Need Information?

근거중심치료 1단계는 정보의 필요성 확인과 임상질문의 구조화로 구분할 수 있다. 근거중심치료를 수행하기 위해서는 전문지식 이외에 최선의 과학적 근거를 알아야 한다. 물리치료에 관한 정보가 넘쳐나고 있다. 해마다 물리치료와 관련된 새로운 임상시험이 발표되고 있으며 2009년 현재 2000건 이상이 출판되어 있다(그림 2-2). 진료 환경에서 환자마다 다양한 문제가 제기되고 있지만 발생하는 모든 임상질문에 대한 답을 다 알 수는 없다. 환자마다 제기되는 문제에 대한 최선의 근거를 끊임없이 찾아야 한다. 또한 과학적 근거는 빠르게 변화한다. 따라서 최신의 근거를 찾아야 한다. 해결 방법은 지식의 격차를 인식하고 최선의 근거를 찾는 방법을 알고 있어야 한다는 점이다.

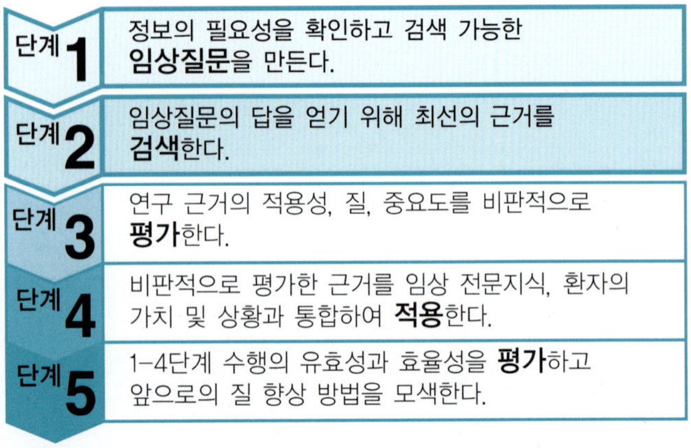

그림 2-1. 이 장에서는 근거중심치료의 1단계와 2단계에 대해서 다룬다.

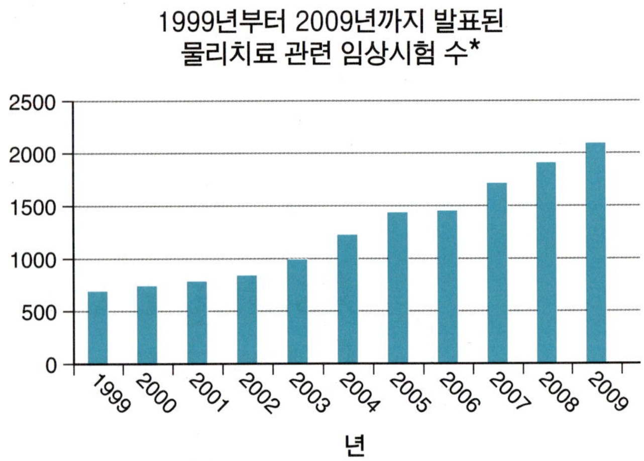

* PubMed에서 검색용어 physical rehabilitation or "physical therapy" treatment or physiotherapy를 사용하여 clinical trials로 제한 검색한 결과이다.

그림 2-2. 물리치료 관련 임상시험의 출판이 해마다 증가하고 있다.

진료 환경에서 환자를 보거나 환자의 경과를 볼 때마다 새로운 정보 확인이 필요하다. 미국물리치료협회에서 *환자관리(patient management)*는 검사, 평가, 진단, 예후, 개입, 결과 측정의 여섯 가지 요소로 구성한다고 정의하였다(그림 2-3).[1]

이 책의 전체를 통해 여섯 가지 요소에 대해 근거중심접근에 대해 설명한다. 이 장에서는 진단, 예후, 치료에 관련된 임상질문을 다룬다. 진료 환경에서 흔히 세 가지 범주의 임상질문이 대두된다.

1장의 사례 1-1을 예로 들어보자. 그림 2-4는 환자에 대한 기본정보이다.

이 정보에서 환자관리를 위해 다음과 같은 임상질문이 필요하다:

- 목통증의 원인을 규명하기 위해 어떤 특별한 검사가 수행되어야 하는가? (진단)
- 목통증을 빠르게 완화시키기 위한 가장 효과적인 치료는 무엇인가? (치료)
- 목통증이 재발할 가능성이 있는가? (예후)

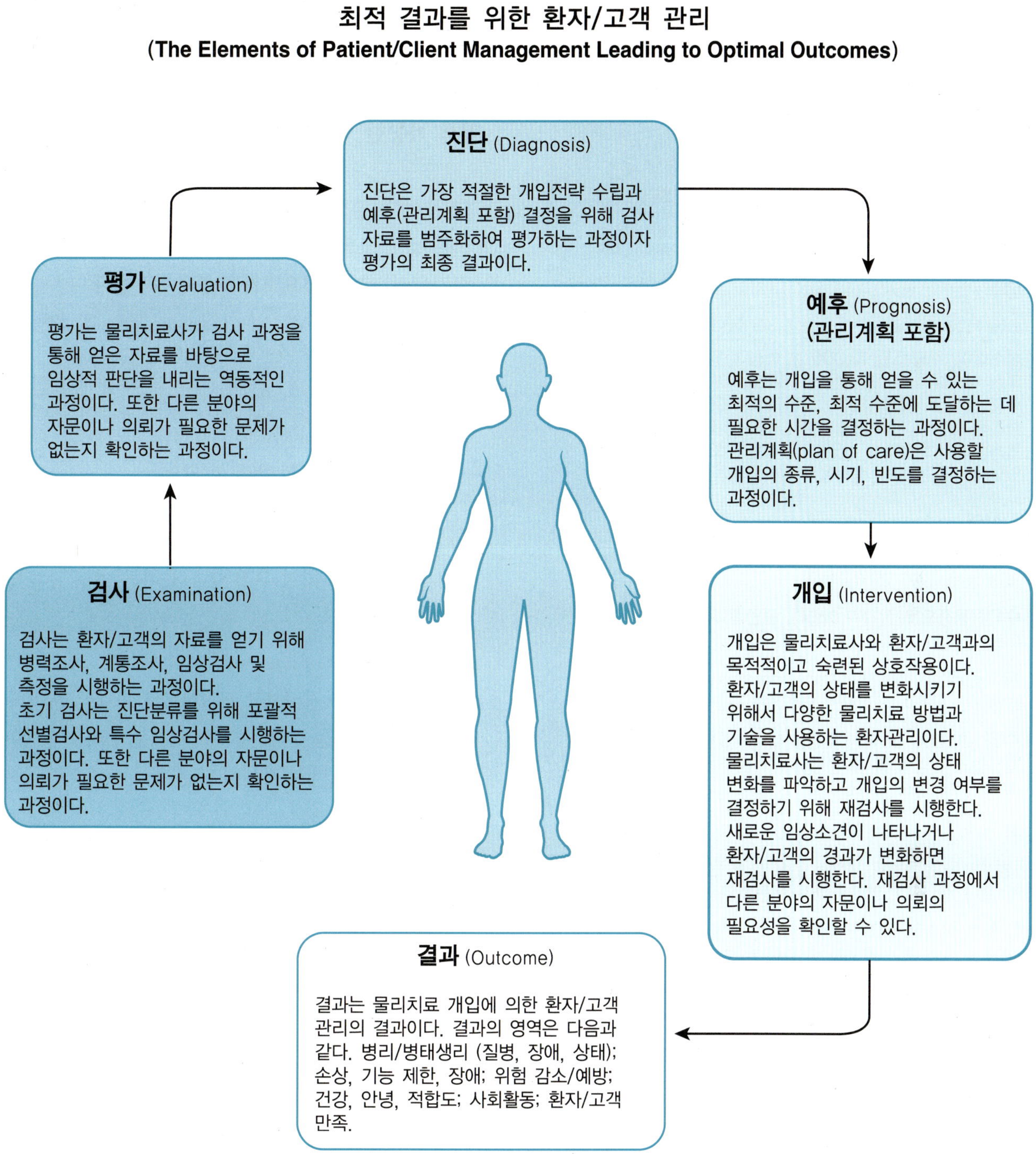

그림 2-3. 환자 관리의 구성 요소. *출처 : American Physical Therapy Association: Guide to Physical Therapist Practice, ed 2. Alexandria, VA, 2001.*

배경질문(background question)은 개별 환자에 대해 특정하지 않는 일반적인 정보이다. 질병이나 진단에 대한 경험이 많지 않을 경우 더 많은 배경질문이 요구된다. 질병에 대한 지식이 많을수록 배경질문이 적어지고 전경질문이 더 필요하다.

배경질문에 대한 답은 특정 연구보다는 보통 교재나 신뢰할 수 있는 웹페이지에서 쉽게 찾을 수 있다. 반면 **전경질문**(foreground question)은 특정 개별 환자 또는 환자군의 환

환자 정보 요약

이름 : OOO
나이 : 17
성별 : 여

현재 상태: 환자는 17세의 수영 선수로 지난 2주 동안 목통증이 악화되어 물리치료를 받기 위해 내원했다.

과거력: 전에 강도 높은 수영훈련으로 현재와 비슷한 목통증을 겪은 경험이 있다.

약물치료: 1 주간 ibuprofen 400 mg씩 1일 3회

장애/사회력: 환자는 고등학교 학생으로 학교 수영 선수이다. 주당 5일 10,000 m 이상 수영 연습을 한다. 이전 대회에서 우수한 성적을 거두었으며 3일 후 고등학교 수영 선수권 대회의 100 m 자유형과 100 m 혼계영에 출전할 예정이다. 수영을 하거나 장시간 앉아 있을 때 목통증이 악화된다고 하였다. 환자는 부모와 함께 살고 있으며 부모는 수영 활동을 지원하고 있다.

기능 상태

앉기 내성: 학교 수업과 집에서 숙제를 할 때 통증으로 30분 이상 앉아 있기 힘들다.

수면: 통증으로 잠자기 어렵다. 편안한 자세를 찾기 어렵다.

자기관리: "아침뻣뻣함"(morning stiffness)으로 인해 오전에는 활동이 느리지만 오후에는 제한받지 않는다.

수영: 10,000 m 이상 수영을 할 수 있지만 통증이 있다. 자유형과 접영을 할 때 통증이 악화된다. 통증으로 수영 속도가 5% 정도 느려진다.

손상

운동범위: 목 운동범위 제한과 운동 시 통증. 오른쪽 돌림(45°), 옆굽힘(15°), 폄(30°). 양쪽 어깨는 운동범위 제한과 통증 없음.

근력: 양쪽 어깨의 주요 근육군 5/5 목 근육 등척성 수축 검사에서 오른쪽 폄과 옆굽힘 때 통증 발생. 목 근육 약화는 없음.

통증: 목통증 4/10; 오른쪽 팔과 팔꿈치까지 방사통 있음. 수면 방해(<1 시간), 수영 시 통증 7/10까지 증가. 냉적용과 ibuprofen으로 통증 감소.

그림 2-4. 환자 정보.
출처: Quinn & Gordon, Functional Outcomes Documentation for Rehabilitation (2003) 양식.

자, 질병, 결과에 대한 정보이다. 전경질문에 대한 답은 특정 연구나 근거중심 진료지침에서 찾을 수 있다. 전자 데이터베이스에는 수많은 연구와 진료지침이 등재되어 있다. 효율적으로 검색하기 위해서는 구조화된 임상질문을 만들어야 한다.

2) 검색 가능한 임상질문
/ What Is a Searchable Clinical Question?

검색 가능한 임상질문(searchable clinical question)은 필요한 연구 근거를 효율적으로 검색할 수 있도록 구조화한 전경질문이다. 검색에 많은 시간을 허비하지 않기 위해서는 임상질문을 구조화해야 한다. 구조화된 임상질문은 환자 특징, 환자관리, 결과의 3요소가 포함되어야 한다:

1. *환자 특징(patient characteristics) :*
   임상질문은 환자의 상태와 관련된 가장 중요한 환자 특징이 포함되어야 한다.
2. *환자 관리(patient management):*
   개입, 진단, 예후 등과 같은 환자 관리의 구성 요소이다. 개입, 진단, 예후 연구는 연구 설계가 다르다. 임상질문은 환자 관리의 구성 요소에 따른 연구 종류에 적합해야 한다.
3. *결과 (outcome of interest):*
   환자의 목표를 결정하고 적절한 결과를 확인한다. 근거중심치료를 처음 접하는 치료사에게는 어려운 항목이다. 심층 탐구 2-1에서 자세히 다룬다.

PICO (환자, 개입, 비교, 결과)

PICO는 효율적으로 근거를 찾기 위해 임상질문을 4가지 항목으로 구조화하는 유용한 방법이다.

- P : 환자 (patient) 또는 인구집단 (population)
- I : 개입 (intervention)
- C : 비교 (comparison) 또는 대체 개입
- O : 결과 (outcome)

표 2-1은 개입에 대한 두 가지 PICO 질문이다. 진단과 예후에 대한 질문에서는 PICO 중 C(비교)를 포함시키지 않고 3가지를 사용한다.

표 2-2는 진단에 대한 질문으로 진단검사의 특징(질문 A)과 특정 환자에 사용할 수 있는 검사 결과(질문 B)로 구분하였다. 예후에 대한 임상질문은 특정 환자보다는 환자 인구집단에 초점을 맞춘다.

표 2-3은 환자 인구집단(질문 A)과 개별 환자(질문 B)에 대한 임상질문이다.

표 2-1. 개입에 대한 임상질문 예

질문 요소	PICO	질문
1. 환자 특징	P	17세 여자 수영선수의 목통증
2. 환자관리 **개입**	I C	도수치료 운동치료
3. 결과	O	기능, 수영 수행 능력

검색 가능 임상질문:

17세 여자 수영선수의 목통증에 도수치료가 운동치료 보다 기능과 수영 수행 능력 증진에 더 효과가 있나?

질문 요소	PICO	질문
1. 환자 특징	P	17세 여자 수영선수의 목통증
2. 환자관리 **개입**	I C	도수치료 운동치료
3. 결과	O	단기 통증 감소

검색 가능 임상질문:

17세 여자 수영선수의 목통증에 도수치료가 운동치료 보다 단기 통증 감소에 더 효과가 있나?

■ 자가 평가 2-1. 임상질문 작성

사례 2-1.

그림 2-5에 제시한 환자를 가정해보자.
환자는 복숭아 농장에서 일을 하는 52세의 남자이다. 지난 4개월 동안 무릎 통증이 심해졌다. 특별한 원인은 모르고 있다. 통증이 심해져 복숭아 따기가 어렵고 손자들을 돌보기 어렵다.

1. 환자 관리에 대한 임상질문을 작성하시오.
2. 배경질문과 전경질문을 작성하시오.
3. 진단, 개입, 예후 질문에 대한 환자관리 요소를 확인하시오.
4. 임상질문에 환자 특성, 환자관리(진단, 개입, 예후), 결과의 3요소가 모두 포함되어 있지 않다면 다시 작성하시오.

심층 탐구 2-1.

국제기능장애건강분류 / International Classification of Functioning, Disability and Health: ICF

임상질문의 결과는 환자와 치료사의 특정한 결과로 구성한다. ICF 모델(그림 2-6)은 임상질문의 틀을 짜는데 도움이 된다.[2]

세계보건기구는 전문가들의 원활한 의사소통을 위해 건강과 건강관련 상태를 설명하기 위해 공통 용어의 사용을 권장하고 있다. ICF 용어의 구성요소는 기능과 장애, 배경 요인이다. 기능과 장애는 신체 기능 및 구조, 그리고 활동 및 참여로 구성되고 배경 요인은 환경 요인과 개인 요인으로 구성된다. 신체 기능(body function)은 신체계통의 생리적 기능이며, 신체 구조(body structure)는 장기, 사지 및 구성요소 등 해부학적 구조이다. 신체 기능 및 구조의 이상을 장애(impairment)라고 한다. 활동(activity)은 보행, 계단 오르기 등 개인의 일상행위 또는 임무 수행이다. 활동 과정에 어려움이 있을 때 활동 제한(activity limitation)이라 한다. 참여(participation)는 직장, 학교, 지역사회 참여 등 실질적인 생활 상황의 연루를 의미한다. 참여 과정에 문제가 있을 때 참여제한(participation restriction)이라 한다.

결과는 신체 기능 및 구조(예: 통증, 근력 등), 활동(예: 장시간 앉기, 수영 등), 참여(예: 학교출석, 운동 팀 참여 등) 요소로 작성한다.

■ 자가 평가 2-2.
ICF 모델을 사용한 임상질문 작성 연습

사례 2-2.

허리통증이 있는 55세의 남자 트럭 운전사이다. 이 환자는 장시간 앉은 자세를 취한다. 운전을 하지 않을 때는 집 주위 허드렛일과 낡은 트랙터를 수리하는 일을 좋아한다. 부인과 8명의 손자와 살고 있다.

신체 기능 및 구조, 활동, 참여 요소에서 각각 5가지 결과를 작성하시오.

신체 기능 및 구조	활동	참여
예: 허리 운동범위	예: 장시간 앉기	예: 직업 - 트럭 운전사
1.	1.	1.
2.	2.	2.
3.	3.	3.
4.	4.	4.
5.	5.	5.

ICF의 신체 기능 및 구조, 활동, 참여 요소에 해당하는 결과로 다음 전경질문을 완성하시오.

- 허리통증이 있는 55세의 트럭 운전사에게 물리치료가 ______________________________ 에 더 효과가 있나?
- 허리통증이 있는 55세의 남자에게 안정화 운동 또는 근력증진 운동이 ______________________ 에 더 효과가 있나?
- 허리통증이 있는 55세의 남자에게 침상안정 또는 보행훈련이 ______________________ 를 더 향상시키나?

표 2-2. 진단에 대한 임상질문 예

질문 요소	PICO	질문
1. 환자 특징	P	17세 여자 수영선수의 목통증
2. 환자관리 **진단(검사 특징)**	I	스펄링검사의 특이도와 민감도
3. 결과	O	목뼈 신경뿌리의 충돌 검사

(A) 검색 가능 임상질문:

스펄링(spurling)검사가 목통증과 방사통이 있는 17세 여자 수영선수에게 목뼈 신경뿌리의 충돌 (nerve root impingement) 진단의 특이도와 민감도가 얼마나 되나?

질문 요소	PICO	질문
1. 환자 특징	P	목통증이 있고 스펄링검사가 양성인 운동선수
2. 환자관리 **진단(검사 결과)**	I	가능성
3. 결과	O	목뼈 신경뿌리의 충돌

(B) 검색 가능 임상질문:

목통증이 있고 스펄링검사가 양성인 운동선수의 경우 목뼈 신경뿌리의 충돌 가능성은 얼마나 되나?

단계 2:* *임상질문의 답을 얻기 위해 최선의 근거를 검색한다.

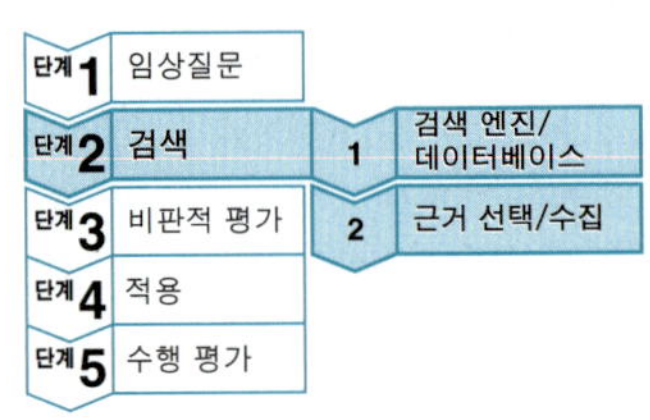

근거를 효율적으로 찾는 방법은 의학 관련 전자 데이터베이스에서 검색하는 것이다. 의학 관련 전자 **데이터베이스**(database)에는 해마다 발표되는 방대한 양의 정보가 누적되어 있다. 임상질문의 범주에 따라 근거를 제공하는 연구의 종류가 다르기 때문에 검색을 시작하기 전에 필요한 연구의 종류를 결정해야 한다.

표 2-3. 예후에 대한 임상질문 예

질문 요소	PICO	질문
1. 환자 특징	P	수영 선수의 목통증 재발
2. 환자관리 **예후**	I	가능성
3. 결과	O	만성 목통증

(A) 검색 가능 임상질문:

목통증이 재발하는 수영 선수에게 만성 목통증으로 발전할 가능성은 얼마나 되나?

질문 요소	PICO	질문
1. 환자 특징	P	고등학교 수영선수
2. 환자 관리 **예후**	I	위험 요인
3. 결과	O	목뼈 추간판 탈출증

(B) 검색 가능 임상질문:

고등학교 수영 선수에서 목뼈 추간판 탈출증의 발병과 관련이 있는 위험 요인은 무엇인가?

환자 정보 요약

이름 : OOO
나이 : 52
성별 : 남

현재 상태: 지난 4개월 동안 오른쪽 무릎 통증이 악화되어 물리치료를 받기 위해 내원했다.

과거력: 고혈압

약물치료: Diuril (Chlorothiazide)

장애/사회력: 환자는 복숭아 과수원에서 일하고 있다. 하루 6-8시간 서서 일하고 자주 사다리를 오르내리고 트랙터를 운전한다. 아내, 딸, 사위, 2살과 5살의 손자와 함께 살고 있다. 오래 서 있으면 무릎의 통증이 악화된다고 하였다.

기능 상태

서기 내성: 농장이나 가정에서 일할 때 통증으로 3시간 이상 서 있기 힘들다.

수면: 통증으로 잠을 방해받지는 않는다.

자기관리: 특별한 제한은 없다.

사다리: 사다리 오르기를 포기해야 할 정도로 무릎이 불안정하다. 이 점이 농장 일의 효율성과 자신감을 떨어뜨린다.

트랙터 운전: 장시간 트랙터를 운전하면 무릎에 통증이 오고 뻣뻣해진다.

손상

		R Knee	L Knee	R Hip	L Hip	R Ankle	L Ankle
Passive ROM	Extension/PF	5°	0°	0°	0°	50°	50°
	Flexion/DF	100°	120°	120°	120°	5°	5°
Active ROM	Extension/PF	5°	0°	0°	0°	50°	50°
	Flexion/DF	90°	110°	120°	120°	5°	10°
Strength	Extension/PF	3+/5	5/5	5/5	5/5	5/5	5/5
	Flexion/DF	3+/5	5/5	5/5	5/5	5/5	5/5

통증: 운동범위의 끝과 최대 수축 시 6/10; 지난 주 최고 7/10, 최저 1/10, 평균 4/10. 냉적용과 휴식으로 통증 감소.

그림 2-5. 환자 정보. *출처: Quinn & Gordon, Functional Outcomes Documentation for Rehabilitation(2003) 양식.*

3) 연구의 피라미드
/ Which Types of Studies are You Looking for?

계층 구조의 연구 근거 피라미드(research evidence pyramid)는 질 높은 연구를 식별하는 필터이다(그림 2-7). 맨 위에 있는 연구 종류는 비뚤림이 가장 적다. **비뚤림**(bias)은 연구 설계 또는 연구 계획서에서의 여러 오류가 연구 결과에 영향을 미칠 때 발생한다. 이 장의 학습을 통해 질 높은 연구의 종류를 식별하는 능력이 향상될 것이다.

*개입(interveention)*에 대한 근거를 찾을 때에는 먼저 근거중심 진료지침을 검색하고, 다음으로 체계적 고찰, 무작위임상시험 등 근거수준의 순서에 따라 검색한다. 진단(diagnosis)이나 예후(prognosis) 연구에서는 무작위비교시험 설계가 적절하지 않은 경우도 있다. 진단이나 예후에 대한 근거를 찾을 때에는 먼저 체계적 고찰을 검색하고, 다음으로 코호트연구(cohort study)를 검색한다.

4) 검색 엔진을 사용한 연구 근거 찾기
/ Using Search Engines to Find Research Evidence

검색 엔진(search engine)은 데이터베이스에서 특정 문헌을 식별할 수 있는 사용자 인터페이스이다. 동일한 데이터베이스를 검색하기 위해 여러 검색 엔진을 사용하기도 한다. 예를 들면, PubMed,[4] Ovid Medline, ProQuest와 같은

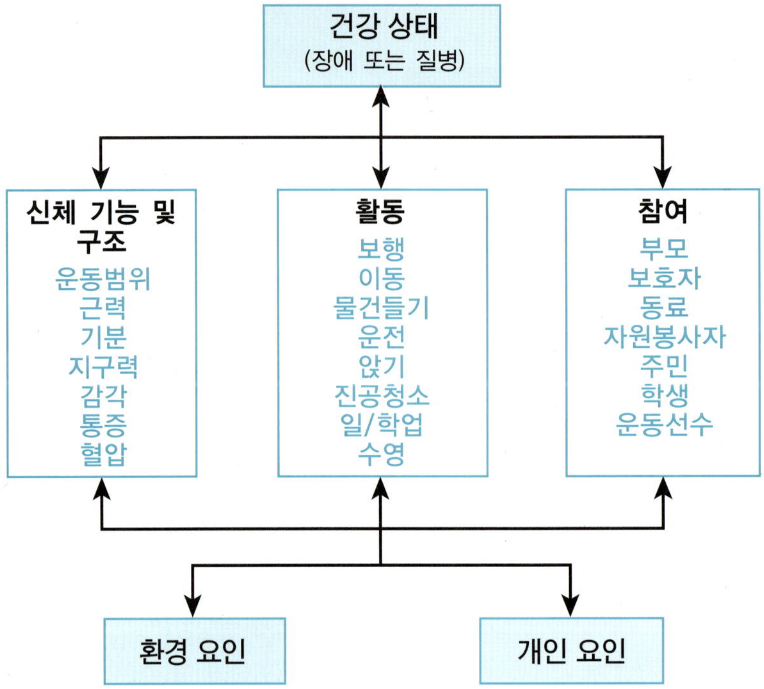

그림 2-6. ICF 모델의 범주에 따른 여러 종류의 결과 측정 항목. *출처 : International Classification of Functioning, Disability and Health : ICF.: World Health Organization, Geneva, Switzerland, 2001.*

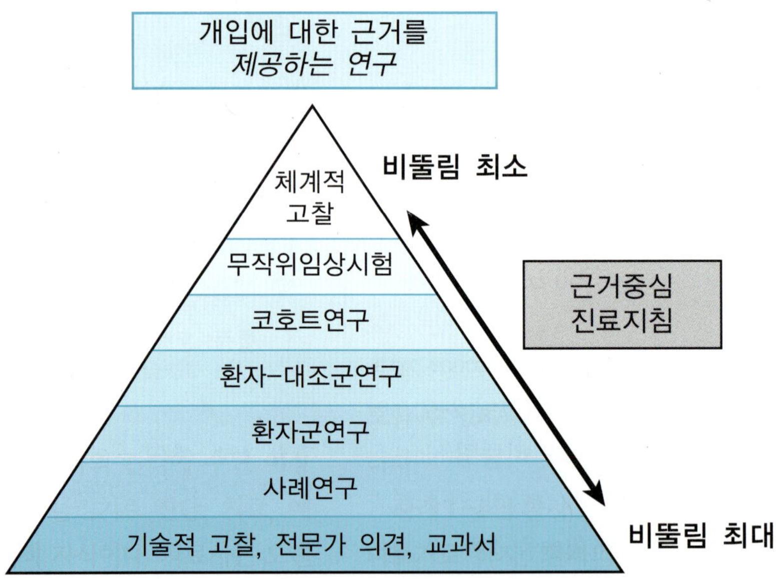

그림 2-7. 연구의 근거를 검색할 때에는 근거수준의 피라미드 구조를 고려해야 한다. *출처: http://library.upstate.edu/evidence/pyramid/#critically, Evidence-Based Practice (EBP) Resources, 2011.*

검색 엔진을 사용하여 Medline[3] 데이터베이스를 검색할 수 있다. TRIP(Translating Research into Practice)[5] 검색 엔진에서는 21개 이상의 데이터베이스의 문헌을 검색할 수 있다. 이 장에서는 효율적으로 검색할 수 있는 검색 엔진과 데이터베이스에 초점을 맞추었다. 그림 2-8은 근거 검색에 흔히 사용하는 데이터베이스와 검색 엔진이다.

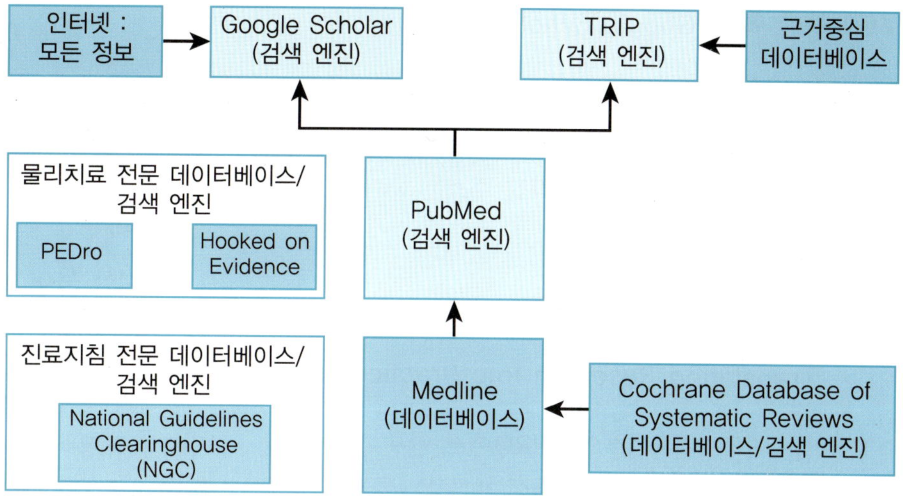

그림 2-8. 근거 검색에 흔히 사용하는 데이터베이스와 검색 엔진.

(1) 국립진료지침정보센터 (National Guidelines Clearinghouse)

미국 보건복지부의 보건의료품질연구소(The Agency for Healthcare Research and Quality: AHRQ)에서 국립진료지침정보센터(National Guidelines Clearinghouse: NGC)[6]를 통해 진료지침 정보를 제공하고 있다. NGC는 진료지침에 대한 상세하며 다양한 정보를 제공하고, 진료지침 실행, 배포 및 활용을 제고하는 데 유용한 역할을 하고 있다. 다양한 용어로 데이터베이스를 검색할 수 있는 검색 엔진을 가지고 있다. MEDLINE에 색인되지 않은 진료지침이 많다. 누리집 주소는 www.guidelines.gov이다.

(2) 물리치료근거데이터베이스 (Physiotherapy Evidence Database: PEDro)

물리치료근거데이터베이스(PEDro)[7]는 물리치료 관련 문헌의 초록 정보를 검색할 수 있는 검색 엔진이다. 개입에 대한 진료지침, 체계적 고찰, 임상 연구가 색인되어 있다. 임상 연구를 10점 만점의 페드로 척도로 평가하여 연구의 질을 제공하고 있다.[8,9] 페드로 척도의 점수가 높을수록 비뚤림의 위험이 적다. 누리집 주소는 www.pedro.org.au이다.

(3) 근거 고리 (Hooked on Evidence)

근거 고리[10]는 미국물리치료협회(APTA)에서 제공하는 검색 엔진이다. 미국 협회 회원만 이용할 수 있다. 누리집 주소는 www.hookedonevidence.com이다.

(4) 코크란 자료실 (The Cochrane Library)

코크란 자료실[11]은 훌륭한 데이터베이스이며 검색 엔진이다. 중요한 데이터베이스는 코크란 체계적 고찰 데이터베이스인 Cochrane Database of Systematic Reviews (CDSR)와 체계적 고찰의 초록 데이터베이스인 Database of Abstracts of Reviews of Effects (DARE)와 코크란 임상시험 데이터베이스인 Cochrane Central Register of Controlled Trials (CENTRA)이다. 코크란 체계적 고찰은 PubMed에도 색인되어 있다. 누리집 주소는 www.thecochranelibrary.com이다.

(5) 메드라인 (MEDLINE Database)

메드라인(Medline)은 미국 국립보건원 산하 국립의학도서관에서 Index Medicus를 데이터베이스화한 것으로 보건의료관련 문헌의 가장 큰 데이터베이스이다. 메드라인 데이터베이스[3]는 전 세계에서 출판된 5,200종의 의학 및 관련 분야 학술지의 문헌 정보를 제공한다. 1900만 건 이상의 연구 문헌 초록과 저자 정보를 제공한다.

(6) 펍메드 (PubMed)

펍메드[4]는 미국 국립의학도서관과 국립생명기술정보센터(National Center for Biotechnology Information: NCBI)에서 운영하는 검색 엔진이다. 메드라인에 등재된 데이터베이스를 검색할 수 있다. 누리집 주소는 www.pubmed.gov이다.

(7) 구글 학술 (Google Scholar)

구글 학술은 Google사에서 개발한 검색 엔진이다. 구글 학술 검색은 전문과 연결되어 있으며 PubMed나 NGC의 데이터베이스도 검색할 수 있다. 누리집 주소는 www.google.com/scholar이다.

(8) 트립 (Translating Research Into Practice:TRIP)

TRIP[5]는 미국보건복지부의 AHRQ에서 연구 결과를 실제 임상에 빠르게 적용시키기 위하여 제공하는 강력한 검색 엔진이다. TRIP 검색은 PubMed, Medline, NGC를 비롯해서 20개 이상의 데이터베이스와 근거중심 데이터베이스에서 최선의 근거를 빠르게 찾을 수 있다. 누리집 주소는 http://www.tripdatabase.com이다.

5) 펍메드 검색 / Searching in PubMed

PubMed는 연구 근거를 찾는 가장 포괄적이고 강력한 무료 검색 엔진이다(그림 2-9). PubMed에서 근거를 찾기 위해서는 효율적으로 검색하는 기술이 필요하다. 대부분 검색 엔진은 검색 방법이 비슷하지만, 인터페이스가 다른 경우도 있다. 검색 목적과 개인적인 선호도에 따라 검색 엔진을 선택할 수 있다. 친숙하고 효율적인 검색 엔진을 사용하여 초기 검색을 시행하는 것이 좋다. 어느 종류의 검색 엔진을 사용하느냐 보다 원하는 문헌을 얼마나 효율적으로 검색하느냐가 중요하다. 효율적인 검색을 위해서는 연습이 필요하다. 검색에 익숙한 치료사나 도서관 사서와 함께 검색을 하거나 검색 연습을 하면 검색 기술의 향상에 도움이 된다.

그림 2-9는 PubMed 검색 엔진의 누리집이다. 메뉴와 검색 도구 등 누리집 구성이 약간씩 바뀌지만 기본적인 사용 방법은 같다. PubMed에서 효율적으로 검색하기 위해서는 가장 적절한 검색용어 선택, 검색용어의 조합 방법, 제한 검색 방법을 알아야한다. 저자, 출판년도, 학술지를 지정하여 원하는 문헌을 검색할 수 있다.

사례 1-1의 임상질문을 예로 들어 PubMed 검색의 몇 가지 주요 기술을 설명한다.

검색 가능한 임상질문:

17세 여자 수영선수의 목통증에 도수치료와 운동치료 병행이 통증 감소와 기능 향상에 효과가 있나?

(1) 검색 용어 선정 (Identify Your Search Terms)

검색의 첫 단계는 검색 용어를 선정하는 것이다. 검색 상자에 검색 용어를 입력하면 제목과 초록(abstract)에 같은 검색 용어를 사용한 문헌이 검색된다. 임상질문의 **핵심 단어**(key word)는 중요한 단어이다. 연구의 제목과 초록에 임상질문의 핵심 단어가 포함되어 있으면 검색이 가능하다.

Medline 데이터베이스에 있는 모든 문헌은 의학주제명표목(medical subject heading: MeSH)이 부여되어 있다. **MeSH 용어**(MeSH term)는 저자에 따라 다르게 표현될 수 있는 용어를 하나의 용어로 통일시켜 검색의 효율을 높이는 공통적이고 일관된 단어이다. MeSH 데이터베이스에서 핵심 단어를 입력하여 주요 주제에 대한 MeSH 용어를 확인하거나 주요 주제로 제한하여 효율적으로 검색할 수 있다. 그러나 치료사들은 때때로 주요 주제를 어떻게 제한해야 하는지 확신하지 못하기도 한다. 이 경우에는 MeSH 용어보다 핵심 단어를 사용하는 것이 가장 좋다.

표 2-4는 임상질문에서 검색 용어를 선정하는 과정의 예이다.

중요한 순서대로 용어를 선정한 다음 고급 검색(advanced search)에서 상위 4개 용어를 각각 입력한다. 그림 2-10는 검색 이력이다.

(2) 검색 용어 조합 (Combining Terms)

다음 단계는 부울 연산자 OR와 AND를 사용하여 검색 용어를 조합하여 검색한다. 검색 용어는 "manual therapy" (Search #3)과 MeSH 용어 "musculoskeletal manipulation" (Search #2)은 동일한 주제이다. 따라서 OR를 사용하여 결합한다. 연산자 OR를 사용하면 두 검색 용어와 관련된 모든 문헌이 검색된다. "manual therapy" OR "musculoskeletal manipulation"이나 #3 OR #4로 검색하면 manual therapy와 musculoskeletal manipulation과 관련된 모든 문헌이 검색된다(그림 2-10A, Search #5).

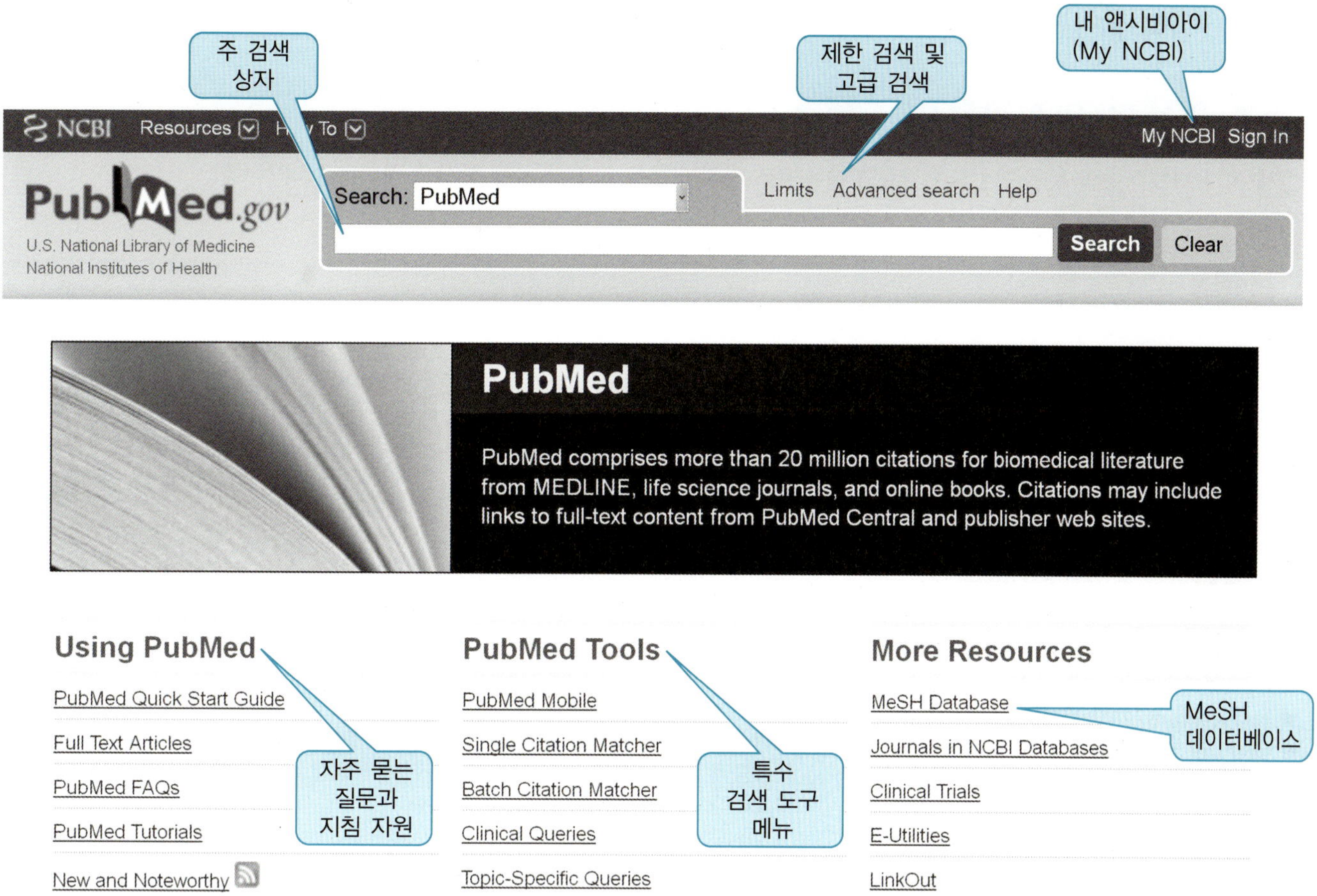

그림 2-9. PubMed 누리집 화면. 기본 검색창의 검색 상자에 검색용어를 입력한다. 제한 검색 및 고급 검색을 사용하면 선택적으로 검색할 수 있다. MyNCBI를 사용하면 관심 주제어 또는 학술지에 대한 검색식을 저장하면 이후에 업데이트되는 정보를 이메일로 주기적으로 받아볼 수 있다(심층탐구 2-2). MeSH 데이터베이스는 적절한 검색용어의 식별을 위한 유용한 자원이다. 특수 검색도구를 사용하면 특정 연구 종류를 검색할 수 있다. 자주 묻는 질문(FAQ)과 지침서(tutorials)는 새로운 사용자에게 도움이 될 것이다.

연산자 AND를 사용하면 검색 용어가 모두 포함된 문헌만 검색된다. "neck pain"과 "manual therapy OR musculoskeletal manipulation"를 AND로 조합하여 검색하면 그림 2-10A에서 #6과 같이 검색된다. "exercise therapy"와 #6을 AND로 조합하여 검색하면 그림 2-10A에서 #7과 같이 검색된다. 그림 2-10B는 연산자를 사용하여 범위를 좁혀 검색한 결과이다. A는 각 검색 용어(Exercise Therapy, Manual Therapy, Musculoskeletal Manipulation, Neck Pain)에 대해 검색된 문헌 수이다. B는 Manual Therapy와 Musculoskeletal Manipulation을 OR로 조합하여 검색한 결과이다. 검색된 문헌의 수가 많아진다. C는 AND를 사용한 결과 문헌의 수가 줄어들어 모든 조건을 충족하는 117건의 문헌만 남게 된다.

(3) 제한 검색 (Limiting Your Search)

개입에 대한 최선의 근거를 찾는 효율적인 방법은 먼저 진료지침부터 검색하고 다음으로 체계적 고찰, 무작위임상시험 등 근거수준의 순서에 따라 검색하는 방법이다. 특정 연구 종류만 검색하려면 제한 검색 창에서 *Limits(제한)*을 사용하여 제한 검색을 할 수 있다(그림 2-9 참고). 최근 5년 이내에 영어로 출판된 진료지침만 검색할 경우에는 그림 2-11과 같이 날짜, 연구 유형, 언어를 각각 5 years, Practice Guideline, English로 지정하여 검색한다(그림 2-11).

제한 검색 결과 진료지침이 검색되지 않았다. 따라서 다음 순서로 체계적 고찰을 검색한다. 연구 유형에서 Review와 Meta-analysis를 지정하여 검색한다. Review를 지정하면

표 2-4. 검색 용어 선정

검색 가능한 임상질문:

17세 여자 수영선수의 목통증에 도수치료와 운동치료 병행이 통증 감소와 기능 향상에 효과가 있나?

용어	설명
검색 용어 선정: ■ 17-year-old ■ Female ■ Swimmer ■ Neck pain ■ Manual therapy ■ Exercise ■ Pain ■ Function	검색하고자 하는 정보를 가장 잘 함축하고 있는 검색 용어 또는 핵심 단어를 선정한다. 이 사례에서 병행을 제외한 명사를 모두 선택하였다. 도수치료와 운동치료를 검색 용어로 선정하였기 때문에 병행은 선택할 필요가 없다. 검색한 연구의 결과에서 도수치료와 운동치료를 비교한다. 검색하려는 연구의 결과가 긍정적일 것이라고 기대하고 있기 때문에 "감소"나 "향상"은 선택하지 않는다.
중요한 순서로 용어 정렬: ■ Neck pain *(가장 중요)* ■ Manual therapy ■ Exercise ■ Pain ■ Function ■ 17-year-old ■ Swimmer ■ Female *(가장 적게 중요)*	용어를 선정한 후 중요하다고 판단되는 순서대로 용어를 정렬한다. 중요도의 순서는 경험과 추정으로 결정한다. 이 환자에게 어떤 치료를 제공해야 할지에 대해 잘 설명할 수 있다고 판단되는 질문을 첫째 순서에 배정한다. 예를 들면, 목통증에 대한 문헌이 여자에 대한 문헌보다 임상질문과 관련이 있고 더 중요하다.
데이터베이스를 사용하여 검색 용어 정리: ■ Neck pain(동일) ■ Musculoskeletal manipulations ■ Exercise therapy ■ Recovery of function ■ Adolescent (identified through term "teenager") ■ Swimming ■ Female	특정 주제를 검색할 때 선정한 용어를 MeSH 용어와 대조하는 것이 좋다. 이 사례에서, "17세"는 수정이 필요하다. 대부분 제목이나 초록에 "17세"라고 특정화하여 제시하지 않는다. MeSH 검색에서는 "adolescent"가 적절한 용어이다. 몇몇 용어는 MeSH 데이터베이스 검색에 맞추어 수정하거나 추가하였다. 일부 핵심 용어는 MeSH 용어와 동일하다.
마지막으로 중요한 순서로 용어 정렬: 1. Neck pain 2. Musculoskeletal manipulations 3. Manual therapy 4. Exercise therapy 5. Recovery of function 6. Adolescent 7. Swimming 8. Female	중요하다고 판단되는 순서대로 최종 검색 용어 목록을 제시하였다.

체계적 고찰과 기술적 고찰이 모두 검색되기 때문에 제목과 초록을 읽어보고 체계적 고찰인지 기술적 고찰인지 확인해야 한다. 검색 결과 16건의 고찰이 검색되었으며 이 중 7건이 체계적 고찰이었다. 비판적 평가를 위해 Miller 등[12]의 연구를 선택하기로 하자:

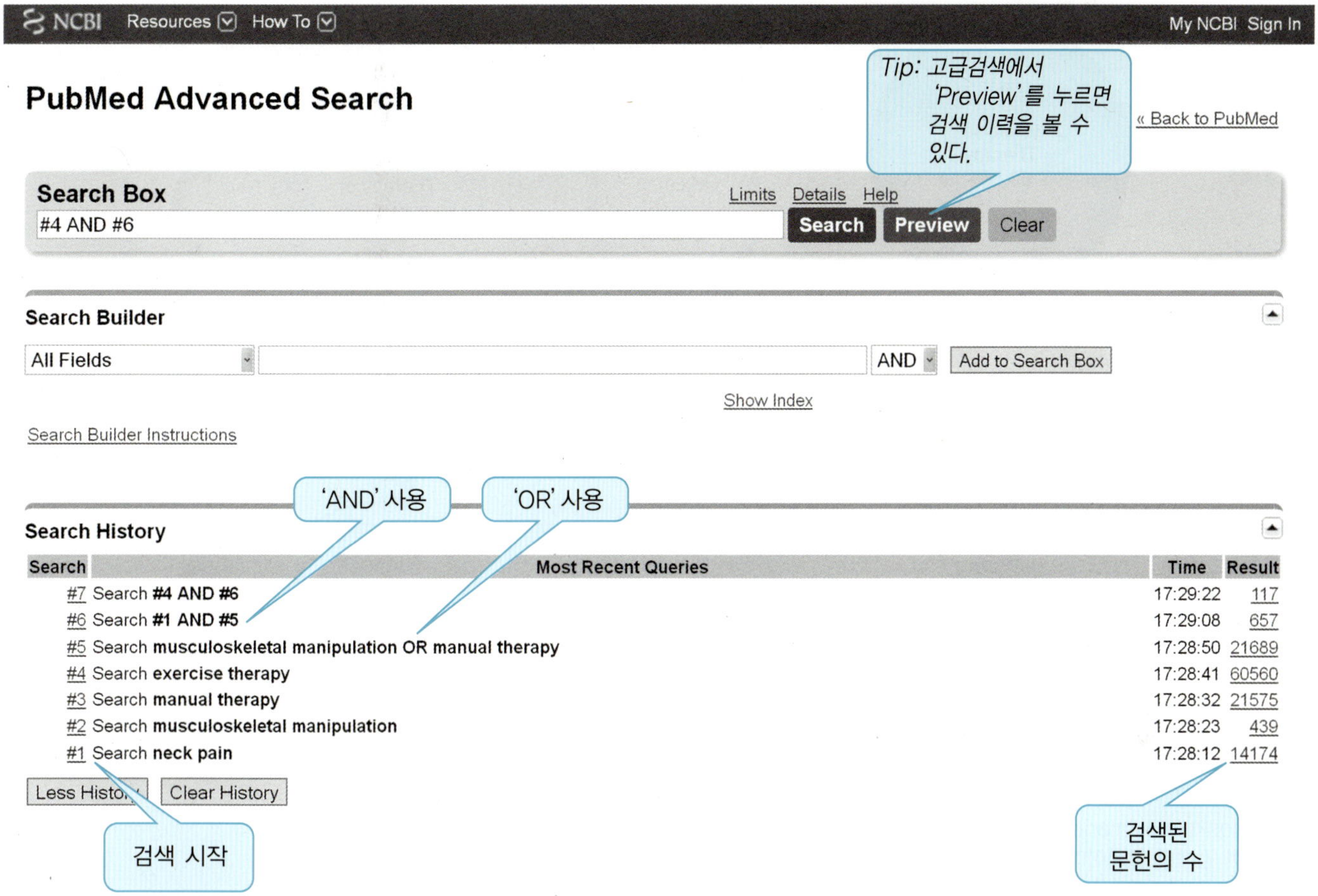

그림 2-10A. 검색 용어를 조합하여 범위를 좁혀 검색한 결과.

Miller, J, Gross, A, D'Sylva J, et al: Manual therapy and exercise for neck pain: A systematic review. Man Ther 15:334-354, 2010.

체계적 고찰은 포괄적인 임상 연구를 대상으로 하기 때문에 특정 치료전략에 대한 자세한 정보를 파악하기 위해서는 개별 연구를 검색해야 한다. 개별 연구를 제한 검색하기 위해서 연구 유형에서 Randomized Controlled Trial을 지정하여 검색한 결과 18건의 무작위임상시험이 검색되었다. 비판적 평가를 위해 Cleland 등의 연구를 선택하기로 하자 (그림 2-12).[13]

(4) 검색 이력(Search History)

검색 이력에서는 지금까지 실행한 검색식과 검색결과를 볼 수 있다. 맨 위가 가장 최근에 실행한 검색식이며 "#"는 검색식 번호를 나타낸다. 한 시간 내에 실행한 모든 검색식을 최대 100개까지 볼 수 있다. 사례 1-1의 임상질문에 대한 최선의 근거를 찾기 위한 검색 전략과 검색 이력은 그림 2-13과 같다. 심층 탐구 2-2에서 PubMed의 추가 검색 도구를 제시한다. 효율적으로 검색하기 위해서는 PubMed를 비롯하여 다른 온라인 데이터베이스와 검색 엔진(search engine)의 해당 지침서 페이지에 들어가 검색 방법을 학습하는 것이 필요하다.

(5) 배경질문과 관련된 정보를 얻을 수 있는 정보자원 (Special Considerations for Background Questions)

배경질문은 기본적이고 실제적인 정보이나 최근 출판된 학술지에서는 찾아보기 힘들다. 배경 정보를 얻는데 도움을 받을 수 있는 믿을 만한 정보원은 다음과 같다. 환자와 고객이 검색을 원할 때 도움을 받을 수 있다.

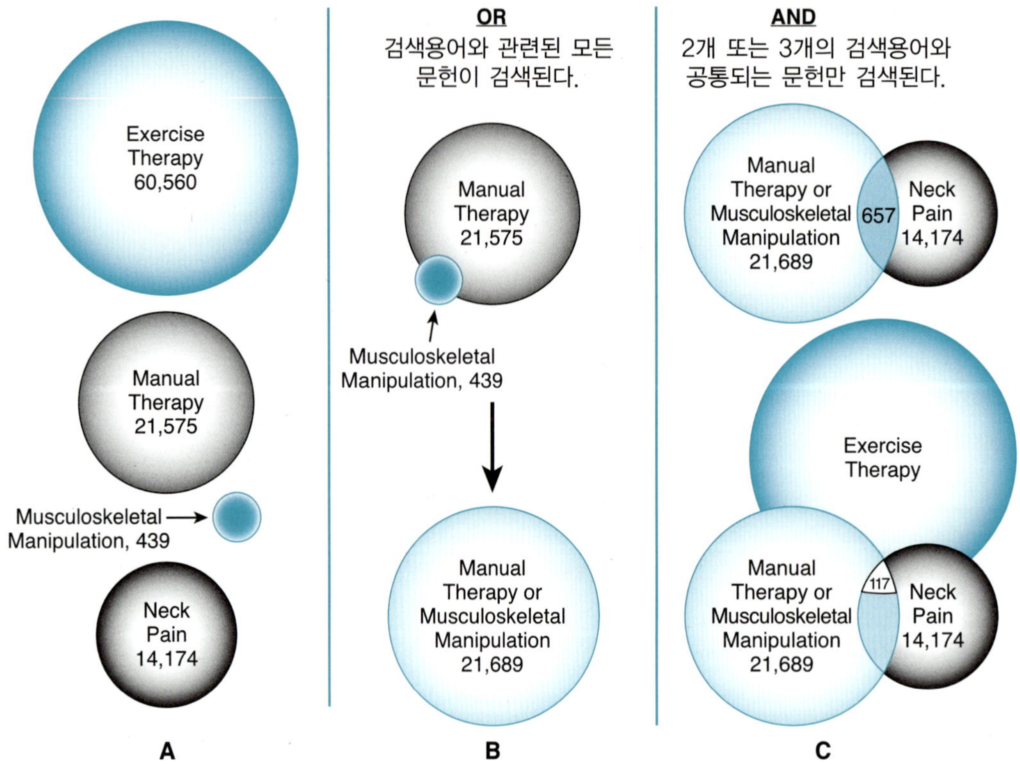

그림 2-10B. A열은 검색 용어별 검색된 문헌의 수를 보여준다. B열은 Manual therapy와 Musculoskeletal manipulation을 OR로 조합하여 검색한 결과이다. C열은 검색 용어를 AND로 조합하여 검색한 결과이다.

심층 탐구 2-2.

PubMed의 추가 검색 도구 / Additional tools for searching in PubMed

PubMed 검색 엔진은 쉽게 검색할 수 있도록 설계된 다양한 도구가 있다. 여기에서는 몇 가지 검색 도구에 대해 다룬다.

CLINICAL QUERIES: Clinical Queries(임상 조회)는 검색 용어를 잘 선정한다면 가장 효율적으로 검색할 수 있는 매우 유용한 검색 도구이다. Clinical Queries는 Category(범주)와 Scope(범위)의 2가지 요소로 구분하여 검색한다(그림 2-14). 검색 상자에 검색 용어를 입력한 다음 Category 상자에서 원인, 진단, 치료, 예후, 진료지침을 선택할 수 있고, Scope 상자에서 넓은 검색과 좁은 검색을 선택하여 민감도 검색이나 특이도 검색을 할 수 있다. 또 다른 특징은 동시에 체계적 고찰이 검색된다는 점이다.

SINGLE CITATION MATCHER : 서지사항의 일부를 알고 있을 때 문헌을 찾을 수 있는 검색도구이다. 학술지명, 날짜, 권수, 호수, 첫 페이지, 저자, 제목 단어 등의 서지사항 중 정확히 알고 있는 사항을 입력하면 일치하는 문헌을 찾아 준다. 서지사항 중 한 개나 두 개의 사항만 입력하는 것이 좋다. 많은 사항을 입력하면 일치하는 문헌을 찾지 못하는 경우가 많다.

MyNCBI: MyNCBI(그림 2-9)는 개인 계정을 개설하여 사용하는 PubMed 안에 있는 개인 자료실이다. 관심 있는 주제어 또는 학술지에 대한 검색식을 저장하고, 검색식 저장 이후에 업데이트되는 정보를 이메일로 주기적으로 받아볼 수 있다. 또한 자주 사용하는 필터를 등록하여 검색결과 확인 시 원하는 항목으로 결과를 모아서 볼 수 있다. MyNCBI에 대해서는 12장에서 자세히 다룬다.

RELATED CITATIONS: 관련문헌 기능(그림 2-12)은 검색한 문헌과 유사한 논문을 검색해 준다. 검색 용어에 대한 모든 문헌을 다 검색해 주지는 못하지만 가장 유사한 논문들을 우선적으로 나열해 주고 사용하기 간편하다. 검색된 5건의 문헌 아래의 'See all'을 누르면 관련된 문헌을 더 찾을 수 있다.

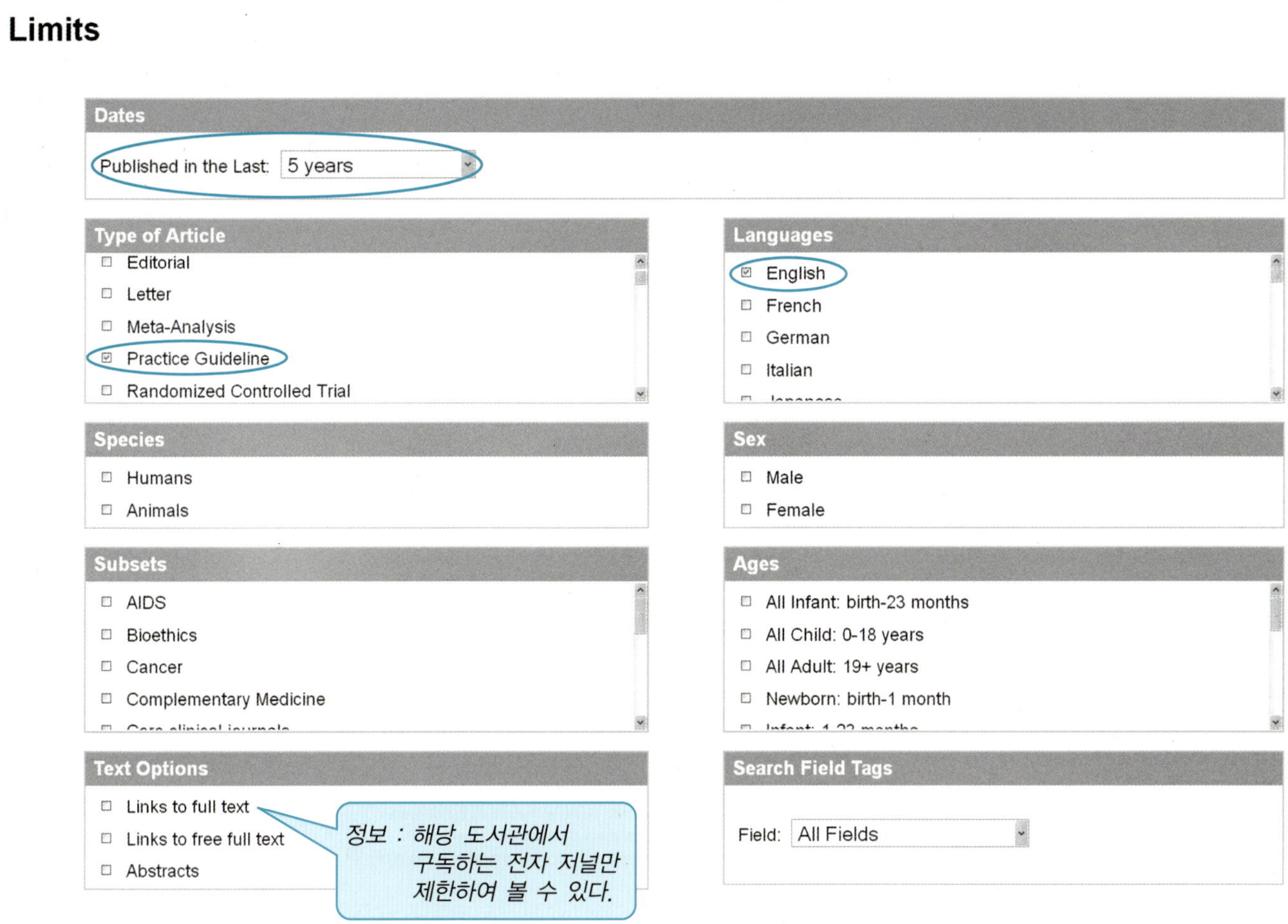

그림 2-11. PubMed 누리집의 제한 검색 창.

- *일반 의학정보를 얻을 수 있는 웹사이트*
  - MedlinePlus[14] (www.medlineplus.gov)
  - National Institute of Neurologic Disorders and Stroke[15] (www.ninds.nih.gov)
  - National Institute of Arthritis and Musculoskeletal and Skin Diseases (www.niams.nih.gov/)
  - Mayo Clinic (www.mayoclinic.com)
- *특정 단체*
  - Arthritis Foundation (www.arthritis.org)
  - American Diabetes Association (www.diabetes.org)
  - Multiple Sclerosis Society[16] (www.nationalmssociety.org)
  - National Stroke Association[17] (www.stroke.org)
- *기술적 고찰이 수록된 학술지와 단행본*
  - 암환자 재활에 관한 자료 :
    Gilchrist, LS, Galantino, ML, Wampler, M, Marchese, VG, Morris, GS, and Ness, KK: A framework for assessment in oncology rehabilitation. Phys Ther 89:286–306, 2009.
  - 근육위축가쪽경화증의 다학제 관리에 관한 자료 :
    Mayadev, AS , Weiss, MD, Jane Distad, B, Krivickas, LS, and Carter, GT: The amyotrophic lateral sclerosis center: A model of multidisciplinary management. Phys Med Rehabil Clin N Am 19:619–631, xi, 2008.

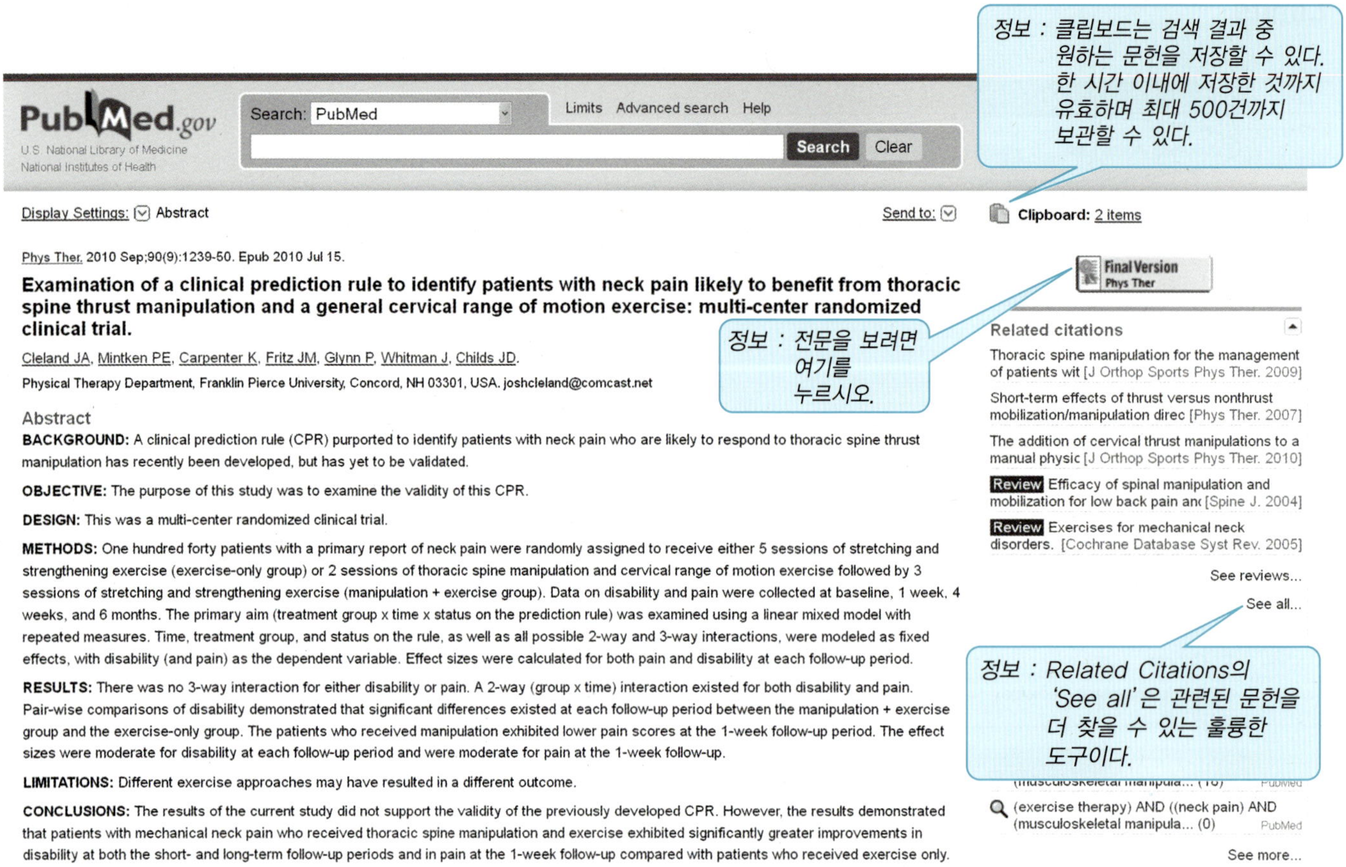

PubMed.gov U.S. National Library of Medicine National Institutes of Health

Search: PubMed | Limits | Advanced search | Help | Search | Clear

Display Settings: Abstract | Send to: | Clipboard: 2 items

Phys Ther. 2010 Sep;90(9):1239-50. Epub 2010 Jul 15.

Examination of a clinical prediction rule to identify patients with neck pain likely to benefit from thoracic spine thrust manipulation and a general cervical range of motion exercise: multi-center randomized clinical trial.

Cleland JA, Mintken PE, Carpenter K, Fritz JM, Glynn P, Whitman J, Childs JD.

Physical Therapy Department, Franklin Pierce University, Concord, NH 03301, USA. joshcleland@comcast.net

Abstract

BACKGROUND: A clinical prediction rule (CPR) purported to identify patients with neck pain who are likely to respond to thoracic spine thrust manipulation has recently been developed, but has yet to be validated.

OBJECTIVE: The purpose of this study was to examine the validity of this CPR.

DESIGN: This was a multi-center randomized clinical trial.

METHODS: One hundred forty patients with a primary report of neck pain were randomly assigned to receive either 5 sessions of stretching and strengthening exercise (exercise-only group) or 2 sessions of thoracic spine manipulation and cervical range of motion exercise followed by 3 sessions of stretching and strengthening exercise (manipulation + exercise group). Data on disability and pain were collected at baseline, 1 week, 4 weeks, and 6 months. The primary aim (treatment group x time x status on the prediction rule) was examined using a linear mixed model with repeated measures. Time, treatment group, and status on the rule, as well as all possible 2-way and 3-way interactions, were modeled as fixed effects, with disability (and pain) as the dependent variable. Effect sizes were calculated for both pain and disability at each follow-up period.

RESULTS: There was no 3-way interaction for either disability or pain. A 2-way (group x time) interaction existed for both disability and pain. Pair-wise comparisons of disability demonstrated that significant differences existed at each follow-up period between the manipulation + exercise group and the exercise-only group. The patients who received manipulation exhibited lower pain scores at the 1-week follow-up period. The effect sizes were moderate for disability at each follow-up period and were moderate for pain at the 1-week follow-up.

LIMITATIONS: Different exercise approaches may have resulted in a different outcome.

CONCLUSIONS: The results of the current study did not support the validity of the previously developed CPR. However, the results demonstrated that patients with mechanical neck pain who received thoracic spine manipulation and exercise exhibited significantly greater improvements in disability at both the short- and long-term follow-up periods and in pain at the 1-week follow-up compared with patients who received exercise only.

Final Version Phys Ther

Related citations

Thoracic spine manipulation for the management of patients wit [J Orthop Sports Phys Ther. 2009]

Short-term effects of thrust versus nonthrust mobilization/manipulation direc [Phys Ther. 2007]

The addition of cervical thrust manipulations to a manual physic [J Orthop Sports Phys Ther. 2010]

Review Efficacy of spinal manipulation and mobilization for low back pain an [Spine J. 2004]

Review Exercises for mechanical neck disorders. [Cochrane Database Syst Rev. 2005]

See reviews...

See all...

(exercise therapy) AND ((neck pain) AND (musculoskeletal manipula... (0) PubMed

See more...

그림 2-12. 무작위임상시험의 초록.

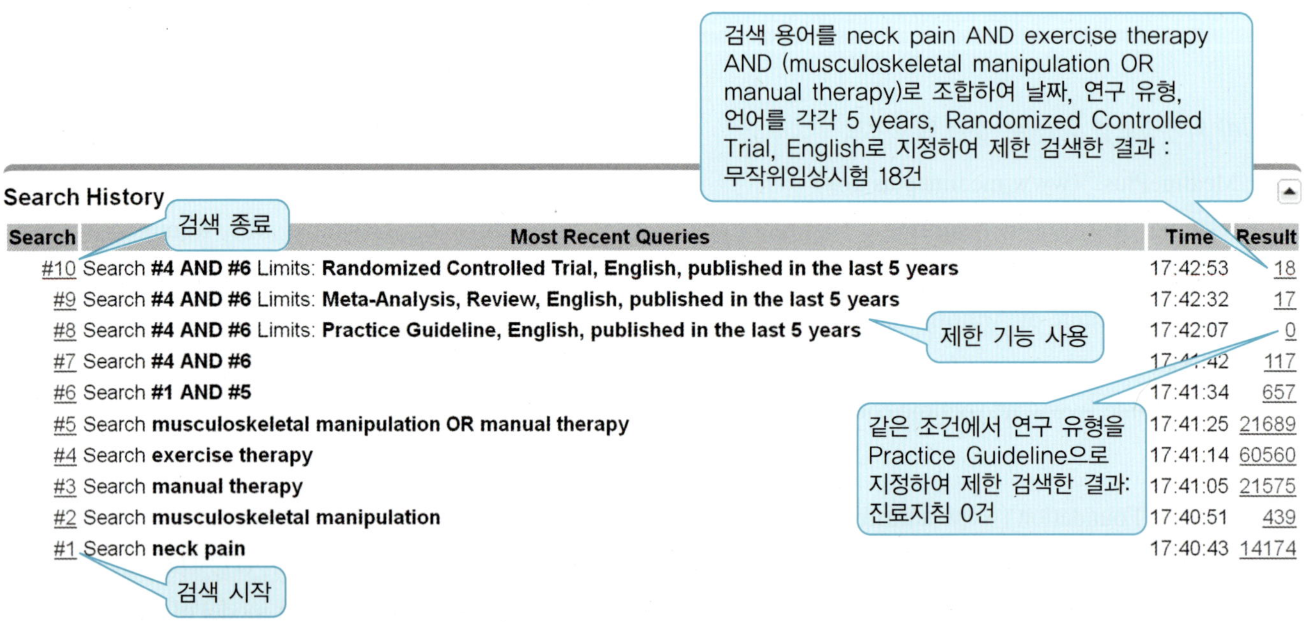

Search History

Search	Most Recent Queries	Time	Result
#10	Search **#4 AND #6** Limits: **Randomized Controlled Trial, English, published in the last 5 years**	17:42:53	18
#9	Search **#4 AND #6** Limits: **Meta-Analysis, Review, English, published in the last 5 years**	17:42:32	17
#8	Search **#4 AND #6** Limits: **Practice Guideline, English, published in the last 5 years**	17:42:07	0
#7	Search **#4 AND #6**	17:41:42	117
#6	Search **#1 AND #5**	17:41:34	657
#5	Search **musculoskeletal manipulation OR manual therapy**	17:41:25	21689
#4	Search **exercise therapy**	17:41:14	60560
#3	Search **manual therapy**	17:41:05	21575
#2	Search **musculoskeletal manipulation**	17:40:51	439
#1	Search **neck pain**	17:40:43	14174

그림 2-13. 17세 여자 수영선수의 목통증에 도수치료와 운동치료 병행이 통증 감소와 기능 향상에 효과가 있나? 라는 임상질문에 대한 PubMed 검색의 최종 이력.

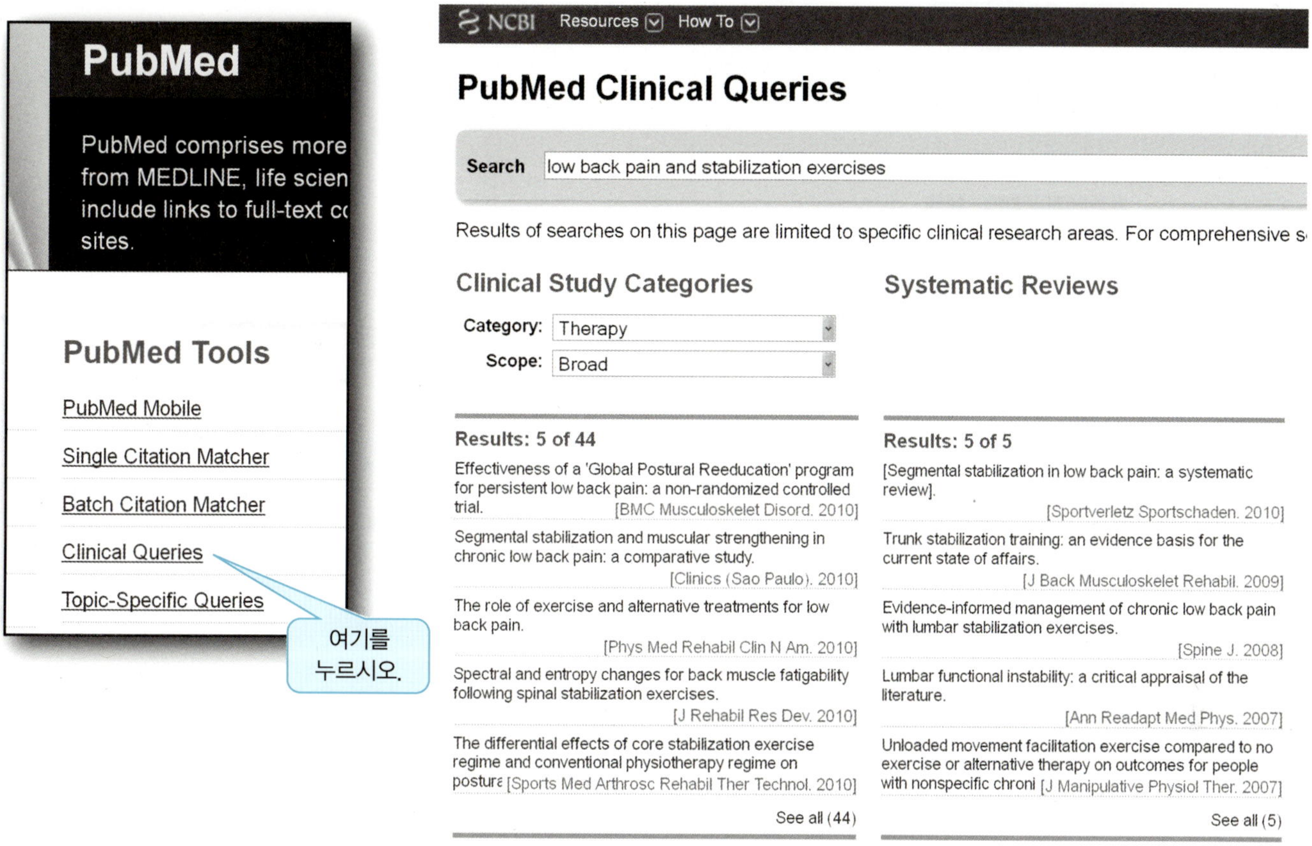

그림 2-14. Clinical Queries *(왼쪽)*에서 검색 용어 "low back pain and stabilization exercises"로 검색한 결과 *(오른쪽)*.

6) 근거 선택과 수집

/ Choosing and Retrieving Evidence

(1) 관련 연구 선택 (Let Close be Good Enough!)

최선의 근거를 제공하는 문헌을 선택하는 것은 쉬운 일이 아니다. 환자의 상태가 다양하기 때문에 임상질문과 완벽하게 일치하는 연구 문헌을 찾는 것은 어렵다.

예를 들면, 사례 1-1의 임상질문에 대한 답을 얻기 위해 검색한 연구의 초록을 검토해 보아도 17세, 수영선수, 여자로 특정된 연구는 없다. 따라서 완벽한 문헌보다는 최선의 문헌을 선택하는 것이 필요하다. 검색한 연구가 환자의 임상질문에 답을 얻을 수 있을 정도로 유사하다고 판단되면 그 연구를 선택한다. 다음 장부터 검색한 문헌이 환자에게 충분히 유사한지에 대해 결정하는 방법을 배우게 된다.

(2) 전문 구하기 (Finding Full Text)

연구가 환자의 임상질문과 관련이 있다고 판단되면 다음 단계로 연구의 전문(full text)을 구한다. 온라인 학술지의 연구 전문 무료 제공은 근거중심치료에 기여하고 있다. PubMed 검색 결과에서 제목을 누르면 초록과 함께 출판사 배너나 PubMed Central 배너가 보인다. 출판사 배너를 누르면 전문 제공 페이지로 이동하여 로그인 상자가 보인다. 학교 또는 병원 도서관에서 구독하는 학술지인 경우에는 무료로 전문을 pdf파일을 저장하거나 인쇄하여 원문을 이용할 수 있다. 근거중심치료의 확대를 위해 졸업 후에도 학교 도서관을 이용할 수 있는 제도가 필요하다. PubMed Central (PMC)은 미국 국립보건원에 수집 보관한 의생명 관련 논문의 전문을 누구나 자유롭게 볼 수 있게 한 웹사이트로 미국 국립의학도서관 생명기술정보센터에서 운영하고 있다. 2007년 미국의회에서 법이 통과한 뒤 2008년 4월부터 전문을 무료로 제공하고 있다. 누리집 주소는 www.thecochraneli-

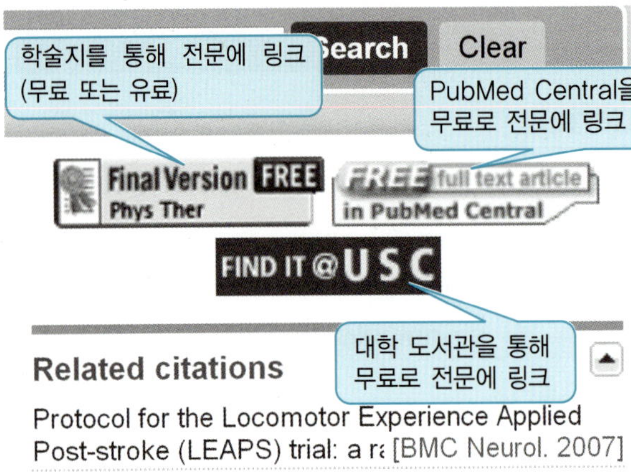

그림 2-15. PubMed Central, 학술지, 대학 도서관을 통한 연구의 전문 수집.

brary.com이다. PMC 배너를 누르면 무료로 전문을 pdf 파일로 구할 수 있다 (그림 2-15).

몇 개월에서 1년간 지연기간인 엠바고가 있는 경우도 있다. PMC를 비롯하여 연구의 전문을 구할 수 있는 온라인 정보 자원은 표 2-5와 같다.

표 2-5. 전문 수집이 가능한 온라인 정보자원

온라인 정보자원	설명
PubMed Central www.pubmedcentral.nih.gov	2008년 4월 이후 출판된 미국 국립보건원(NIH)에서 지원한 연구의 전문을 구할 수 있다. 경우에 따라서는 출판 1년 후의 연구만 무료 제공하기도 한다. BioMed Central을 통해 전문을 링크하고 있다.
Open Door www.apta.org	미국물리치료협회 회원만 코크란자료실과 ProQuest에서 무료로 전문을 구할 수 있다.
Free Medical Journals http://highwire.stanford.edu	학술지 목록과 무료 조건을 제공한다.
HighWire Press www.highwire.stanford.edu	스탠포드대학에서 운영하는 누리집으로 전문을 링크하고 있다.
Public Library of Science (PLoS) www.plos.org	연구의 전문을 무료로 구할 수 있는 비영리 온라인 도서관이다.

2. 검색 연습
/ Pulling it all Together: Your First Search

이제 스스로 검색 연습을 해볼 시간이다. 자가-점검 2-3은 사례 2-1의 임상질문으로 PubMed 검색을 안내할 것이다.

■ 자가-점검 2-3. 검색 연습

검색 가능 임상질문:

"무릎 뼈관절염(osteoarthritis)이 있는 52세의 남자에게 어느 종류의 운동이 통증 감소와 서기 내성 향상에 가장 효과적인가?"

단계적 검색:

1. 임상질문에서 중요 용어를 선정하여 나열하시오.
2. 검색 용어를 중요 순으로 정렬하시오.
3. PubMed의 MeSH 데이터베이스에서 MeSH 용어로 검색하시오.
4. 임상질문에 중요한 용어라고 생각되는 다른 동의어를 추가하시오.
5. PubMed 검색 상자에 상위 4-5 용어를 입력하고, "History"에서 검색 결과를 확인하시오.
6. 연산자 OR를 사용하여 동의어를 조합하시오.
7. 연산자 AND를 사용하여 가장 중요한 개념의 2용어를 조합하시오.
8. 검색 용어를 계속 조합하여 검색 결과를 300건 이하로 좁히시오.
9. 제한 검색(연구 유형, 언어, 년도 등)을 하여 검색 결과를 15-20건 이하로 좁히시오.
10. 제목과 초록을 읽어보고 임상질문과 관련이 있는지 확인하시오.
    a. 진료지침이 몇 건 검색되었습니까?
    b. 체계적 고찰이 몇 건 검색되었습니까?
    c. 무작위비교시험이 몇 건 검색되었습니까?

11. 무릎 뼈관절염 환자의 운동치료와 관련이 있는 근거수준이 가장 높은 연구 3건을 선택하시오.
12. 연구의 전문(.pdf 파일)을 구하시오.

문헌 검색 과정을 자전거 배우기와 같이 생각하면 된다. 처음에는 쉽지 않지만 계속 연습하면 자전거를 탈 수 있듯이 연습을 반복하면 효율적으로 문헌을 검색할 수 있다.

요약 / SUMMARY

근거중심치료(EBP) 1단계에서는 정보(information)의 필요성을 확인하고 임상질문을 만든다. 임상질문은 배경질문(background)과 전경질문(foreground)으로 나눈다. 배경질문은 일반적인 정보이며 질병이나 진단에 대한 경험이 많지 않을 경우 더 많은 배경질문이 요구된다. 전경질문은 개별 환자 또는 환자군에 특정하는 정보이다. 전경질문은 환자 특징, 환자 관리(병인, 진단, 개입, 예후), 결과의 3요소로 구성한다. 결과는 ICF모델을 사용하여 신체 기능 및 구조, 활동, 참여 요소로 작성한다.

근거중심치료(EBP) 2단계에서는 임상질문의 답을 얻기 위해 온라인 데이터베이스 최선의 근거를 검색한다. 검색 엔진은 효율적으로 데이터베이스를 검색할 수 있는 사용자 인터페이스이다. PubMed는 방대한 양의 MEDLINE 데이터베이스를 무료로 검색할 수 있는 검색 엔진이다. 검색 엔진을 효율적으로 사용하기 위해서는 연습이 필요하다. 검색 용어를 선정하고 민감도 및 특이도 검색 전략으로 연산자 OR와 AND를 사용하여 범위를 좁힌다. 검색한 연구의 제목과 초록을 읽어보고 임상질문과 관련이 있는지 확인한 다음 근거중심치료 3단계로 넘어가기 위해 마지막으로 무료 또는 저렴한 비용으로 연구의 전문을 구한다.

복 습 문 제

1. 잘 아는 사람(친구, 가족)이 의학적 문제로 물리치료를 받으러 왔다고 가정해 보자. 이 환자에게 어떤 질문을 해야 하나? 병인, 진단, 개입, 예후의 네 가지 영역에서 임상질문이 있을 것이다.

2. 임상질문 중 하나를 선택하여 배경질문과 전경질문을 만드시오. 전경질문을 구성하는 3요소가 포함되어 있는지 확인하시오.

3. PubMed를 사용하여 다음 임상질문과 관련된 최선의 근거를 검색하시오.
"뇌졸중 후 2개월 경과한 62세의 할머니에게 체중지지 트레드밀 훈련이 보행 속도와 균형 향상에 효과적인가?"

효율적으로 검색하기 위해 다음 단계에 따라 근거를 검색하시오:

- 첫 단계로 임상질문과 관련이 있다고 판단되는 검색 용어를 선정하시오. 동의어도 반드시 포함시키시오 (예: stroke, cerebrovascular accident).
  - 선정한 검색 용어를 PubMed의 MEDLINE database에서 MeSH 용어와 확인하시오.
  - 검색 용어를 중요 순으로 정렬하시오.
  - PubMed 검색 상자에 상위 5–6 용어를 입력하고, "History"에서 검색 결과를 확인하시오.
  - 연산자 OR를 사용하여 동의어를 조합하시오.
  - 연산자 AND를 사용하여 가장 중요한 개념의 2용어를 조합하시오.
  - 제한 검색(최근 5년, 언어 영어)을 하여 검색 결과를 15–20건 이하로 좁히시오.
- 진료지침이 몇 건 검색되었습니까?
- 체계적 고찰이 몇 건 검색되었습니까?
- 무작위비교시험이 몇 건 검색되었습니까?
  - 초록을 읽어보고 임상질문과 관련이 있는지 확인하시오.
- "Related Articles"에 상위 10건의 문헌을 확인하시오.

계속

복 습 문 제 -계속

- 같은 검색 용어로 "Clinical Queries"에서 검색하여 검색 결과를 비교하시오.
- 마지막으로 연구의 전문을 구하시오.

4. "Single Citation Matcher"에 다음 문헌을 검색해 보시오. Wolf, SL, Winstein, CJ, Miller, JP, et al: Effect of constraint-induced movement therapy on upper extremity function 3 to 9 months after stroke: The EXCITE randomized clinical trial. *JAMA* 296(17): 2095, 2006.

자가 평가 답(ANSWERS TO SELF-TESTS)

■ 자가 평가 2-1.

2가지 질문의 예 :

무릎의 어떤 종류의 문제가 장시간 서 있을 때 통증을 유발시킬 수 있나? (배경질문, 진단)

<u>무릎 뼈관절염이 있는 52세의 남자</u>에게 <u>수중 운동 또는 육상 운동</u>이 <u>통증 감소와 서기 내성 향상에 더 효과적인가?</u> (전경질문, 개입, 3 질문 부분에 밑줄을 그었다)

■ 자가 평가 2-2.

신체 기능 및 구조	활동	참여
예: 허리 운동범위	예: 장시간 앉기	예: 직업 - 트럭 운전사
1. 허리 운동범위	1. 앉기 내성	1. 트럭 운전사
2. 통증척도(0-10)	2. 서기 내성	2. 트랙터 수리
3. 근력	3. 들기 능력	3. 배우자
4. 엉덩관절 능동 운동범위	4. 운전 내성	4. 할아버지
5. 균형	5. 사다리 오르기	5. 허드렛일

- 허리통증이 있는 55세의 남자 트럭 운전사에게 물리치료가 <u>허리 근력 향상</u>에 더 효과가 있나 ?
- 허리통증이 있는 55세의 남자에게 안정화운동 또는 근력증진운동이 <u>앉기 내성 향상</u>에 더 효과가 있나 ?
- 허리통증이 있는 55세의 남자에게 침상안정 또는 보행훈련이 <u>직장 복귀 가능성</u>을 더 향상시키나 ?

참고문헌 / REFERENCES

1. American Physical Therapy Association: Guide to Physical Therapist Practice, ed 2. Author, Alexandria, VA, 2001.
2. International Classification of Functioning, Disability and Health: ICF. Paper presented at World Health Organization, Geneva, Switzerland, 2001.
3. http://medline.cos.com/ MEDLINE, 2008.
4. www.ncbi.nlm.nih.gov/sites/entrez/
5. www.tripdatabase.com, Turning Research Into Practice (TRIP) database, 2008.
6. www.guidelines.gov, National Guideline Clearinghouse, 2008.
7. www.pedro.fhs.usyd.edu.au/, PEDro, 2008.
8. www.pedro.fhs.usyd.edu.au/scale_item.html, Criteria for inclusion on PEDro: PEDro scale, 2008.
9. Maher, CG, Sherrington, C, Herbert, RD, Moseley, AM, and Elkins, M: Reliability of the PEDro scale for rating quality of randomized controlled trials. Phys Ther 83:713–721, 2003.
10. www.hookedonevidence.com, Hooked on evidence, 2008.
11. www.cochrane.org/reviews, Cochrane Collaboration, Cochrane Reviews, 2008.
12. Miller, J, Gross, A, D'Sylva, J, et al: Manual therapy and exercise for neck pain: A systematic review. Man Ther 15:334–354, 2010.
13. Cleland, JA, Mintken, PE, Carpenter, K, et al: Examination of a clinical prediction rule to identify patients with neck pain likely to benefit from thoracic spine thrust manipulation and a general cervical range of motion exercise: Multi-center randomized clinical trial. Phys Ther 90:1239–1250, 2010.
14. http://medlineplus.gov, MedlinePlus, 2008.
15. www.ninds.nih.gov, National Institute of Neurological Disorders and Stroke, 2008.
16. www.nationalmssociety.org, National Multiple Sclerosis Society, 2008.
17. www.stroke.org, National Stroke Association, 2008.

3 개입 연구의 비판적 평가 (적용성, 질)

Critically Appraise the Applicability and Quality of an Intervention Research Study

자가 점검 / PRE-TEST

아래의 임상질문과 초록(abstract)[1]을 읽어 보시오.

임상질문:

"뇌성마비로 인한 6세의 편마비 여자에게 강제유도운동치료(constraint-induced therapy)가 마비 팔의 기능적 사용 향상에 효과가 있나?"

Abstract

Background and Purpose: This single-blinded randomized controlled trial compared the efficacy of a reimbursable, outpatient, modified constraint-induced therapy (mCIT) protocol (half-hour therapy sessions occurring 3 days per week in which subjects used the more affected arm combined with less affected arm restriction 5 days per week for 5 hours; both of these regimens were administered during a 10-week period) with that of a time-matched exercise program for the more affected arm or a no-treatment control regimen.

Subjects: Thirty-five subjects with chronic stroke participated in the study.

Methods: The Action Research Arm Test (ARAT), Fugl-Meyer Assessment of Motor Recovery After Stroke (FM), and Motor Activity Log (MAL) were administered to the subjects.

Results: After intervention, significant differences were observed on the ARAT and MAL Amount of Use and Quality of Movement scales, all in favor of the mCIT group.

Discussion and Conclusion: The data affirm previous findings suggesting that this reimbursable, outpatient protocol increases more affected arm use and function. Magnitude of changes was consistent with those reported in more intense protocols, such as constraint-induced therapy.

Page, S., Levine, P., Leonard, A., Szaflarski, J., Kissela, B. Modified Constraint-Induced Therapy in Chronic Stroke: Results of a Single-Blinded Randomized Controlled Trial
PHYS THER March 2008 88:333-340

학습목표 / CHAPTER-AT-A-GLANCE

이 장을 학습한 후 다음 사항을 할 수 있어야 한다:

- 연구 근거의 적용성을 평가한다.
- 연구 근거의 질을 평가한다.

자가 점검 / PRE-TEST - 계속

1. 이 연구를 실제 환자에게 적용하는 과정을 설명하시오.
2. 이 연구의 질 평가 방법을 설명하시오.

1. 개요: 연구의 평가 과정 / Introduction: The Process of Study Appraisal

3장과 4장에서 근거중심치료(EBP)의 3단계에 대해 다룬다:

단계 3: 연구 근거의 적용성, 질, 중요도를 비판적으로 **평가**(appraise)한다.

근거중심치료의 3단계는 연구의 비판적 평가(critical appraisal)이다. 비판적 평가 과정의 4요소를 그림 3-1에 요약하였다. 이 장에서는 개입 연구(intervention research)의 적용성 평가와 질 평가에 대해 자세히 다룬다.

A. 연구의 *적용성 (applicability)* 평가
B. 연구의 *질 (quality)* 평가

비판적 평가 과정의 세 번째 요소인 *결과* 해석과 네 번째 요소인 *중요도* 평가는 4장에서 다룬다. 질 높은 연구는 타당한 결과를 제공한다. 3장과 4장은 개입 연구의 비판적 평가에 초점을 두었다. 개입 연구의 결과가 타당할 때 확신을 가지고 환자에게 적용할 수 있다.

1) 개입 연구의 적용성 평가 (A) / Part A: Determining Applicability of an Intervention Study

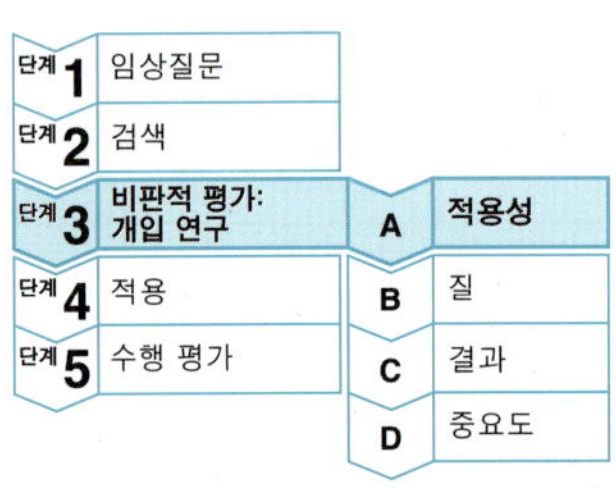

(1) 연구 근거 적용 (Using Research Evidence to Inform Care for Your Patients)

특정 환자의 임상질문과 완벽하게 일치하는 연구는 없다. 따라서 환자와 유사한 문제를 가지고 있는 환자를 대상으로 시행한 연구 문헌을 수집하여 실제 환자에게 연구 근거(evidence)를 적용할 수 있는지 여부를 평가해야 한다.

사례 1-1의 "17세 여자 수영선수의 목통증에 도수치료와 운동치료 병행이 통증 감소와 기능 향상에 효과가 있나?"라는 임상질문으로 PubMed에서 검색한 관련 연구는 다음과 같다.

검색 가능한 임상질문:

"17세 여자 수영선수의 목통증에 도수치료와 운동치료 병행이 통증 감소와 기능 향상에 효과가 있나?"

검색 논문:

Walker MJ, Boyles RE, Young BA, et al. The effectiveness of manual physical therapy and exercise for mechanical neck pain a randomized clinical trial. *Spine*. 2008;33:2371–2378.[2]

개입 연구의 적용성을 평가할 때는 5가지 질문을 고려해야 한다(표 3-3에서 1번에서 5번 질문).

질문 1: 연구 목적이 임상질문과 관련이 있나?

비판적 평가의 첫 단계는 연구를 환자에게 적용할 수 있는지 판단하는 것이다. 연구의 질이 높고 결과가 가치가 있더라도 환자의 특성과 환경에 맞지 않으면 적용할 수 없기 때문에 검색한 문헌이 의미가 없다. Walker 등[2]의 초록(그림 3-2)에서 연구 목적이 기계적 목통증에 대한 도수치료와 운동치료 병행의 효과 평가라고 제시했다. 사례 1-1의 환자의 임상질문과 관련이 있다고 판단한다.

질문 2: 연구의 대상자가 환자와 충분히 유사한가?

질문 2는 질문 3에서 같이 평가한다.

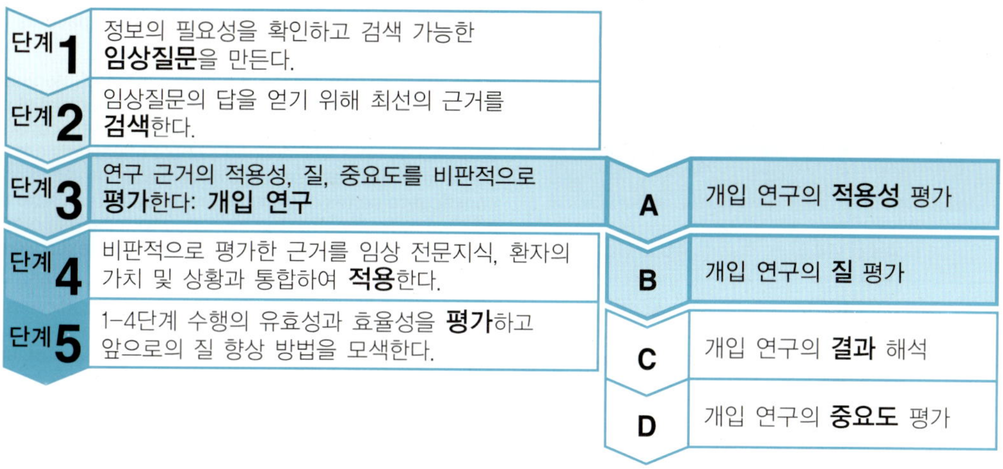

그림 3-1. 비판적 평가 과정의 4요소.

주 3-3.
이 연구에서 통증이 유의하게 감소하였다. 통증 감소는 사례 1-1의 환자의 목표 중 하나이다.

주 3-1.
연구 대상자의 수와 특징은 방법에 기술되어 있다. 이 연구는 3개 물리치료병원에서 94명을 대상으로 시행되었다. 대상자의 일차 호소 증상은 팔의 통증을 동반하거나 동반하지 않는 기계적 목통증이었다. 사례 1-1의 환자는 팔의 통증을 동반하지 않는 기계적 목통증이었다. 따라서 이 연구는 사례 1-1의 환자에게 적용할 수 있다.

Study Design: Randomized clinical trial.

Objective: To assess the effectiveness of manual physical therapy and exercise (MTE) for mechanical neck pain with or without unilateral upper extremity (UE) symptoms, as compared to a minimal intervention (MIN) approach.

Summary of Background Data: Mounting evidence supports the use of manual therapy and exercise for mechanical neck pain, but no studies have directly assessed its effectiveness for UE symptoms.

Methods: A total of 94 patients referred to 3 physical therapy clinics with a primary complaint of mechanical neck pain, with or without unilateral UE symptoms, were randomized to receive MTE or a MIN approach of advice, motion exercise, and subtherapeutic ultrasound. Primary outcomes were the neck disability index, cervical and UE pain visual analog scales (VAS), and patient-perceived global rating of change assessed at 3-, 6-, and 52-weeks. Secondary measures included treatment success rates and post-treatment healthcare utilization.

Results: The MTE group demonstrated significantly larger reductions in short- and long-term neck disability index scores (mean 1-year difference −5.1, 95% confidence intervals (CI) −8.1, to −2.1; $P = 0.001$) and short-term cervical VAS scores (mean 6-week difference −14.2, 95% CI −22.7 to −5.6; $P = 0.001$) as compared to the MIN group. The MTE group also demonstrated significant within group reductions in short- and long-term UE VAS scores at all time periods (mean 1-year difference −16.3, 95% CI −23.1 to −9.5; $P = 0.000$). At 1-year, patient perceived treatment success was reported by 62% (29 of 47) of the MTE group and 32% (15 of 47) of the MIN group ($P = 0.004$).

Conclusion: An impairment-based MTE program resulted in clinically and statistically significant short- and long-term improvements in pain, disability, and patient perceived recovery in patients with mechanical neck pain when compared to a program comprising advice, a mobility exercise, and subtherapeutic ultrasound.

Key Words: mechanical neck pain, cervical pain, radicular pain, radiculitis, manual therapy, manipulation, mobilization, exercise.
Spine 2008;33:2371-2378.

주 3-2.
연구에서 결과를 목장애지수와 통증으로 측정했다. 사례 1-1의 환자 목표는 통증 감소, 수영 대회 참가이며 각각 통증과 목장애지수의 결과를 적용할 수 있다.

그림 3-2. Walker 등의 초록. 출처 : Walker MJ, Boyles RE, Young BA, et al. The effectiveness of manual physical therapy and exercise for mechanical neck pain: a randomized clinical trial. *Spine*. 2008;33:2371–2378.

질문 3: 포함 기준과 제외 기준이 명확하게 제시되고, 포함기준이 환자에게 부합되는가?

연구 대상자의 특징이 환자의 특징과 맞거나 최소한 유사해야 한다. 연구 결과를 적용할 수 있을 정도로 충분히 유사한지 또는 적용하지 못할 정도로 실제 환자와 연구대상 환자 사이에 차이가 있는지 고려해야 한다. 연구 대상자의 포함 기준과 제외 기준은 연구 논문의 방법 항목에 기술되어

표 3-1. 연구 대상자 (94명)의 기본선 특성

VARIABLE	MANUAL THERAPY AND EXERCISE (n = 47)	MINIMAL INTERVENTION (n = 47)
Age (yr)	48.8 (14.1)	46.2 (15.0)
Female gender	31 (66)	32 (68)
Symptom duration (d)*	1082 (365)	521 (70)
Medications use	31 (66)	31 (66)
Range of motion (degrees)		
Flexion	45.0 (14.1)	46.2 (14.4)
Extension	42.7 (14.3)	40.4 (13.8)
Rotation	50.9 (14.6)	51.9 (15.0)
Sidebending	32.9 (12.6)	31.9 (10.0)
Headache symptoms	27 (57)	32 (68)
Upper extremity symptoms	31 (66)	27 (57)

Data are mean (SD) for continuous variables or No. (%) for categorical variables, unless otherwise stated.
*Data are mean (median).

출처: Walker MJ, Boyles RE, Young BA, et al. The effectiveness of manual physical therapy and exercise from mechanical neck pain: a randomized clinical trial. Spine.2008;33:2371-2378; Table 1.

있다. 연구에서 나타난 치료 효과는 특정한 기준에 부합하는 제한된 대상에서 얻은 것이다. 예를 들면, 신경뿌리병이 없는 목통증에 대한 연구에서는 신경뿌리병 환자를 제외시킬 것이다. 이 경우에는 연구의 적용 범위가 제한적이지만 특정한 환자에게 치료 효과를 확인할 수 있다.

실제로 사례 1-1의 환자와 완벽하게 일치하는 연구는 찾을 수 없지만 관련이 있는 연구는 찾을 수 있다. 사례 1-1의 임상질문과 관련이 있는 Walker 등[2]의 무작위임상시험 연구가 있다(그림 3-2). 표 3-1은 Walker 등[2]의 연구 대상자 특징이다. 나이의 평균과 표준편차를 제시하였다. 대상자에 10대가 포함되지 않았다. 중년 성인을 대상으로 한 이 연구를 사례 1-1의 환자에게 적용할 수 있는지 평가할 때 10대의 특정한 특징이 중년 성인의 특징과 부합하는지 고려해야 한다.

사례 1-1의 임상질문과 관련된 Cleland 등[8]의 환자군 연구가 있다(그림 3-3).

Study Design: A case series of consecutive patients with cervical radiculopathy.

Background: A multitude of physical therapy interventions have been proposed to be effective in the management of cervical radiculopathy. However, outcome studies using consistent treatment approaches on a well-defined sample of patients are lacking. The purpose of this case series is to describe the outcomes of a consecutive series of patients presenting to physical therapy with cervical radiculopathy and managed with the use of manual physical therapy, cervical traction, and strengthening exercises.

Case Description: Eleven consecutive patients (mean age, 51.7 years; SD, 8.2) who presented with cervical radiculopathy on the initial examination were treated with a standardized approach, including manual physical therapy, cervical traction, and strengthening exercises of the deep neck flexors and scapulothoracic muscles. At the initial evaluation all patients completed self-report measures of pain and function, including a numeric pain rating scale (NPRS), the Neck Disability Index (NDI), and the Patient-Specific Functional Scale (PSFS). All patients again completed the outcome measures, in addition to the global rating of change (GROC), at the time of discharge from therapy and at a 6-month follow-up session.

Outcomes: Ten of the 11 patients (91%) demonstrated a clinically meaningful improvement in pain and function following a mean of 7.1 (SD, 1.5) physical therapy visits and at the 6-month follow-up.

Discussion: Ninety-one percent (10 of 11) of patients with cervical radiculopathy in this case series improved, as defined by the patients classifying their level of improvement as at least "quite a bit better" on the GROC. However, because a cause-and-effect relationship cannot be inferred from a case series, follow-up randomized clinical trials should be performed to further investigate the effectiveness of manual physical therapy, cervical traction, and strengthening exercises in a homogeneous group of patients with cervical radiculopathy.
J Orthop Sports Phys Ther 2005;35:802-811.

Key Words: *cervical spine, manipulation, mobilization, thoracic spine.*

그림 3-3. Cleland 등의 초록. 출처 : Cleland JA, Whitman JM, Friu JM, Palmer JA. Manual physical therapy, cervical traction, and strengthening exercises in patients with cervical radiculopathy: a case series. J Orthop Sports Phys Ther. 2005;35:802-811.[8]

환자는 10대이지만, 이 연구에서는 대상자의 나이가 50대이다. 실제로 완벽한 연구를 찾기 어렵다. 따라서 적용이 가능한 관련이 있는 연구를 찾게 된다.

적용 여부를 결정할 때는 다음 사항을 고려해야 한다:

1. 환자가 어린이인지, 십대인지, 노년인지 나이를 고려해야 한다. 나이 범위의 어떤 측면이 관련이 있는지 점검해야 한다. 예를 들면, 어린이는 근육의 생리적 특성이나 동기가 다르기 때문에 청년이나 성인에 비해 근력증진 프로그램에 다르게 반응할 수 있다.
2. 환자가 특정 종류의 치료를 거북하게 느끼는 사회적, 문화적, 민족적, 종교적 배경을 가지고 있는지 고려한다. 예를 들면, 장기간의 물리치료를 제한하는 보험에 가입해 있을 수 있다.

3. 내 진료 환경에서 적용이 가능한지 고려한다. 적용하는데 특수한 장비나 기술이 필요한지 고려한다. 예를 들면, Walker 등[2]의 연구에 사용한 치료를 환자에게 적용하기 위해 도수치료 기술이 필요하다.

질문 4: 개입군과 비교할 수 있는 대조군이 있나?

Walker 등[2]의 연구 제목에서 사례 1-1의 환자와 같은 기계적 목통증을 대상으로 하였으며 도수치료와 운동치료 병행과 최소 개입을 한 대조군과 비교했음을 알 수 있다. 따라서 사례 1-1의 환자에게 이 연구의 적용을 고려할 수 있다.

질문 5: 결과 측정은 임상질문과 관련이 있고, 임상적으로 실제적인 방법으로 측정하였나?

Walker 등[2]의 연구에서 결과를 목장애지수와 통증으로 측정했다. 사례 1-1의 환자 목표는 통증 감소, 수영대회 참가이며 각각 통증과 목장애지수의 결과를 적용할 수 있다.

(2) 연구의 적용성 평가 요약 (Summary of Applicability)

특정 환자에게 연구 결과를 적용할 수 있는지 여부는 실제 환자가 연구 대상 환자군과 얼나마 유사한지, 해당 연구 결과를 적용하지 못할 정도의 차이가 있는지를 고려하여 결정한다. 표 3-3의 점검목록을 사용하여 적용성을 평가한다.

2) 개입 연구의 질 평가 (B) / Part B: Determining Quality of an Intervention Study

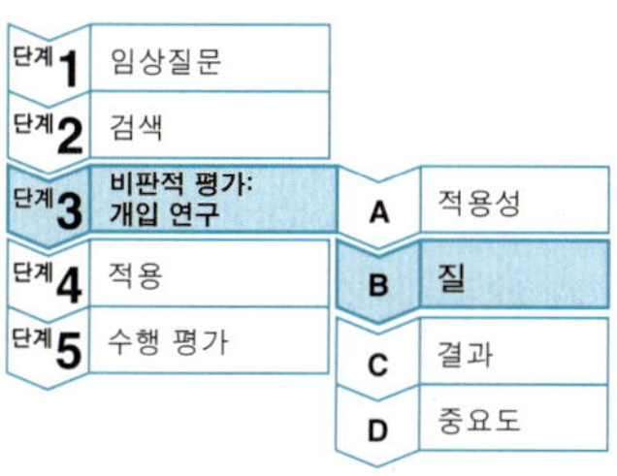

(1) 이 연구는 유용한가? (Is This a Useful Study?)

연구 결과를 임상 의사결정에 사용할 수 있을 정도로 연구가 엄격하게 시행되었는지 여부를 판단하기 위해서는 연구의 질을 평가해야 한다. 연구의 엄격성 평가는 *내적 질 평가(internal quality)* 또는 *타당도 평가(validity)*라고 한다.[3] 어떤 연구는 타당도가 높지만 적용성이 낮을 수 있고, 반대로 타당도가 낮지만 적용성은 높을 수 있다. 임상 의사결정에 사용하기 위해서는 타당도와 적용 가능성이 다 높아야 한다(그림 3-4).

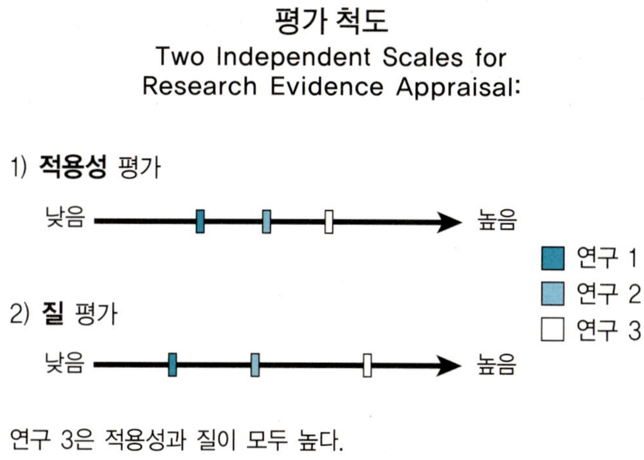

그림 3-4. 연구의 적용성과 질 평가 척도.

임상 의사결정에 사용하기 위해서는 타당도와 적용가능성이 다 높아야 한다(그림 3-4). 개입연구의 질은 6번에서 11번 질문으로 평가한다 (표 3-3).

질문 6: 대상자는 군에 무작위배정되었나?

연구의 타당도를 평가하기 위해 무작위배정 여부를 확인해야 한다. 방법의 연구 설계방법에서 확인할 수 있다. 무작위배정이 최선의 방법이다.

(2) 연구 설계 (Study Design)

① 무작위임상시험

무작위임상시험(randomized clinical trial: RCT) 또는 무작위비교시험(randomized controlled trial: RCT)은 임상연구의 한 방법이다. 진단 연구와 예후 연구의 적절한 연구 설계에 대해서는 각각 5장과 6장에서 다룬다. 무작위임상시험은 치료 효과를 비교할 수 있는 연구 설계로 개입 효과에 대해 근거 수준이 가장 높은 연구이다. 무작위비교시험은 특정한 치료가 효과가 있는지 결정하는 가장 타당한 연구 설계이다. 무작위비교시험은 다음과 같은 임상질문에 답을 제공한다.

1. 급성 허리통증 환자에게 도수치료가 몸통 안정화 운동보다 통증 감소와 활동 회복에 더 효과가 있나?
2. 학령기의 강직성 양마비 어린이에게 체중지지보행 훈련이 효과가 있나?
3. 뇌졸중으로 인한 편마비 환자에게 강제유도운동치료가 효과가 있나?

특정 인구집단 전체에서 무작위로 대상자를 선정해야 한다. 예를 들면, 뇌졸중 환자를 대상으로 임상연구를 하려면 뇌졸중으로 진단된 인구집단 전체에서 대상자를 무작위로 선정해야 한다. 실제로 인구집단 전체에서 대상자를 무작위로 선정하는 것은 불가능하다. 특정 상태의 큰 표본에서 작은 표본을 무작위로 선정하는 것은 가능하다. 흔히 무작위임상시험에서는 *적격*기준에 맞는 환자 전체를 선정하여 각각 치료군에 무작위로 배정한다. 무작위배정은 군 간 기본선의 동질성과 비교성을 보장하여 비뚤림을 최소화한다. 기본선의 군 간 동질성은 치료 효과에 영향을 줄 수 있는 *잠재적 비뚤림을 최소화하는 중요한 요소*이다. **비뚤림**(bias)은 치료 효과의 확실성을 떨어뜨리는 주요 요인 중 하나이다. 비뚤림이 감소하면 치료 효과의 확실성이 높아진다.

예:

치료군 A가 치료군 B보다 중증도가 심하다면 치료군 A는 치료 종류와 관계없이 치료에 대해 잘 반응하여 변화가 크게 나타날 수 있다. 반대로, 치료군 A는 치료에 대한 인내력이 부족하여 집중적인 치료에도 반응이 저조할 수도 있다. 무작위 배정은 치료군 A와 치료군 B의 중증도를 고르게 분포하게 하여 비뚤림을 감소시킨다.

무작위임상시험은 치료의 효과나 안전성을 평가하기 위해 보편적으로 사용하고 있다.[4,5] 효능(efficacy)은 통제된 조건에서 측정한 치료 효과이다. 유효성(effectiveness)은 실제 진료환경에서 기대할 수 있는 효과이다. 효능에 비해 유효성은 치료에 의해서 가능한 최선의 환경에서 일어날 수 있는 효과이다. 효능과 유효성은 중요하지만 매우 다른 질문이다.

② 층화 무작위임상시험

표본의 크기가 크면 무작위 배정으로 잠재적 비뚤림을 가장 효과적으로 줄일 수 있지만 같은 특성을 가진 대상자를 충분히 모집하기 어려운 경우도 있다. 예를 들면, 특정 치료에 대해 남자와 여자의 반응이 다를 수 있다. 그러나 여자가 남자보다 문제가 적게 발생하는 경우에는 충분한 수의 여자 대상자를 모집하기 쉽지 않다. 이 경우에는 대상자를 모집하여 먼저 남자와 여자를 하부군으로 구분하여 층화(stratification)한 후 남자와 여자를 각 군에 무작위로 배정한다. 층화 무작위배정을 하면 성별에 따라 연구의 결과를 더 정확하게 적용할 수 있다. 그림 3-5는 보행속도에 따라 대상자를 중등도 보행제한 환자와 중증 보행제한 환자 하부군으로 층화한 다음 분리하여 세 군에 무작위로 배정하여 비교성을 확보한 사례의 초록이다.

질문 7: ***연구 대상자 추출에 비뚤림을 최소화했나?***

대상자 추출 방법이 명백하게 기술되어 있는지 확인해야 한다. 방법에 연구 설계방법에서 확인할 수 있다. 연속 모집(consecutive recruitment)이 가장 좋은 방법이다. 연속표본으로 추출하지 않을 경우, 특정 치료의 효과가 부풀려져 적용성이 떨어진다.

(3) 연구의 표본 (Samples for Studies)

비뚤림을 감소시키기 위해서 무작위배정을 사용하지만, 표본의 수도 비뚤림을 감소시키는 조건이다. 표본의 크기가 충분히 클 때 무작위배정으로 군 간 기본선의 유사성을 보장할 수 있다.

① 표본 크기

물리치료 연구에서 표본 크기(sample size)가 작은 경우가 흔하다. 표본 크기가 너무 작으면 연구의 타당성을 확보할 수 없다. 특정 손상이나 질병에서는 많은 수의 대상자를 모집하기 어렵고 경비도 많이 든다. 예를 들면, 어떤 연구에서 성별, 나이, 인종, 침범 부위가 결과에 영향을 줄 것이라고 여기고 표 3-2와 같이 환자 특징을 제시했다고 가정하자. 환자가 62세의 흑인 여자이고 오른쪽이 침범되었다면 이 연구가 임상 의사결정에 도움이 될 수 있다. 환자가 왼쪽이 침범된 83세의 히스패닉 남자인 경우에도 도움이 될 수 있다. 이와 같이 환자 특징을 잘 제시한 연구는 적용성이 높다.

Protocol for the Locomotor Experience Applied Post-stroke (LEAPS) trial: a randomized controlled trial[8]

Pamela W Duncan, Katherine J Sullivan, Andrea L Behrman, Stanley P Azen, Samuel S Wu, Stephen E Nadeau, Bruce H Dobkin, Dorian K Rose, Julie K Tilson for the LEAPS Investigative Team

Abstract

Background: Locomotor training using body weight support and a treadmill as a therapeutic modality for rehabilitation of walking post-stroke is being rapidly adopted into clinical practice. There is an urgent need for a well-designed trial to determine the effectiveness of this intervention. The objective of the Locomotor Experience Applied Post-Stroke (LEAPS) trial is to determine the effectiveness if there is a difference in the proportion of participants who recover walking ability at one year post-stroke when randomized to a specialized locomotor training program (LTP), conducted at 2- or 6-months post-stroke, or those randomized to a home based non-specific, low intensity exercise intervention (HEP) provided 2 months post-stroke. We will determine if the timing of LTP delivery affects gait speed at 1 year and whether initial impairment severity interacts with the timing of LTP. The effect of number of treatment sessions will be determined by changes in gait speed taken pretreatment and post-12, -24, and -36 sessions.

Methods/Design: We will recruit 400 adults with moderate or severe walking limitations within 30 days of stroke onset. ***At two months post-stroke, participants are stratified by locomotor impairment severity as determined by overgound walking speed and randomly assigned to one of three groups: (a) LTP-Early; (b) LTP-Late or (c) Home Exercise Program-Early.*** The LTP program includes body weight support on a treadmill and overground training. The LTP and HEP interventions are delivered for 36 sessions over 12 weeks. Primary outcome measure includes successful walking recovery defined as the achievement of a 0.4 m/s gait speed or greater by persons with initial severe gait impairment or the achievement of a 0.8 m/s gait speed or greater by persons with initial moderate gait impairment. LEAPS is powered to detect a 20% difference in the proportion of participants achieving successful locomotor recovery between the LTP groups and the HEP group, and a 0.1 m/s mean difference in gait speed change between the two LTP groups.

Discussion: The goal of this single-blinded, phase III randomized clinical trial is to provide evidence to guide post-stroke walking recovery programs.

보행 제한의 중증도에 따라 보행훈련에 다르게 반응할 수 있다. 이 연구에서 세 군의 중등도 보행제한 (4–8 m/s)과 중증 보행제한 (<4 m/s) 대상자의 수가 같다.

그림 3–5. Duncan 등의 초록. 출처 : Duncan PW, Sullivan KJ, Behrman AL, et al. Protocol for the Locomotor Experience Applied Post-stroke (LEAPS) trial : a randomized controlled trial. BMC Neurol. 2007;7:39.

표 3–2. 환자 특징의 예

환자 특징		일상생활활동	보행속도	삶의 질
성별	남			
	여			
인종	백인			
	흑인			
	히스패닉			
	기타			
침범 위위	왼쪽			
	오른쪽			
나이	60–70			
	71–80			
	81–90			

그러나 대상자의 수가 충분해야 한다. 예를 들면, 오른쪽이 침범된 60–70세의 백인이 8명이고, 왼쪽이 침범된 60–70세의 흑인이 232명이라면 대상자 수의 심한 불균형으로 이 연구의 적용성이 낮아진다.

② 검정력

검정력(power)은 군 간 차이가 있을 때 차이를 찾아낼 수 있는 확률이다.[6,7] 군 간 차이가 클수록 통계적으로 유의한 차이가 나타난다. 표본 크기는 검정력에 영향을 준다. 대상자의 수가 충분하지 않은 연구는 검정력이 약하다. 표본 크기가 너무 작으면, 실제로는 차이가 있지만 검정력이 떨어져 차이를 찾아내지 못하는 경우가 많다. 검정력이 떨어지면 연구의 결과가 임상의사결정에 도움이 되지 않는다.

통계적 해석은 4장에서 자세하게 다룬다. 여기에서는 표본 크기가 작아 검정력이 약하면 의사결정에 충분하지 않다는 점을 강조한다.

③ 표본 모집

표본 모집(recruiting sample)은 확률 표본추출, 연속 표본추출, 선택 표본추출 등 여러 가지 방법이 있다. 연속 표본추출(consecutive sampling)[6]은 지정된 기간 동안 또는 지정된 수만큼 선정기준에 만족하는 모든 대상자를 선택하는 방법이다(그림 3–6). 비확률 표본추출 중에서 가장 좋은 방법이고 실용적이다. 선택 표본추출(selective sampling)은 연구에 가장 적합하다고 판단되는 환자를 선택한다. 선택 표본추출은 연속 표본추출보다 비뚤림의 가능성이 높다.

예를 들면, 한 물리치료병원에서 무릎 앞십자인대 복원수술 후 물리치료를 의뢰받은 환자를 대상으로 임상연구를 시행하려고 한다. 수술을 받은 환자들은 나이, 성별, 운동능력 등의 환자 특징이 크게 다를 수 있다. 정형외과의사가 수술 후 모든 환자를 물리치료에 의뢰하여 이중 적격기준에 맞는 모든 환자를 표본으로 삼는다면 연속 표본추출에 해당한다. 의사에게 환자 의뢰를 요청했을 때 의사가 수술한 환자 전체를 의뢰하지 않고 적합하다고 판단되는 환자만 보내거나 잊고 의뢰를 하지 못하는 경우도 있다. 이 경우에는 의뢰한 환자 중 적격기준에 맞는 환자를 표본으로 하는 선택 표본추출 방법을 사용하게 된다(그림 3–6).

질문 8: 추적관찰은 충분하였나?

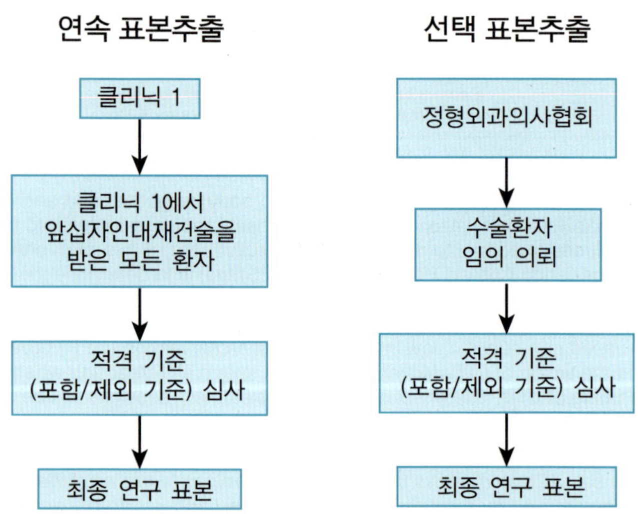

그림 3–6. 표본추출 방법에 따라 최종 연구 표본의 특징이 달라진다.

(4) 중도탈락 (Losing Subjects in the Sample)

연구에 참여한 모든 대상자가 중도탈락(dropout)하지 않고 연구를 마치는 것은 중요하다. 표본 크기가 작은 경우에 특히 중요하다. 기본선의 중요한 특징이 같지 않거나 적어도 유사하지 않을 때 한 군에서 일방적으로 중도탈락이 많이 발생할 수 있다. 특별한 이유 없이 대상자가 특정한 치료를 연구 종료 시점까지 받지 못했다면 치료를 견딜 수 있는 환자 특징이 다르기 때문일 것이다.

중도탈락에 대해 기술하지 않았다면 처음 배정된 대상자의 수와 결과에 제시된 대상자의 수를 비교하여 중도탈락자의 수를 확인한다. 그림 3–7의 예에서 연구에 참여한 255명 중 224명의 결과를 분석하였고, 31명의 중도탈락 이유를 기술하고 있다. 이 예에서 중도탈락율이 12%로 연구 종료 시점에 대상자의 88%가 연구를 마쳤다.

질문 9: 무작위 배정된 모든 대상자의 결과를 분석에 포함하여 군 간 통계적으로 비교하였나?

연구는 군 간 통계적으로 비교했는지, 배정된 대로 분석했는지 확인해야 한다. 통계분석방법과 결과에서 확인할 수 있다. 연구자는 반드시 중도탈락과 이유를 기술해야 한다.

중도탈락은 연구 결과의 잠재적 비뚤림 요인이다. **배정된 대로 분석**(intention-to-treat: ITT)은 무작위임상시험

■ Results

Of the 255 subjects, there was missing data for 31 patients. For 30 subjects, Spurling test results were missing, and 1 subject had a missing score for the likelihood of cervical radiculopathy being present. Therefore, the analysis was performed on the 224 remaining subjects.

Of the 20 patients for whom the electrodiagnostic evaluation was thought to show "fairly specific abnormalities" or "very strong evidence" for cervical radiculopathy, the Spurling test yielded positive results for 6 patients. Therefore, the sensitivity was shown to be 6/20 (30%).

Of the 172 patients for whom the electrodiagnostic evaluation was thought to show no evidence for radiculopathy, the Spurling test yielded negative results for 160 patients. The specificity was therefore shown to be 160/172 (93%). The odds ratio for a patient with positive Spurling test results if there is an electrodiagnostically confirmed radiculopathy is 5.71 (95% confidence interval, 1.86–17.5).[15]

그림 3-7. Tong 등의 결과 부분. 출처: Tong HC, HaigAJ, Yamakawa K. The Spurling test and cervical radiculopathy. Spine. 2002;27: 156–159.[9]

에서 중도탈락자가 있을 때 사용하는 통계분석방법이다.[6] 모든 대상자의 결과를 처음 배정된 대로 통계분석한다.

단순한 계획서 위반, 중도탈락과 상관없이 모든 대상자를 처음 배정된 대로 분석한다. 대상자가 계획서대로 치료를 마치지 못한 경우나 결과 측정을 하지 못한 경우에는 추정하여 분석에 포함시킨다. 배정된 대로 분석 여부는 논문의 방법 항목의 통계분석이나 결과 항목에서 확인할 수 있다.

2. 연구의 위협과 강도 결정 / Determining Threats and Strengths of a Research Study

연구 대상자에게 나타난 변화가 다른 요인이 아닌 치료에 의한 변화가 확실하기를 원한다. 모든 연구는 내적 타당도와 관련된 위협과 강점이 있을 수 있다. 연구의 내적 타당도(internal validity)는 연구에서 발생한 사건이 연구 결과에 올바르게 반영된 정도이다. 내적 타당도의 정도는 연구의 비뚤림 정도에 의해 결정된다. 모든 연구는 비뚤림의 위험이 있다. **위협**(threat)은 연구에서 통제되지 않아 결과에 영향을 미치는 요인이다. 위협 요인이 있으면 환자의 결과 변화가 치료에 의한 변화라고 확신할 수 없다. 내적 타당도에 대한 위협 요인이 많으면 결과가 통제되지 않은 요인에 의해 영향을 받기 때문에 연구 결과를 의사 결정에 사용할 수 없다. 연구에서 위협 요인은 작은 표본 수, 비무작위 배정, 군 간 기본선 특징의 차이, 많은 중도탈락, 눈가림 결여 등이다. **강점**(strength)은 연구에서 환자의 결과 변화가 다른 통제되지 않은 요인에 영향을 받지 않고 잘 통제되고 결론 도출에 기여하는 요인이다. 연속표본추출, 무작위배정, 배정된 대로 분석, 눈가림, 치료의 동등성 유지 등 비뚤림을 최소화하면 강점이 높다.

1) 평가자와 치료자 눈가림 / Testers and Treaters: The Importance of Masking

질문 10: ***대상자, 치료자, 평가자는 눈가림이 되었나?***

대상자, 치료자, 평가자의 눈가림 여부와 방법을 확인해야 한다. 눈가림(blinding)은 대상자, 치료자, 평가자가 대상자가 어느 군에 배정되어 있는지 알지 못하는 것이다.[6] 눈가림은 비뚤림을 감소시킬 수 있다. 평가자는 대상자가 어느 군에 속하는지 몰라야 하고 가능한 연구 목적에 대해서도 모르는게 좋다(그림 3-8). 치료자나 평가자가 대상자가 어떤 치료를 받고 있는지 알면 비뚤림이 발생한다. "치료자"가 "평가자"가 되면 절대 안 된다. 치료자가 평가를 하면 연구 결과에 심각한 비뚤림이 발생하여 타당도가 떨어진다.

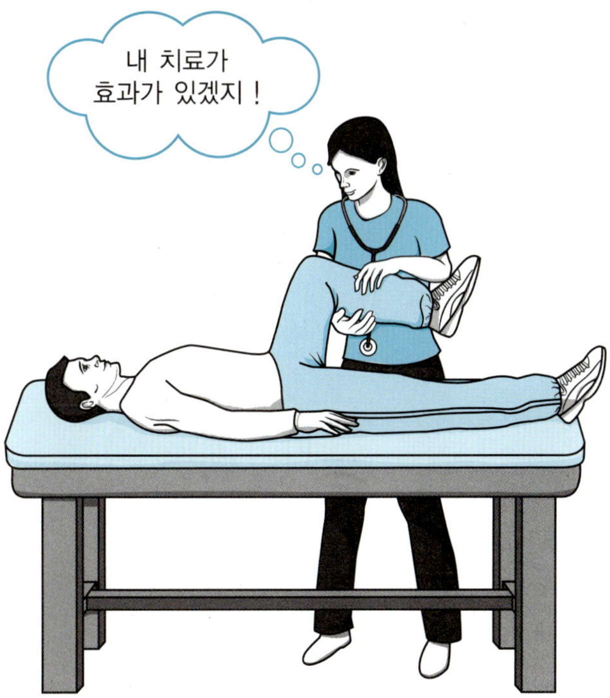

그림 3-8. 연구에서 치료자가 환자의 결과를 평가하지 않아야 한다.

2) 동등성
/ Equivalent Treatment

질문 11: ***할당된 치료 외에 모든 군은 동등한 치료를 받았나?***

모든 대상자는 할당된 치료의 차이를 제외하고 정확히 같은 경험을 해야 한다.

치료군과 대조군, 또는 두 개 이상의 치료군을 비교할 때 개입을 제외하고 군 간 동등한 치료(equivalent treatment)를 받아야 한다. 치료군에서 일부 대상자가 원래의 치료 외에 다른 종류의 치료나 약물 복용 또는 대체 치료를 추가로 받는다면 원래의 치료에 대한 효과를 보장할 수 없다. 연구 대상자가 연구 기간에 약물을 복용했다면 반드시 보고하도록 해야 한다. 연구 기간 동안 다른 종류의 치료를 받지 않도록 해야 하며 특히 연구 기간이 길 경우에는 정기적으로 점검해야 한다. 특히 연구 기간이 긴 경우, 연구 기간 동안 다른 종류의 치료를 자제하도록 요청하고 준수 여부를 자주 확인해야 한다. 치료군과 대조군, 또는 두 개 이상의 치료군을 비교할 때 치료의 용량, 치료 시간 등 모든 조건이 동등해야 한다. 예를 들면, 운동치료와 도수치료 병행군은 운동치료군보다 시간이 더 필요하다. 이 경우에는 도수치료를 시행하는 시간만큼 교육을 하거나 치료효과에 영향을 주지 않는 다른 처치를 하여 두 군의 치료시간을 동등하게 해야 한다 (그림 3-9).

3) 연구의 질 평가 요약
/ Summary of Research Study Quality

검색하여 수집한 연구 문헌을 읽고 표 3-3의 점검목록의 질문에 "예", "아니오"로 표시하여 연구의 질 즉, 연구의 타당도를 평가한다.

치료 A

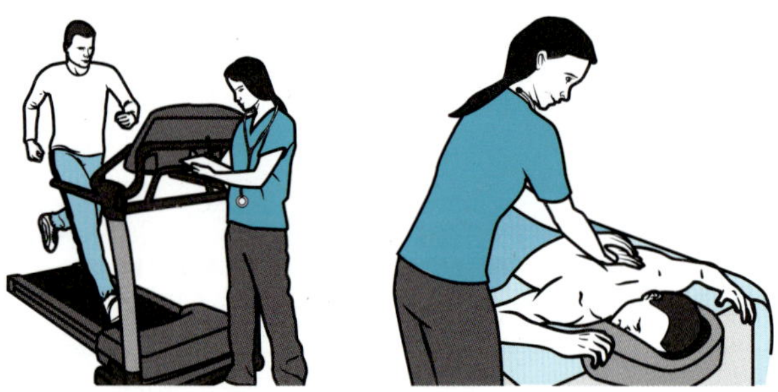

운동치료 + 도수치료 = 90분

치료 B

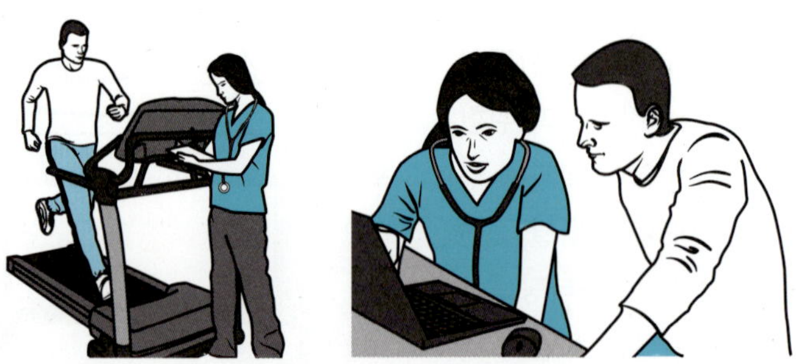

운동치료 + 교육 = 90분

그림 3-9. 치료 A와 치료 B는 치료시간이 동등해야 한다.

표 3-3. 개입 연구의 적용성과 질 평가 점검목록

질문	예/아니오	확인	설명
1. 연구 목적이 임상질문과 관련이 있나?	___ 예 ___ 아니오	서론 (마지막 문단)	목적/가설을 명확하게 제시해야한다. 명시된 목적은 임상질문에 대한 답에 기여할 것이다.
2. 연구의 대상자가 환자와 충분히 유사한가 ?	___ 예 ___ 아니오	결과	대상자의 인구학적 특징에 대한 기술통계를 제공해야 한다. 연구 대상의 나이, 성, 중증도, 발병 기간, 동반질병, 사회학적 상태, 의학적 상태 등 연구 결과에 영향을 미칠 수 있는 특징이 환자와 유사해야 한다.
3. 포함 기준과 제외 기준이 명확하게 제시되고 포함기준이 환자에게 부합되는가?	___ 예 ___ 아니오	방법	포함 기준과 제외 기준을 제시해야한다. 환자의 특징이 적격 기준에 맞거나 최소한 유사해야 한다. 실제로 완벽하게 일치하는 연구는 없다.
4. 개입군과 비교할 수 있는 대조군이 있나?	___ 예 ___ 아니오	방법 (일부연구에서는 결과)	모든 군에 제공하는 치료방법을 명확하게 기술해야 한다. 치료는 진료 환경에서 재현이 가능해야 하며 대조군 또는 위약군과 비교해야 한다. 치료 용량, 기간, 조건, 적용 방법, 치료사의 질 등을 고려해야 한다. 이 치료가 현재 상황에서 가능한 것인지를 고려해야 한다.
5. 결과 측정은 임상질문과 관련이 있고, 임상적으로 실제적인 방법으로 측정하였나?	___ 예 ___ 아니오	방법	결과 측정 도구와 방법을 기술해야 한다. 결과는 신뢰할 수 있는 도구와 방법으로 측정해야 한다. 결과 측정은 임상질문과 관련이 있어야 하며 신체 기능 및 구조, 활동, 참여가 포함되어야 한다. 진단 연구에서는 실제 진료 환경에서 사용하는 방법으로 측정하는 것이 중요하다.
6. 대상자는 군에 무작위로 배정되었나?	___ 예 ___ 아니오	방법	대상자의 군 배정 방법을 기술해야 한다. **무작위배정**은 **비뚤림**을 감소시키는 최선의 방법이다. 전산화 무작위배정은 배정을 숨길 수 있는 좋은 방법이다.
7. 연구 대상자 모집에 비뚤림을 최소화했나?	___ 예 ___ 아니오	방법	대상자 모집 방법을 기술해야 한다. 적격 기준을 충족하는 대상자를 모두 참여시키는 **연속 모집**이 가장 좋은 방법이다. 연속 모집을 하지 않을 경우 특정 치료의 효과가 부풀려져 적용성이 떨어진다.
8. 추적관찰은 충분하였나?	___ 예 ___ 아니오	방법과 결과	초기 각 군에 배정된 대상자 수와 연구를 마친 대상자의 수를 기술해야 한다. 연구 종료 시점에 대상자의 80% 이상이 연구를 마쳐야 하고, 중도탈락의 이유를 제시해야 한다.

계속

표 3-3. 개입 연구의 적용성과 질 평가 점검목록 - 계속

질문	예/아니오	확인	설명
9. 무작위 배정된 모든 대상자의 결과를 분석에 포함하여 군 간 통계적으로 비교하였나?	__ 예 __ 아니오	방법 (통계분석방법) 결과	군 간 통계적으로 비교를 해야 한다. **배정된 대로 분석**(intention-to-treat: ITT)을 해야 한다.
10. 대상자, 치료자, 평가자는 눈가림이 되었나?	__ 예 __ 아니오	방법	대상자, 치료자, 평가자의 **눈가림**(blinding) 여부와 방법을 기술해야 한다. 대부분 물리치료 관련 연구에서는 치료의 특성으로 인해 대상자와 치료자의 눈가림이 어렵다. 그러나 결과를 측정하는 평가자의 눈가림을 통해 비뚤림을 감소시킬 수 있다.
11. 할당된 치료 외에 모든 군은 동등한 치료를 받았나?	__ 예 __ 아니오	방법 (치료방법) 결과	개입을 제외한 군 간 동등성 유지 방법을 기술해야 한다. 모든 대상자는 개입의 차이를 제외하고 정확히 같은 경험을 해야한다.

3. 연구 기호 / Research Notation

연구 문헌을 읽을 때 실험군의 현황, 대상자 배정 방법, 결과 측정 시점 등 연구의 설계 방법을 빠르게 파악하고 싶어진다. 연구 설계의 흐름을 기호로 표시하면 쉽게 파악할 수 있다. 연구 기호는 Campbell과 Stanley[7]가 처음 사용했으며 연구 설계의 종류를 한 눈에 쉽게 파악할 수 있다. 임상질문의 범주에 따라 답을 얻을 수 있는 연구의 종류가 다르다. 무작위임상시험은 진단 연구에는 적합하지 않지만 치료 연구에는 가장 적합한 연구 설계이다. 여기에서 사용한 기호는 치료 연구에 유용한 무작위임상시험에서 사용한다.

연구 설계의 흐름 도표에 사용하는 기호:

R 대상자를 각 군에 무작위로 배정하였다.
--- 대상자를 무작위로 배정하지 않았다.
X 치료
O 결과 측정

1) 기호로 표시한 연구 설계 / Using Research Notation for Example Study Designs

그림 3-10은 기호를 사용하여 간단하게 표시한 연구 설계의 흐름 도표이다. 연구 설계 1과 2는 연구 설계 3보다 잠재적 비뚤림이 적다. 연구 설계 1은 두 치료군을 비교하였고, 연구 설계 2는 치료군과 대조군을 비교하였다. 연구 설계 1은 어느 치료가 더 효과가 있는지 평가할 수 있다. 연구 설계 2는 특정 치료가 치료를 하지 않은 경우보다 더 효과가 있는지 평가할 수 있다. 연구 설계 3에서 긍정적 효과가 나타났을 때 대상자의 결과가 향상되었다고 생각할 수도 있지만, 비교 대상이 없기 때문에 의사결정에 사용할 수 없다. 대조군이나 비교군을 사용한 연구가 질이 높다.

■ 자가 평가 3-1.

그림 3-2의 초록을 보고 기호를 사용하여 연구 설계의 흐름 도표를 작성한 후 답과 비교해 보시오.

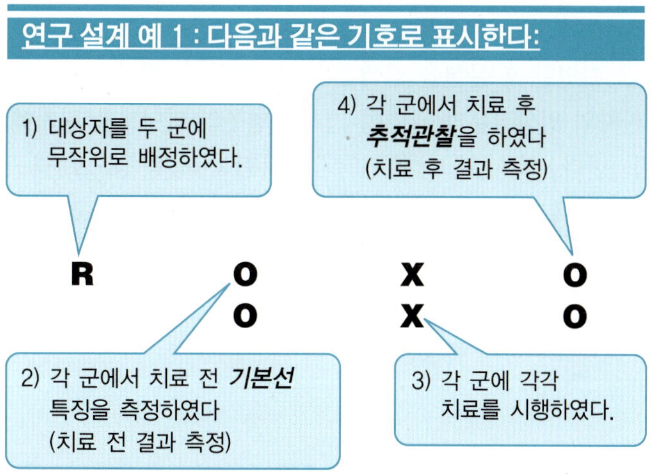

R은 무작위배정을 의미한다. X는 치료의 종류는 횟수에 관계없이 단지 치료를 시행했다는 의미이다. 치료는 1회 또는 여러 번 시행할 수 있다. O는 결과 측정을 표시한다. 특정한 측정 방법을 의미하지 않는다. 도표는 연구의 흐름만 나타낸다.

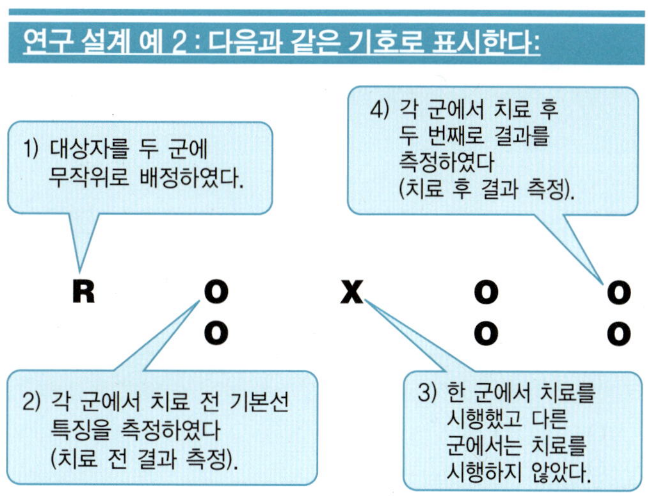

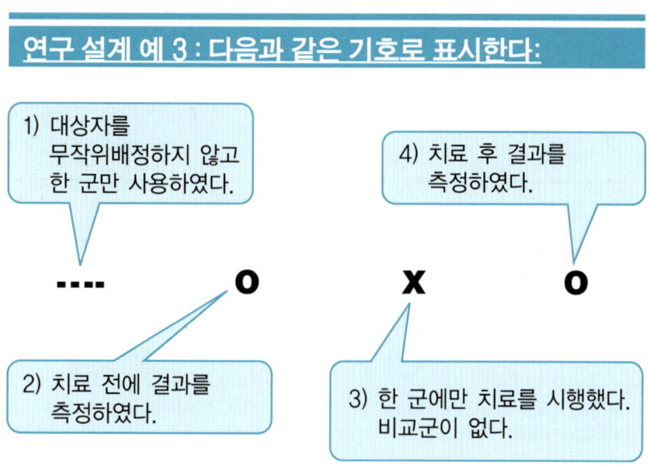

그림 3-10. 기호를 사용하여 간단하게 표시한 연구 설계의 흐름 도표.

요약 / SUMMARY

연구의 적용성 평가 : 임상질문을 확인한 후 문헌을 검색하여 문헌을 구한 다음, 연구가 환자의 임상질문과 관련이 있다고 판단되면 적용가능성을 평가한다. *적용성*은 먼저 연구 대상자의 환자 특징과 실제 환자의 특징(나이, 성, 발병기간, 중증도, 의학적 상태 등)을 비교하여 결정한다. 다음으로 치료가 실제 환자에게 적절하다면 진료 환경에서 적용하는데 특수한 장비나 기술이 필요한지 고려하여 결정한다.

연구의 질 평가 : 연구를 환자에게 적용하기로 결정했다면 연구의 타당도를 평가해야 한다. 연구 결과를 환자에게 적용할 수 있을 정도로 연구가 엄격하게 시행되었는지 여부를 판단해야 한다. 표본추출, 측정, 여러 비뚤림 요인 등 연구의 *타당도*를 비판적으로 평가한다.

복 습 문 제

1. 질이 높은 개입 연구의 가장 중요한 3가지 특징을 설명하시오.

2. 개입 연구에서 치료자가 결과를 측정하지 않아야 하는 이유는 무엇인가?

3. 연구 결과를 환자에게 적용할 때 연구의 적용성과 연구의 질 중 어느 것을 더 고려해야 하나?

자가 평가 답(ANSWERS TO SELF-TESTS)

■ 자가 평가 3-1.

R	O	X	O	O	O
	O	X	O	O	O

설명: 대상자를 MTE군과 MIN군에 무작위로 배정하고, 치료 전과 치료 후 3, 6, 52주에 결과를 측정했다.

참고문헌 / REFERENCES

1. Page S, Levine P, Leonard A, et al. Modified constraint-induced therapy in chronic stroke: results of a single-blinded randomized controlled trial. *Phys Ther.* 2008;88:333–340.
2. Walker MJ, Boyles RE, Young BA, et al. The effectiveness of manual physical therapy and exercise for mechanical neck pain: a randomized clinical trial. *Spine*. 2008;33:2371-2378.
3. Sackett DL, Rosenberg WM, Gray JA, et al. Evidence-based medicine: what it is and what it isn't. *BMJ* [Clinical Research Ed.]. 1996;312: 71-72.
4. Domholdt B. *Physical Therapy Research*. 2nd ed. Philadelphia, PA: Saunders; 2000.
5. Portney LG, Watkins MP. *Foundations of Clinical Research: Applications to Practice*. 2nd ed. Englewood Cliffs, NJ: Prentice Hall; 2000.
6. Straus SE, Richardson WS, Glasziou P, Haynes RB. *Evidence-Based Medicine: How to Practice and Teach EBM*. 3rd ed. Edinburgh, Scotland: Elsevier; 2005.
7. Campbell DT, Stanley JC. *Experimental and Quasi-Experimental Designs for Research*. Chicago, IL: Rand McNally; 1971.
8. Cleland JA, Whitman JM, Fritz JM, Palmer JA. Manual physical therapy, cervical traction, and strengthening exercises in patients with cervical radiculopathy: a case series. *J Orthop Sports Phys Ther*. 2005;35: 802-811.
9. Tong HC, Haig AJ, Yamakawa K. The Spurling test and cervical radiculopathy. *Spine*. 2002;27:156-159.

4 개입 연구의 비판적 평가 (결과, 중요도)

Critically Appraise the Results of an Intervention Research Study

자가 점검 / PRE-TEST

1. 기술통계와 추리통계의 차이는 무엇인가?
2. 연구 결과가 임상적으로 중요한지 어떻게 판단하나 ?
3. 년간 수입의 중앙값은 4,800만원이지만 평균값은 6,600만원이다. 값이 왜 다른가? 어느 값이 년간 수입을 가장 잘 대표할 수 있나?
4. 연구에서 α 수준을 왜 0.05로 하나?
5. 무작위임상시험에서 어느 값이 두 군간 차이를 대표하나? : α 수준, p, d (효과 크기), NNT (필요치료수)

학습목표 / CHAPTER-AT-A-GLANCE

이 장을 학습한 후 다음 사항을 할 수 있어야 한다:

- 개입 연구의 결과를 해석한다.
- 신뢰도를 측정한다.
- 통계 사용의 이유를 설명한다.
- 통계의 종류(기술통계, 추리통계)를 설명한다.

1. 개요 / Introduction

4장은 근거중심치료(EBP)의 3단계에 대한 지식과 기술을 다룬다.

단계 3: 연구 근거의 적용성, 질, 중요도를 비판적으로 평가한다.

3장에서 근거중심치료의 3단계인 비판적 평가 중 연구의 적용성과 질 평가에 대해 다루었다. 이 장에서는 근거중심치료의 3단계인 비판적 평가(critically appraising) 중 연구의 중요도 평가에 대해 다룬다. 이 책에서는 연구의 결과 해석과 중요도로 나누어 설명한다.

C. 결과 해석
D. 중요도 평가 (그림 4-1).

개입 연구(intervention research)의 결과 해석은 쉬운 일이 아니다. 연구의 결과를 체계적으로 보는 방법을 터득하면 연구의 결과를 빠르고 쉽게 해석할 수 있다. 이 장에서는 통계결과의 해석과 중요도의 평가 과정을 설명한다.

1) 개입 연구의 결과 해석 (C) / Part C: Interpreting Results of an Intervention Study

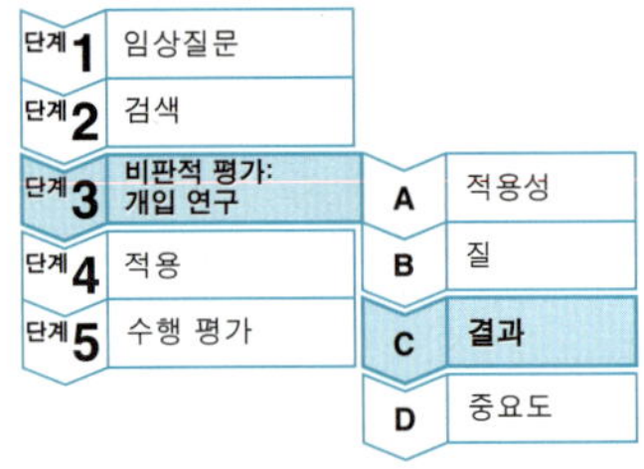

(1) 연구 결과 평가 (Locating and Appraising the Results of a Research Study)

대부분 연구에서 결과를 요약하여 표로 제시한다. 따라서 표를 보면 연구 결과를 쉽게 파악할 수 있다. 연구 결과를 빠르게 이해하기 위해 논문의 결과에서 먼저 표를 보고 추가로 필요한 정보는 본문에서 확인한다. 표의 제목은 주요 구성요소를 제시한다. 그림 4-2는 연구 대상자의 군별 인구학적 및 임상적 특징을 기술한 전형적인 표이다.[1]

자료는 **기술통계**(descriptive statistics)를 사용하여 요약한다. 기술통계량은 군간 및 군내 대표값과 변동량 등을 제시한다.[2,3] 먼저 인구학적 자료를 보고 치료군과 대조군의 나이, 키, 몸무게, 신체질량지수를 비교해본다(그림 4-2 주4.2).

심층 탐구 4-1.

기술통계 / Descriptive statistics

A. 중심경향 척도(Measures of central tendency)

중심경향 척도는 "평균값(average)" 또는 "대표값(most typical)"으로 기술통계(descriptive statistics)에서 가장 널리 사용한다. 정상 인구집단에서 측정한 많은 변수는 정규분포 곡선을 보인다(그림 4-3A). 표본이 클 경우에는 측정한 자료가 **정규분포**(normal distribution)를 한다. 정상 인구집단에 큰 표본을 대상으로 몸무게, 운동범위 등과 같은 변수를 측정하면 종(bell) 모양의 정규분포를 한다. 그러나 질병이나 손상이 있는 환자는 정상 인구집단과 달리 전형적인 정규분포를 보이지 않는 경우가 있다.

환자 인구집단에서 변수를 측정하면 **비정규분포**(non-normal distribution data [skewed])가 흔하게 나타난다(그림 4-3B). 측정한 자료가 정규분포를 할 경우에는 평균과 표준편차를 사용하고, 비정규분포를 할 경우에는 중앙값과 최빈값을 사용한다.

1. **평균**(mean) : 산술 평균 - 측정값의 총합을 측정값의 개수로 나누어 구한다. 가장 많이 사용하는 대표값이다.
2. **중앙값**(median) : 자료의 분포에서 가운데에 놓이는 측정값이다. 상하로 반분하는 지점의 값이다. 짝수일 때는 2개의 중앙값의 평균을 사용한다.
3. **최빈값**(mode) : 자료의 분포에서 가장 자주 나타나는 측정값이다.

B. 변동 척도(Measures of variability)

변동 척도는 산포 또는 분산의 정도를 반영한다. 개개의 자료가 중심경향에서 얼마나 떨어져 있는가를 알아볼 수 있다.

1. **범위** (range) : 자료의 분포에서 최대값과 최소값의 차이이다.
2. **표준편차** (standard deviation: SD) : 자료의 분포에서

계속

심층 탐구 4-1. -계속

개개의 값이 평균으로부터 멀리 떨어진 정도이다. 가장 흔하게 사용하는 변동 척도이다.

C. 연습(example clinical values)

치료 전 운동범위의 평균은 얼마인가?

평균은 대상자로부터 측정한 운동범위의 총합을 대상자의 수로 나누어 계산한다. 자료가 정규분포를 할 경우, 정규분포 곡선의 중심에 위치한다. 평균으로부터 작은 쪽 및 큰 쪽으로 각각 1 SD만큼 떨어진 범위 안에 전체 자료의 64%가 존재하고, 2 SD만큼 떨어진 범위 안에 전체 자료의 92%가 존재한다. 평균은 표본의 운동범위를 적절하게 대표할 수 있거나 적절하게 대표하지 못할 수 있다.

치료 전 운동범위의 변동은 얼마인가?

SD는 자료의 변동 척도를 제공한다. 표준편차는 분산의 제곱근 값이다. 분산(variance)도 변동 척도 중 하나이다. 변동이 정규분포를 한다면, 표준편차의 증가로 표본의 백분율을 파악할 수 있다.

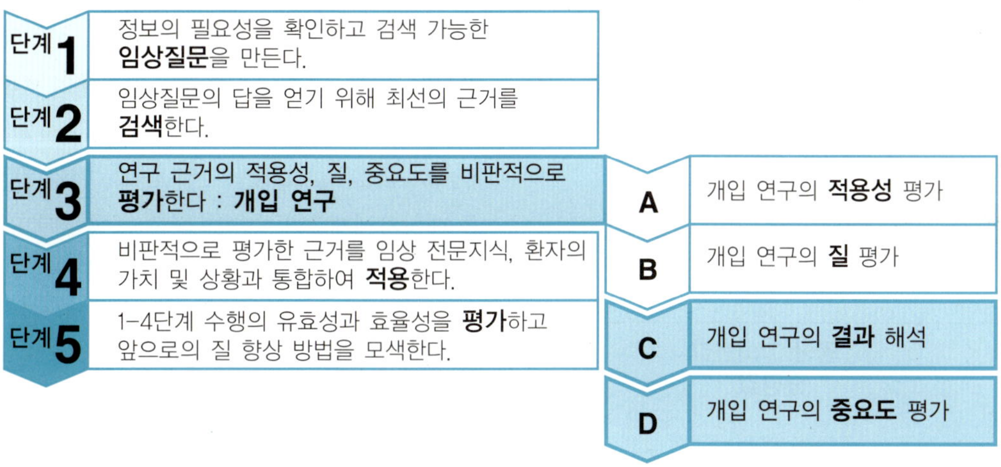

그림 4-1. 결과 해석과 중요도의 비판적 평가.

Table 1. Demographic and Clinical Data of the Patients in the Intervention and Control Groups*

Variable	Control Group (n = 60)	Training Groups: Endurance (n = 59)	Training Groups: Strength (n = 60)
Demographics			
Age, y	46 (5)	46 (6)	45 (6)
Height, cm	164 (5)	165 (6)	165 (5)
Weight, kg	69 (12)	68 (10)	67 (11)
Body mass index†	26 (4)	25 (3)	25 (3)
Clinical			
Duration of neck pain, y	8 (5)	9 (6)	8 (6)
Short depression inventory score‡	6 (3)	6 (4)	5 (3)
Grip strength, right hand, N§	293 (54)	299 (50)	299 (54)
Grip strength, left hand, N§	266 (46)	270 (53)	286 (52)
Maximum oxygen uptaken, mL/kg per min	31 (5)	32 (4)	33 (5)
Smoking, No. (%)	10 (17)	12 (20)	10 (17)

Abbreviation: N, Newton, which is a measure of force.
*Data are presented as mean (SD) unless otherwise indicated.
†Body mass index is calculated as weight in kilograms divided by the square of height in meters.
‡Mood is assessed on a theoretical range of 1 to 21, with a lower score indicating a better mood.
§Grip strength was measured using a hand-held Jamar grip-strength device while the participant was in a seated position and the elbow supported in a right angle.

주 4.1
세 군의 나이의 평균과 표준편차.
나이를 가정해보자
대조군 = 52 (6)세
지구력군 = 46 (6)세
근력군 = 42 (3)세

주 4.2
약어, 부호, 기호 등을 설명한 각주이다.

주 4.3
각 군(group)의 악력이다.

그림 4-2. 연구 대상자의 군 별 인구학적 및 임상적 특징을 기술한 전형적인 표이다.
출처 : Ylinen J, Takala EP, Nykanen M, et al. Active neck muscle training in the treatment of chronic neck pain in women: a randomized controlled trial. JAMA. 2003;289:2509–2516.

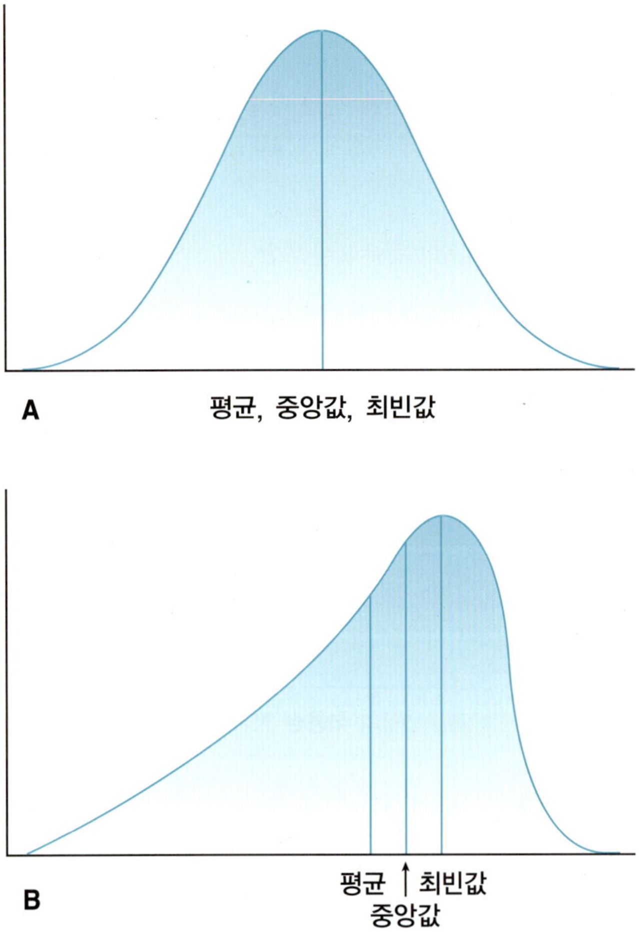

그림 4-3. (A) 정규분포, (B) 비정규분포.

표에는 각 군의 인구학적 특징과 결과 측정의 값을 평균(mean)과 표준편차(SD)로 제시하였다. 각주에 약어, 부호, 기호 등을 설명하였다(그림 4-2 주 4.2).

(2) 평가 질문 (Appraisal Questions)

중요도는 다음 다섯 가지 질문으로 평가한다(표 4-5). 표 3-3과 표 4-5에 제시한 점검목록을 사용하여 적용성, 타당도, 중요도를 평가한다(부록 참고).

질문 1 : 군 간 기준선이 비슷한가?

연구의 시작 시점에 군 간 특성이 최대한 유사해야 한다. 무작위배정은 군 간 유사성을 보장한다. 군 간 특성이 같은지 또는 다른지 확인해야 하고, 만약 다르다면 허용할 수 있는지 결정한다. 그림 4-2의 주 4.1에서 대조군과 근력군의 "가상 나이가 10살 이상 차이를 보인다. 나이에 따라 치료에 대한 반응이 다르다면 연구 결과에 비뚤림이 발생한다. 연구 결과가 개입이 아닌 여러 비뚤림에 의해서 발생할 수 있다. 군 간 기본선이 차이가 있으면 비뚤림에 의해 연구 결과의 확실성이 떨어진다. 군 간 기본선 차이는 다음과 같은 요인에 의해 나타날 수 있다.

- 실제 차이 (무작위배정 잘못)
- 측정자 오류 (반복 측정, 여러 치료사에 의한 측정)
- 측정도구 오류

그림 4-2 주 4.3에 악력계를 사용하여 측정한 악력을 제시하였다. *근력군(strength group)*의 악력이 *대조군(control group)*보다 20 N이 높다고 가정해보자. 이러한 차이는 "실제" 차이일 수 있고, 측정자 오류나 악력계의 오류일 수도 있다.

First, examine the errors that you can make as measuring physical therapists(그림 4-4). 만일 같은 치료사가 같은 대상자에게 2회 *측정했을 때* 측정할 때마다 방법이 정확하게 재현되지 않으면 측정자 *오류*에 의해 측정값의 변동이 있을 수 있다. 치료 후에 측정한 악력이 치료 전보다 증가했다면 치료 효과가 있다는 것을 의미한다. 그러나 치료 후 측정 방법이 치료 전과 같지 않다면 치료 효과를 확신할 수 없다. 측정자가 방법을 정확하게 재현하지 못했다면 그 측정 결과를 받아들일 수 없다. 모든 결과 측정에서는 측정자와 측정도구의 **신뢰도**(reliability)가 확보되어야 한다.

(3) 측정자와 대상자 신뢰도 (Reliability of Testers and Participants)

질문 2: 결과 측정은 신뢰할 수 있고 타당한가?

측정방법과 측정도구의 신뢰도가 높아야 한다. 측정 자료는 신뢰할 수 있고 타당해야 한다. 측정의 신뢰도는 측정자의 측정 방법과 측정도구의 시간 흐름에 따른 일관성, 안정성, 동등성이다. 측정자가 일관성과 재현성이 있는 방법과 도구로 측정했을 때 신뢰도가 확보된다. **측정자내 신뢰도**(intra-rater reliability)는 같은 측정자가 같은 대상자에게 2회 이상 시점에 측정한 결과가 유사하게 나타나는 반복성이다. 예를 들면, 처음 측정한 무릎의 운동범위가 120° 였다면 두 번째, 세 번째 측정에서도 120°를 얻을 수 있어야 한다. **측정자간 신뢰도**(inter-rater reliability)는 2명 이상의 측정

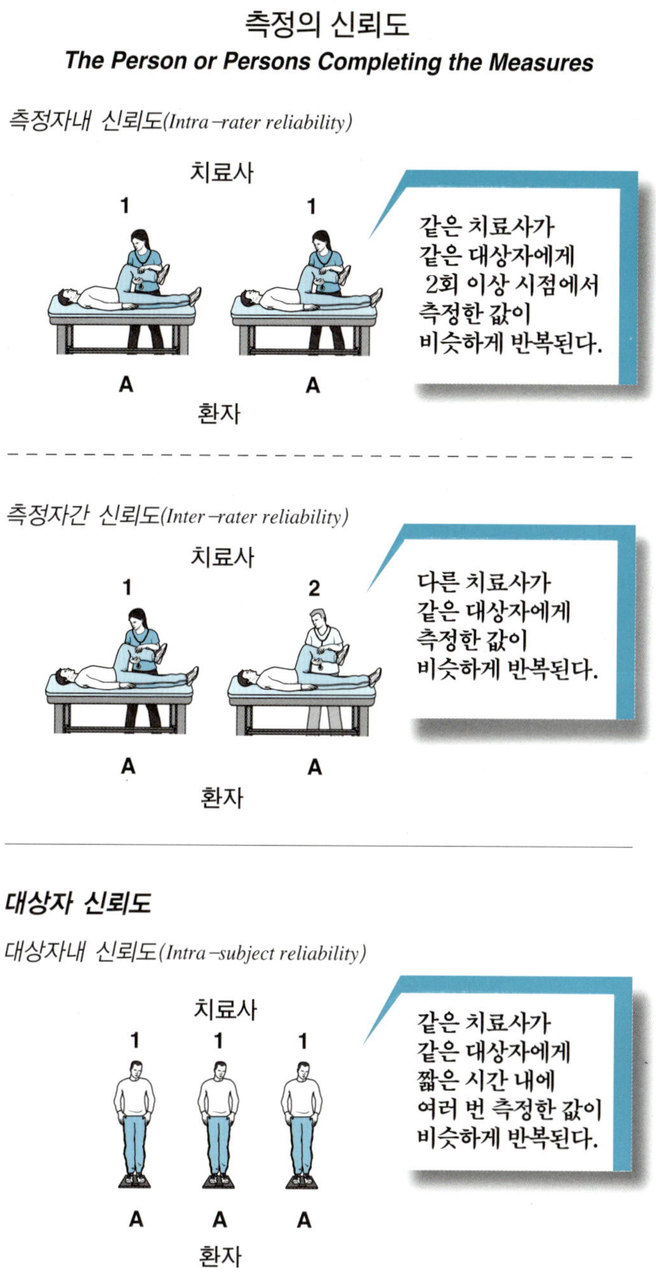

그림 4-4. 여러 종류의 신뢰도.

자가 같은 대상자에게 측정한 결과가 유사하게 나타나는 반복성이다. 2명 이상의 측정자가 측정한 운동범위가 모두 120°가 되어야 한다. 측정자의 측정 방법과 사용하는 측정 도구는 신뢰도가 높아야 한다 (그림 4-4).

측정대상자 신뢰도(inter-subject reliability)도 고려해야 한다. 측정대상자도 신뢰도에 영향을 미칠 수 있다. 질병의 자연 변동, 정상적인 생리적 과정, 일중 변동, 감정 상태, 각성 상태, 사람의 수행 능력에 영향을 주는 다양한 요인에 의해 측정값이 다를 수 있다. 이와 같이 *개체내 변동(intra-subject variability)*이 우려되는 변수를 반복 측정할 때는 실제 변화 범위를 찾기 위해 정량적 방법을 사용해야 한다. 대상자의 변동이 큰 변수를 측정할 때는 실제 변화인지 정상적인 과정인지 구분해야 하며 세심한 측정 기술이 필요하다.

(4) 측정도구의 신뢰도 측정 (Reliability of Measures is Determined by Instruments and Machines)

결과를 측정하기 위해서 도구(instrument)를 사용하려면 측정의 정확도와 재현성을 검사해야 한다. 타당도가 좋은 도구는 측정하려고 의도한 것을 실제로 측정할 수 있다. 신뢰도가 좋은 도구는 반복하여 측정했을 때 일관성 있는 결과를 얻을 수 있다. 측정과 측정 도구의 신뢰도에 대한 연구는 10장에서 자세히 다룬다.

측정의 신뢰도는 측정값 간의 상관관계로 파악한다. 상관관계는 사용한 측정 척도에 따라 다른 방법으로 확인한다. 연구 보고에서 측정의 신뢰도를 제시해야 하고 신뢰도는 높아야 한다.

신뢰도가 높은 방법을 사용해야 연구의 타당도가 높다. 어떤 연구자들은 다른 선행 연구에 제시된 신뢰도를 인용하기도 하지만, 자신의 연구에서 실제로 신뢰도를 검사하는 것이 바람직하다. 다른 연구에서 신뢰도가 높게 나타났다고 자신의 연구에서도 높게 나타난다고 보장할 수 없다.

(5) 신뢰도 분석 방법 (Methods to Analyze Reliability)

신뢰도를 분석하는 방법은 여러 가지가 있다. 연속형 척도는 피어슨 적률 상관계수(Pearson product-moment correlation coefficient)로 상관관계를 분석한다.[2] 그림 4-5에 제시한 사례는 낮은 신뢰도를 보여준다. 물리치료사 1이 측정한 운동범위와 물리치료사 2가 측정한 운동범위는 같은 양상으로 변화하고 있지만 절대값이 다르다. 절대값이 비슷할수록 상관계수가 높다. 절대값이 동일하면 상관계수가 1.00이 되고 완벽한 상관관계를 가진다. 비율척도와 등간척도로 측정한 변수는 급내상관계수(intraclass correlation coefficient: ICC) 분석을 많이 사용한다. 이 외에도 스피어만 상관계수(Spearman' s rho), 카파 (Kappa), 켄달 타우 (Kendall' s tau), 크론바하의 알파 (Chronbach' s alpha), 측정의 표준오차 (standard error of measurement: SEM)를 사용한다.

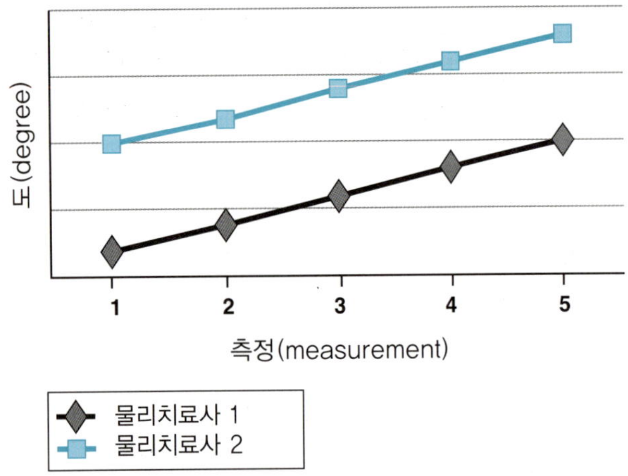

그림 4-5. 2명의 치료사가 반복 측정한 운동범위.

측정의 표준오차는 등간척도와 비율척도의 표준편차 변동으로 값이 높을수록 표준편차 변동이 크다. 신뢰도 검사에 사용하는 통계분석 방법은 측정 척도에 따라 선택해야 한다(표 4-1).

(6) 통계 결과 평가 (Appraising Statistical Results)

대부분 연구 결과를 표로 제시한다. 논문의 결과에 제시한 표를 먼저 보고 전체적인 연구 결과를 파악한다. 그림 4-6은 Santamato 등[5]의 논문에 제시한 표이다. 셋째 열은 HILT군의 치료 전과 치료 후 평균차이고, 넷째 열은 US군의 치료 전과 치료 후 평균차이다. 모두 평균과 표준편차를 제시했다.

심층 탐구 4-2.

측정 척도와 자료의 종류 / Scales of measurement and types of data

자료 : 자료(data)는 관찰 또는 측정으로 얻은 변수의 값이다. 변수는 자료가 된다. 키, 결근 일 수, 소아장애 평가점수와 같은 변수를 수치 자료로 표현한다.

키 = 174
결근 일 수 = 12
소아장애평가점수 = 36

측정 척도 : 측정(measurement)은 자료를 양적으로 분석하기 위하여 일정한 규칙에 따라 변수의 속성에 값을 부여하는 것이다. 척도(scale)는 변수의 속성을 구별하는 측정 수단이다. 측정 척도는 4종류로 구분한다.

- 명목척도
- 서열척도
- 등간척도
- 비율척도

명목척도 : 명목척도(nominal scale)는 변수를 범주로 구분한다. 남자와 여자와 같이 2개의 범주로 구분한 명목척도를 이분형척도라 한다. 명목척도에는 순서가 없다.

서열척도 : 서열척도(ordinal scale)는 변수를 정도에 따라 범주화하여 순서대로 배열한다. 범주 간의 서열은 상대이며 서열 간 거리가 일정하지 않다. 수정랜킨척도에서 4는 서열척도의 한 예이다. 4점이 2점보다 장애가 "2배" 심하다는 의미는 아니다.

수정랜킨척도 (Modified Rankin Scale)

점수	설명
0	**증상 전혀 없음**
1	**장애 없음:** 증상은 있으나, 모든 일상 업무와 활동을 수행할 수 있다.
2	**경증 장애:** 모든 일상 업무와 활동을 수행할 수 없으나, 보조 없이 자기관리를 할 수 있다.
3	**중등도 장애:** 약간의 도움이 필요하지만, 보조 없이 걸을 수 있다.
4	**중등도 중증 장애:** 비교적 심한 장애 : 보조 없이 걸을 수 없고, 신체적 요구를 수행할 수 없다.
5	**중증 장애:** 누워서 지내고 실금이 있으며 지속적인 간호와 주의가 필요하다.

출처 : Bonita R, Beaglehole R. Recovery of motor function after stroke. Stroke. 1988;19:1497.

비율척도 : 비율척도(ratio scale)는 변수의 값을 정확하게 순서로 배열한 연속형 척도이다. 측정간격이 동등하다. 4는 2보다 2배 크다. 관절의 운동범위가 한 예이다. 의미를 가진 0은 없다.

등간척도 : 등간척도(interval scale)는 변수 값의 간격이 일정한 연속형 척도이다. 비율척도와 마찬가지로 측정간격이 동등하지만 0이 의미를 가진다. 전형적인 예가 온도이다.

표 4-1. 자료에 따른 신뢰도 분석 방법

자료	비교 대상 및 특징	분석방법	부호
등간척도, 비율척도	2변수의 관련성	피어슨 상관계수	r
등간척도, 비율척도	2변수 이상의 관련성	급내상관계수	r
서열척도	2변수의 관련성	스피어만 상관계수	ρ
명목척도	2변수의 관련성과 일치도	카파	κ
서열척도, 명목척도	2변수의 관련성	켄달 타우	τ
등간척도, 비율척도 서열척도, 명목척도	내적 일치도	크론바하의 알파	α

*질문 3: 95% **신뢰구간을 보고했나?***

그림 4-6의 다섯째 열에 HILT군과 US군 간 평균차이(mean difference: MD)를 제시하고, 괄호안에 평균차이의 95% 신뢰구간을 보고하였다. 신뢰구간(confidence intervals: CI)은 표본에서 얻은 평균으로 부터 모집단의 평균이 위치할 구간을 확률적으로 추정한 범위이다.[3,6] 연구는 **표본**(sample)을 대상으로 수행하기 때문에 *모집단에서 기대할 수 있는* 값을 추정해야 한다. 평균은 표본에서 추정한 값이기 때문에 모집단의 평균을 얼마나 정확하게 대표하는지 알아야 한다. 신뢰구간은 모집단의 모수가 위치할 범위에 관한 정보를 제공한다. 그림 4-6의 주 4.4에 95% 신뢰구간의 추정값을 제시했다. 신뢰구간의 범위에 모집단의 모수가 포함될 확률이 95%이다.

Guyatt 등[6]은 표본 크기가 클수록 참값에 가까운 신뢰구간을 추정할 수 있다고 하였다.

심층 탐구 4-3.

신뢰구간 해석 / Interpreting CIs

치료에 대한 연구에서는 치료효과를 결정하기 위해서 두 군간 평균차이와 평균차이의 신뢰구간을 알아야 한다. 연구는 모집단에서 추출한 표본을 대상으로 하지만, 궁극적인 연구 목적은 연구 결과를 모집단에 해당하는 실제 환자에게 적용하기 위해서이다. 표본으로부터 모집단의 모수를 추정할 때 점추정만으로는 추정의 결과를 얼마나 믿을 수 있는지, 오차가 얼마나 있는지 알 수 없다. 따라서 점추정값과 함께 구간추정값을 제시하면 점추정값이 위치하는 범위를 알 수 있기 때문에 점추정의 불확실성을 확인할 수 있다.

긍정적인 사건에서는 두 군간 평균차이가 양의 값을 가져야 치료효과가 있다. 예를 들면, 치료 후 악력 증가를 기대하는 경우에는 두 군간 평균차이가 양의 값을 가져야 치료군의 악력이 대조군보다 증가했다는 것을 의미한다. 부정적인 사건에서는 평균차이가 음의 값을 가져야 치료효과가 있다.

예를 들면, 치료 후 통증 감소를 기대하는 경우에는 두 군간 평균차이가 음의 값을 가져야 치료에 의해 통증이 감소했다는 것을 의미한다. 긍정적인 사건에서는 신뢰구간이 모두 양의 값을 가져야 통계적으로 유의하고 불확실성이 없다. 부정적인 사건에서는 신뢰구간이 모두 음의 값을 가져야 통계적으로 유의하고 불확실성이 없다.

어느 경우에도 *신뢰구간이 0를 가로질러* 양의 값과 음의 값이 포함되어 있으면, 결과가 통계적으로 유의하지 않다.

Guyatt 등[6]은 표본 크기가 클수록 참값에 가까운 신뢰구간을 추정할 수 있으며, 신뢰구간으로 표본 크기가 적절한지 평가할 수 있다고 하였다. 긍정적인 사건에서는 신뢰구간의 하한값이 최소 임상적 중요 차이보다 크면 표본 크기가 적절하다. 신뢰구간의 범위가 다소 크더라도 하한값이 최소 임상적 중요 차이보다 크면 효과가 있다는 것을 의미한다. 부정적인

계속

심층 탐구 4-3. -계속

사건에서는 신뢰구간(CI)의 하한값이 최소 임상적 중요 차이보다 작으면 표본 크기가 적절하고 효과가 있다는 것을 의미한다.

신뢰구간은 95% 또는 90%로 설정할 수 있다. 신뢰구간은 확실성의 정도를 반영한다. 표본에서 얻은 평균으로 모집단 평균에 관한 95% 신뢰구간을 추정하여 제시하였다면 신뢰구간 범위 내에 모집단의 모수가 포함될 확률이 95%가 될 것이라는 것을 의미한다.

Table 3.
Change in Test Performance Over Time From Baseline for Participants with Subacromial Impingement Syndrome in High-Intensity Laser Therapy (HILT) and Ultrasound (US) Therapy Groups: Evaluation Between Groups[a]

Variable	Both Groups (n=70)	HILT Group (n=35)	US Therapy Group (n=35)	Difference in Means (95% CI)	Actual *P* Value	Bonferroni-Corrected *P* Value[b]
VAS score						
$\bar{X}$ (SD)	−3.01 (1.46)	−3.86 (1.53)	−2.17 (0.75)	−1.69 (−2.27 to −1.12)	<.001	<.01
%	−48.89	−61.36	−33.04			
CMS score						
$\bar{X}$ (SD)	10.86 (3.68)	12.69 (3.64)	9.03 (2.70)	3.66 (2.13 to 5.19)	<.001	<.01
%	17.19	20.06	14.31			
SST score						
$\bar{X}$ (SD)	2.14 (0.98)	2.46 (1.17)	1.83 (0.61)	0.63 (0.18 to 1.08)	.006	<.05
%	30.30	33.99	26.45			

[a] CI-confidence interval, VAS-visual analog scale, CMS-Constant-Murley Scale, SST-Simple Shoulder Test.
[b] The statistical inferences were adjusted according to Bonferroni inequality (0.05/6-0.008 and 0.01/6-0.002).

주 4.4. 95% 신뢰구간 -2.77에서 -1.12이다.

주 4.5. 이 정도의 차이를 임상의사결정에 고려할 수 있나?

주 4.6. HILT와 US치료 간 차이의 유의도는 0.006 (p<0.05)이다.

그림 4-6. 봉우리밑부딪힘증후군에 대한 레이저치료와 초음파치료의 비교.
출처 : Santamato A, Solfrizzi V, Panza F, et al. Short-term effects of high-intensity laser therapy versus ultrasound therapy in the treatment of people with subacromial impingement syndrome: a randomized clinical trial. Phys Ther. 2009;89:643-652.

(7) 기술통계와 추리통계 (Interface of Descriptive and Inferential Statistics)

*질문 4: **결과를 통계적으로 분석 하였나?***

결과의 통계분석 여부와 통계검정 결과를 확인해야 한다. 방법과 결과에서 확인할 수 있다. 기술통계(descriptive statistics)는 각 군의 치료 전후의 대표값, 변동량 등의 요약 정보를 제공해준다. 그러나 이러한 요약 정보를 임상의사결정에 사용하기 위해서는 의미를 이해하고 해석해야 한다. 그림 4-2의 기본선 특징의 기술통계에서 평균이 군마다 약간 차이가 있다. 그러나 이와 같은 평균 차이는 대상자 특징이나 결과에 어떤 영향을 주는지 충분히 설명할 수 없기 때문에 연구의 타당도 결정이나 임상의사결정에 도움이 되지 않는다. 그림 4-6의 주 4.5에 제시된 평균차를 해석하기 쉽지 않다. HILT군과 US군에서 치료 후 세 변수(VAS, CNS, SST)가 모두 긍정적인 변화가 나타났고 HILT군이 더 크게 변화한 것으로 보인다. 이 자료를 보고 레이저치료가 초음파 치료보다 더 효과가 있다고 판단할 수 있을까? 그렇지 않다.

기술통계는 사실의 판단이나 사실을 요약하여 일정한 유형을 판별하는 데는 유용하지만, 군 간 차이에 대한 결론을 도출할 수 없다. **추리통계**(inferential statistics)[2,3,7,8]는 작은 표본 자료의 특성을 이용하여 모집단의 특성을 추정하여 결론을 도출할 수 있다. 추리통계는 연구에서 관찰된 차이가 치료에 의한 것인지, 우연에 의한 것인지를 해석하기 위해 확률의 수학을 사용하는 도구이다.

(8) 확률 (Role of Chance in Communicating Results)

추리통계는 확률의 수학을 기반으로 한다. 확률(probability: p)은 사건이 발생할 가능성의 정도이며, ***p값***으로 표현한다. 그림 4-6에 다섯째 열에 p값을 제시하였다. p값은 사건이 우연에 의한 것이라는 확률의 표현이다. p값이 높을수록 즉, 확률이 높을수록 사건이 우연에 의해 일어난 것이다. 우연의 확률은 가능한 낮아야 한다. p값이 높으면 두 군간 차이가 있다고 결론을 내릴 수 없다. p값이 얼마일 때 유의성(significance)이 있다고 하는가? 가설검정 과정에서 유의수준 값(α)과 확률 값(p)을 비교하여 통계적 유의성을 검정한다. 유의수준(significance level)은 가설검정에서 사용하는 기준값으로 α 수준(alpha level)이라고 한다. 유의수준은 귀무가설을 기각할 때 오류의 크기를 어느 정도까지 인정할 것인지를 정한 기준이다. 즉, 통계분석으로 내린 결론이 범할 제1종 오류의 최대 수준이다. 가설검정에서 **α 수준**은 0.05(5%)를 주로 사용하며 경우에 따라 0.01, 0.001을 사용하기도 한다.

p값이 α값보다 작거나 같을 경우, 귀무가설을 기각한다. 귀무가설이 지정한 유의수준에서 기각되면 군간 차이가 있다는 것을 의미한다. 그림 4-6, 주 4.6에 추리통계를 사용하여 분석한 확률 값을 제시했다. p값을 보고 군 간 통계적으로 유의한 차이가 있고, 치료 후 두 군 모두 향상되었지만 HILT군이 US군보다 더 향상되었다고 해석한다.

심층 탐구 4-4.

가설검정 / Hypothesis testing

가설검정은 모집단의 특성을 가설로 설정한 뒤 표본을 통해 그 가설을 채택하거나 기각을 결정하는 통계분석 방법이다. 귀무가설은 비교하는 값과 차이가 없다는 것을 기본개념으로 하는 통계학적 가설이다. 두 군간 차이를 비교할 경우 군 간 차이가 없다고 가설을 세운다. 가설은 유의수준 값(α)과 확률 값(p)을 비교하여 통계적 유의성을 검정한다. 가설검정에서 α 수준은 0.05(5%)를 주로 사용하며 경우에 따라 0.01, 0.001을 사용한다. p값이 α값보다 작거나 같을 경우 귀무가설을 기각한다. 예를 들면, 유의수준을 α=0.05(5%)로 지정하였다면 p값이 0.05보다 작거나 같을 경우 귀무가설을 기각한다.

제 1종 오류 : 제1종 오류(type I error)는 모평균에서는 실제로 차이가 없음에도 표본 자료의 분석 결과 모집단간 차이가 있다고 판단하는 오류이다. 즉, 귀무가설이 맞는데도 이를 기각함으로써 발생되는 오류이다. 실제로는 군 간 차이가 없으나 차이가 있다고 보는 오류이다. α 오류라고도 한다. 제1종 오류가 나타날 확률의 최대 허용한계를 유의수준(significance level) 또는 α 수준(alpha level)이라 한다. 유의수준은 가설 검정에서 사용하는 기준값으로 귀무가설을 기각할 때 오류의 크기를 어느 정도까지 인정할 것인지를 정한 기준이다. 즉, 치료효과에 차이가 있다는 주장을 할 때 허용할 수 있는 오류의 크기의 기준이다. 대개의 경우 α=0.05를 최소 한계로 한다. α 수준이 0.08 또는 0.10으로 증가하면 제1종 오류가 증가한다. 유의수준 α=0.05는 제1종 오류를 범할 확률이 5% 이하를 뜻한다.

제 2종 오류: 제2종 오류 (type II error)는 모평균에서는 실제로 차이가 있음에도 표본 자료의 분석 결과 모집단간 차이가 없다고 판단하는 오류이다. 즉, 귀무가설이 틀린데도 이를 채택함으로써 발생되는 오류이다. β 오류라고도 한다. 실제로는 군 간 차이가 있으나 차이가 없다고 보는 오류이다. 제2종 오류가 있을 경우 치료가 실제로 효과가 있으나 없는 것으로 보여 환자에게 사용하지 않을 수도 있다. 작은 표본은 제2종 오류의 주요 요인이다. 표본의 크기가 작으면 군 간 차이를 찾아내기 어렵다.

그림 4-6의 마지막 열에 본페로니 검정(Bonferroni test)의 교정된 p값을 제시했으며 통계적으로 유의하게 나타났다. 이 연구에서는 레이저군과 대조군의 결과를 다중비교하였다. 따라서 원래의 유의수준을 본페로니 검정으로 보정하여 제시하였다. 본페로니 검정은 지정한 유의수준을 통제하기 위해 유의수준을 각 개별 가설 검정 횟수로 나눈 유의수준에서 검정하는 방법이다. 통계 가설 검정의 횟수가 많아지면 하나 또는 하나 이상에서 유의한 차이가 나타날 확률이 높다. 유의수준을 α=0.05로 지정하고 20번을 비교하면 일부에서 군 간 통계적 으로 유의한 차이가 나타날 수 있다.

Table 1.
Baseline Characteristics of the Patients in the Laser and Control Groups

	Laser Group (n=30)	Control Group (n=30)	*p*
Age (year)	50±6	49±6	.95[a]
Duration of pain (month)	7.72±5.14	6.35±4.52	.83[a]
Gender (Female/Male)	19/11	16/14	.43[b]
Diagnosis			
Grade II	14	13	.96[b]
Grade III	10	11	
Grade III	6	6	

[a] As determined by an independent t-test.
[b] As determined by the Pearson chi-square test.

그림 4-7. 뼈관절염의 레이저군과 대조군의 비교.

그림 4-7은 레이저군군과 대조군 대상자의 인구학적 및 임상적 특징의 기본선 정보이다. 치료 전 나이, 발병 시간, 성, 진단 변수의 평균과 표준편차를 제시하였다. 군 간 통계적으로 유의한 차이가 있는지 여부를 분석해야 한다. 모든 변수의 p값이 일반적으로 지정하는 α 수준 0.05보다 크게 나타났다. 이는 군 간 통계적으로 유의한 차이가 없다는 것을 의미한다. 대상자의 기본선 특징의 평균이 비슷하며 기본선 변수가 결과에 비뚤림을 줄 우려가 없다고 해석할 수 있다. 두 군의 기본선이 같기 때문에 치료의 결과를 해석할 때 확실성이 보장된다.

유의성은 무엇을 의미하나? p값이 0.05보다 클 경우에는 무엇을 의미하나? p값 0.06은 군 간 차이가 우연에 의한 해 나타났을 가능성이 6%라는 것을 의미한다. 군 간 차이가 우연에 의한 것인지를 항상 고려해야 한다. p값이 0.05의 바로 위에 있을 때 자신이 수행한 연구의 중요한 결과를 무시하고 싶지 않은 유혹이 있을 수 있다. 일반적으로 연구자들이 유의수준 0.05로 지정하는 것을 원칙으로 한다. 원칙이 우선한다.

추리통계의 도구가 많지만, 물리치료 연구에서 몇 가지 추리통계 방법을 많이 사용한다. 심층 탐구 4-5에 물리치료 연구에서 흔히 사용하는 통계분석 방법과 결과 해석 방법을 제시하였다.

2) 개입 연구의 중요도 평가 (D)

/ Part D: Summarizing the Clinical Bottom Line of an Intervention Study

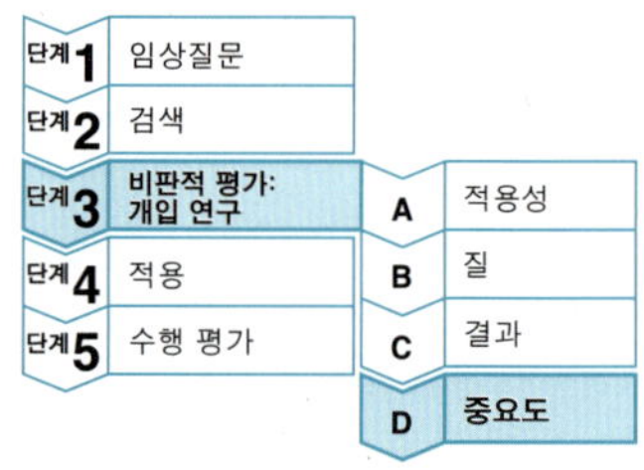

(1) 통계적 유의성과 임상적 유의성 평가 (Statistics to Evaluate Clinical Relevance)

질문 5: ***치료효과의 크기는 얼마나 되나? 임상적으로 의의가 있나?***

효과 크기, 효과 크기의 정밀도, 임상적 의의를 확인해야 한다. 결과에서 확인할 수 있다. 무작위임상시험 연구에서 효과 크기와 효과 크기의 정밀도를 보고하지 않는 경우가 많다. 독자들은 설계가 잘된 질 높은 연구에서 결과가 통계적으로 *유의*하거나, 저자의 결론을 보고 가치가 있는 연구라고 판단하기도 한다. 그러나 반드시 그렇지 않다. *통계적(statistically)*으로 유의한 차이가 있어도 *임상적(clinically)* 의의가 없을 수 있다.

예 :

여러 손가락의 운동범위가 심하게 제한된 환자에게 새로운 치료를 시도한다고 가정해보자. 질 높은 임상시험에서 손가락의 운동 능력이 0.6 ㎝ 증가했으며 통계분석 결과 $p<0.05$로 유의하였다. 그러나 이러한 변화만으로는 손의 기능적 사용을 향상시킬 수 있다고 판단하기 어렵다.

임상적으로 의의가 있으려면 통계적으로 유의하고 임상적으로 유의해야 한다. 충분한 **크기**(magnitude)의 효과가 있어야 하며 환자의 **가치**(value)에 맞아야 한다.

- 환자의 가치 즉, 환자의 일상생활 측면에서 변화를 보여야 한다. 예를 들면, 운동범위뿐만 아니라 손의 기능적 사용이 변화할 수 있어야 한다.
- 기능, 만족, 편안함 등의 측면에서 환자의 삶에 실제로 영향을 줄 정도로 충분한 크기의 변화를 보여야 한다.

따라서 통계적 유의성 이외에도 임상적 유의성을 확인해야 한다.

(2) 효과 크기 (Effect Size)

과거에는 유의성 검정 결과로 효과를 판단했다. 그러나 치료 간 차이가 얼마나 큰지 알아야 한다. 최근에는 유의성 검증뿐만 아니라, 효과 크기도 보고할 것을 요구한다. **효과 크기**(effect size: ES)는 대조군의 평균대비 실험군의 평균을 표준화시킨 값으로 치료에 따른 차이의 크기이다.

표 4-2. 효과크기(ES, d)의 해석 기준

d	크기	%변화
0	효과 없음	0%
0.2-0.5	작은 효과	8-19%
0.5-0.8	중간 효과	19-29%
0.8 이상	큰효과	29% 이상

효과 크기를 계산하는 방법은 몇 가지가 있으며[역자 주 1] **코헨의 d** (Cohen' s d) 방법을 가장 흔히 사용한다.[9] 효과 크기는 대조군의 표준편차에 대한 실험군과 대조군의 평균차이를 의미한다. 효과 크기(d)는 다음과 같은 공식으로 구한다.

$$d = \frac{\bar{x}_1 - \bar{x}_2}{S}$$

d : 코헨의 d, $\bar{x}_1$: 치료군 평균, $\bar{x}_2$: 대조군 평균, S : 표준편차

효과 크기의 값이 클수록 두 군간 차이가 크다. 연구 논문에는 기술통계(평균과 표준편차)와 추리통계(t, p)만 제시하고 효과 크기를 제시하지 않는 경우가 많다. 이 경우에는 제시된 기술통계량을 보고 효과 크기(d)를 계산하여 효과 크기가 얼마나 되는지 확인해야 한다. Cohen[9]이 제시한 효과 크기의 해석 기준은 표 4-2와 같다.

[역자 주 1]

연속형 변수로 측정한 자료의 효과 크기는 d로 표현한다. 효과 크기는 치료군 평균과 대조군의 평균차이를 표준편차로 나누어 계산한다. 사용하는 표준편차에 따라 코헨의 d (Cohen' s d), 헷지의 감마 (Hedges' γ)와 글라스의 델타 (Glass' s Δ)가 있다. 코헨의 d를 주로 사용한다. 코헨의 d는 치료군 평균과 대조군의 평균차이를 두 군의 결합 표준편차(pooled SD)로 나누어 계산한다. 헷지의 γ는 코헨의 d의 결합 표준편차 계산 방법을 약간 변형하여 효과 크기를 계산한다. 글라스의 Δ는 치료군 평균과 대조군의 평균차이를 대조군의 표준편차로 나누어 계산한다.

1) 코헨의 d에서 결합 표준편차를 구하는 공식은 다음과 같다.

$$s = \sqrt{\frac{(n_1-1)s_1^2 + (n_2-1)s_2^2}{n_1 + n_2}}$$

2) Heges의 감마에서 결합 표준편차를 구하는 공식은 다음과 같다.

$$s = \sqrt{\frac{(n_1-1)s_1^2 + (n_2-1)s_2^2}{n_1 + n_2 - 2}}$$

3) 글라스의 델타 (Glass' s Δ)의 효과 크기를 구하는 공식은 다음과 같다.

$$\Delta = \frac{\bar{x}_1 - \bar{x}_2}{S_2}$$

$\bar{x}_1$: 치료군 평균, $\bar{x}_2$: 대조군 평균, s : 표준편차, s_1: 치료군 표준편차, s_2 : 대조군 표준편차, n_1 : 치료군 수, n_2 : 대조군 수

(3) 필요치료수 (Number Needed to Treat)

많은 근거중심치료(EBP) 문헌에서 이분형 자료로 결과를 측정한다. 이분형 결과(dichotomous outcome)는 건강 또는 질병, 입원 또는 입원하지 않음, 재발 또는 재발하지 않음과 같이 2개의 범주를 갖는다. 물리치료 연구에서도 독립 보행 여부, 향상 여부, 직장 복귀 여부 등과 같이 이분형 자료로 결과를 측정한다. 예를 들면, 운동범위, 기능점수, 악력과 같은 연속형 결과의 효과 크기는 코헨의 d로 계산하였다. 그러나 이분형 결과는 결과를 양적으로 측정하는 대신 사건을 경험한 대상자의 비율로 측정한다.

환자에게 새로운 치료를 적용한다면 이 전 치료에 비해 긍정적 이득이 발생하는 환자가 얼마나 될까? 라는 질문에 답은 **필요치료수**(number needed to treat: NNT)에서 얻을 수 있다.[10,11] 필요치료수(NNT)는 치료의 이득을 얻기 위해 치료해야 하는 평균적인 환자 수이다.

필요치료수는 다음과 같은 공식으로 구한다.

$$NNT = 1/ARR$$

독자가 필요치료수(NNT)를 쉽게 계산할 수 있도록 연구자들이 논문의 결과에 각 군의 향상된 환자 수나 백분율을 자세하게 기술하는 것이 바람직하다.

예 :

새로운 치료가 파킨슨병 환자의 입원을 감소시킨다는 연구를 찾았다. 200명의 환자를 대조군과 새 치료군에 각각 100명씩 무작위로 배정하였다. 6개월의 추적관찰 기간 동안 대조군은 15명이 입원을 했고 새 치료를 받은 실험군은 5명이 입원을 했다(표 4-3). 원하는 결과는 병원에 입원하지 않는 것이다.

필요치료수(NNT)는 몇 명인가?

파킨슨병 환자 10명이 새 치료를 받아야 1명이 입원을 하지 않게 된다.

파킨슨병 환자 1명이 입원을 하지 않기 위해서는 10명이 새 치료를 받아야 한다(표 4-4). 이 예에서 원하는 결과는 병원에 입원하지 않는 것이기 때문에 새 치료군에서 입원을 하지 않는 비율이 높을 것을 기대한다. 따라서 새 치료가 대조군보다 입원 환자의 수를 감소시키는 결과를 원하기 때문에 상대위험도감소(relative risk reduction: RRR)와 절대위험도감소(absolute risk reduction: ARR)는 음의 값을 가져야 한다. 그러나 원하는 결과가 반대일 경우 상대위험도감소(RRR)와 절대위험도감소(ARR)가 음의 값을 가지면 새 치료군보다 대조군이 효과가 있다는 것을 의미한다. 필요치료수(NNT)를 해석할 때는 음의 값을 무시하고 원하는 결과를 고려하여 해석한다. [역자 주 2]

필요치료수(NNT)가 1이라면 100%의 환자에게 효과가 있다는 의미이다. 아무리 좋은 치료라 하더라도 100%의 효과를 기대할 수 없다. 좋은 치료는 향상시킬 수 있는 가능성이 높을 뿐이다. 필요치료수(NNT)는 적을수록 좋지만, 기준은 없다. 전문지식과 임상추론으로 상황에 맞는 수를 결정해야 한다. 일반적으로 필요치료수(NNT)는 한 환자를 위한 의사 결정보다는 치료 프로그램을 평가하는데 사용한다. 노인의 낙상 예방 프로그램의 필요치료수(NNT)가 5라면 프로그램을 적용한 노인 5명마다 1명이 낙상을 예방할 수 있다.

표 4-5의 점검목록을 사용하여 결과를 해석하고 중요도를 평가한다. 3장의 표 3-3과 표 4-5의 점검목록을 사용하면 근거중심치료 3단계의 적용성, 타당도, 중요도의 3가지 요소의 비판적 평가를 마무리할 수 있다. 결과 측정의 신뢰도와 타당도에 대해서는 10장에 자세하게 다룬다.

표 4-3. 치료 종류에 따른 병원입원 환자 수

치료 (Treatment)	입원하지 않음 (No hospitalization)	입원 (hospitalization)
실험군(exp. group) (새 치료)	a (95)	b (5)
대조군(control group) (일반관리)	c (85)	d (15)

표 4-4. 필요치료수 계산

	CER	EER	ARR	RRR	NNT
용어 정의	대조군사건 발생률	치료군사건 발생률	절대위험도 감소율	비교위험도 감소율	필요치료수
계산식	c/c + d	a/a + b	CER–EER	CER–EER / CER	1/ARR
표 4-2 사례의 답	85/100 =0.85	95/100 = 0.95	0.85–0.95 =–0.10	0.85–0.95/0.85 =–0.12	1/0.10 =10
해석	85%가 입원하지 않음	95%가 입원하지 않음	새 치료가 입원율 10% 감소	새 치료가 대조군보다 입원율 12% 감소	10명 치료하면 1명 입원하지 않음

[역자 주 2]

이분형 자료의 효과 크기는 RR, OR, NNT로 표현한다. 이분형 자료의 효과크기를 이해하고 계산하기 위해 몇 가지 개념을 제시한다.

대조군사건발생률(control event rate, CER)은 대조군에서 사건이 발생한 비율이다. 대조군에서 사건이 발생한 환자 수를 대조군 수로 나누어 계산한다. 백분율로 나타낸다.

CER = (c+d)

치료군사건발생률(experimental event rate, EER)은 치료군에서 사건이 발생한 비율이다. 치료군에서 사건이 발생한 환자 수를 치료군 수로 나누어 계산한다. 백분율로 나타낸다.

EER = (a+b)

절대위험도감소율(absolute risk reduction, ARR)은 대조군에서의 사건발생률과 치료군에서의 사건발생률 사이의 절대 차이이다. 백분율로 나타낸다. 절대위험도차(absolute risk difference, ARD) 또는 위험도차(risk difference, RD)라고도 한다.

ARR = CER–EER
RD = CER–EER

비교위험도감소율 (relative risk reduction, RRR)은 대조군과 치료군의 사건 발생률 차이의 절대값를 대조군의 사건 발생률로 나눈 값이다. 백분율로 나타낸다.

RRR = (CER–EER)/CER, ARR/CER 또는 1–RR.

상대위험도 (relative risk, risk ratio, RR)는 두 군 간의 사건이 발생할 확률에 대한 비이다. 즉, 대조군에 대한 치료군의 사건 발생 위험도이다. 예후 연구에서 다시 다룬다.

RR = EER/CER

교차비 (odds ratio, OR)는 대조군에 대한 치료군의 사건 발생 위험도이다. 환자군의 위험 요인 비와 대조군의 위험 요인 비의 비이다.
예후 연구에서 다시 다룬다.

OR = (a/b)/(c/d)

예 : 어깨 석회화힘줄염(calcific tendinitis)의 초음파 치료에 대한 임상시험에서 치료군은 31명 중 29명이, 대조군은 29명 중 15명이 증상이 호전되었다.

먼저 독립변수와 종속변수를 행과 열로 구분하는 2 x 2 분할표를 사용하여 EER, CER을 구한다.

2 x 2 분할표

	사건발생		
	예	아니오	계
치료군	a	b	a + b
대조군	c	d	c + d

	사건발생		
	예	아니오	계
치료군	29	2	31
대조군	15	14	29

a : 치료군에서 사건이 발생한 수
b : 치료군에서 사건이 발생하지 않은 수
c : 대조군에서 사건이 발생한 수
d : 대조군에서 사건이 발생하지 않은 수

EER = a/(a+b) =29/(29+2) = 29/3 = 0.94 (94%)
CER = c/(c+d) = 15/(15+14) = 15/29 = 0.52 (52%)
ARR = CER–EER = 0.52 – 0.94 = 0.42 (42%)
RRR = (CER–EER)/CER = (0.52–0.94)/52 =0.42/0.52 = 0.81(81%)
RR = EER/CER = 94/52 = 1.8
OR = (a/b)/(c/d) = (29/2)/(15/14) = 13.5
NNT = 1/ARR = 1/0.42 = 2.38 = 2

해석 :
EER = 0.94 (94%) : 치료군에서 94%가 증상이 호전되었다.
CER = 0.52 (52%) : 대조군에서 52%가 증상이 호전되었다.
ARR = 0.42 (42%) : 치료의 절대 이득은 42%이다. 두 군 사이의 발생률의 차이를 구별하게 해주면서 동시에 대조군에서의 기본적인 사건 발생률을 반영할 수 있다. RRR보다 치료 효과를 측정하는 데 있어 좀 더 유용한 수단이지만 절대 차이값이기 때문에 비교 해석하기 어려워 잘 사용하지 않는다.
RRR = 0.81 (81%) : 치료의 이득이 81%이다. 절대값이 낮은 질병의 경우에는 지표가 약하다. 치료 없이 사건이 발생할 가능성을 반영하지 못하기 때문에 치료효과의 정도를 표현하지 못한다.
RR = 1.8 : 치료군에서 증상이 호전될 확률이 1.8배 높다.
RR = 1일 때 두 군간 차이가 없다. 즉, 치료효과 없다. 1에서 멀어질수록 효과가 커진다. 긍정적 사건 1 이상일 때 치료효과 있다. 부정적 사건은 1 이하일 때 치료효과 있다. (개입군이 대조군보다 덜 악화된다)
RR = 1이상 : 치료가 결과의 사건(악화, 합병증)을 증가시킨다. (개입군이 대조군보다 더 악화된다)
OR = 13.5 : 치료로 호전된 환자가 호전되지 않은 환자에 대비하여 13.5배 높다.
NNT = 2 : 2명을 치료하면 1명이 증상이 호전된다.

심층 탐구 4-5.

흔히 사용하는 통계분석방법 / The most commonly used statistical procedures

카이제곱 (Chi-square: χ^2) : 명목척도로 측정한 자료의 분석에 사용한다. 특정 범주의 관찰된 빈도와 예상 빈도를 비교한다.

예 : 남자가 여자보다 많은가?
결과 요약 : $\chi^2(df) = 289.3$, $p<0.05$.
결과 보고 : 카이제곱분석 결과 남자가 여자보다 유의하게 많았다 [$\chi^2(150) = 289.3$, $p<0.05$].

자유도(degree of freedom: df)는 통계적 추정을 할 때 표본자료 중 모집단에 대한 정보를 주는 독립적인 자료의 수이다. df로 표현한다.

t-검정(t-test) : 두 군의 평균을 비교하는 통계분석 방법이다.

예 : 남자와 여자의 보행속도가 차이가 있나?
결과 요약 : $t(df) = 3.86$, $p<0.05$.
결과 보고 : 두 군의 평균 보행속도를 t-검정으로 비교한 결과 유의한 차이를 보였다 [$t(df) = 3.86$, $p<0.05$].

연구자는 어느 군이 빠른지를 판단할 수 있는 정보를 제공해야 한다. 기술통계량이 제시되어 있다면 기술통계에서 확인할 수 있다.

분산분석 (analysis of variance: ANOVA) : 두 군 *이상의* 평균을 비교하는 통계분석 방법이다.

예 : 노인, 중년, 청년의 보행속도가 차이가 있나?
결과 요약 : $F(df) = 9.82$, $p<0.01$.
결과 보고 : 군 간 보행속도가 유의한 차이를 보였다[$F(df) = 9.82$, $p<0.01$].

분산분석 결과로는 군 간 차이가 있는지 없는지만 알 수 있다. 유의한 차이가 있을 경우에는 어느 군이 어느 군과 차이가 있는지 알기 위해 *사후검정 (post hoc test)*을 한다.

반복측정 분산분석(repeated measure ANOVA) : 시간경과에 따라 *같은 대상*에서 *반복하여 측정한* 자료를 비교하는 통계분석 방법이다.

예 : 강제유도운동치료 직후와 3개월, 6개월 후 기능상태의 차이가 있나?
결과 요약 : $F(df) = 19.12$, $p < 0.001$.
결과 보고 : 시기에 따라 기능상태가 유의한 차이가 있었다[$F(df) = 19.12$, $p < 0.001$].

사후검정 결과 치료 직후($p = 0.001$)와 3개월 후 ($p = 0.01$)에는 손 기능이 유의하게 증가하였으나, 6개월 후 ($p = 0.45$)에는 유의한 차이가 없었다.

반복측정 분산분석에서 F 검정은 시간에 따른 변화의 차이만 검정할 수 있다. F 값은 시점 간 평균 차이의 유의성을 시사한다. 군간 차이는 알 수 없다. 군간 차이를 검정하기 위해서는 사후검정을 통해 치료 직후와 3개월 후의 시점에 따라 군간 비교를 해야 한다. 흔히 사용하는 사후검정은 Tukey 검정, Scheffe 검정, t-검정 방법이다.

공분산분석(analysis of covariance: ANCOVA)은 직접 통제하기 어려운 변수를 제거한 후 군 간 평균을 비교하는 통계분석 방법이다.

예를 들면, 물리치료 연구에서 대상자들이 약물을 복용하는 경우가 있다. 공분산분석은 약물의 효과를 설명할 수 있다.

표 4-5. 개입 연구의 중요도 평가 점검목록

질문	예/아니오	확인	설명
1. 군 간 기준선이 비슷한가?	___ 예 ___ 아니오	결과 (때때로 방법)	대상자의 기본선 특징을 제시해야 한다. 무작위배정은 군 간 기본선 특징의 동등성을 보장한다. 기본선 차이의 통계검정 결과를 제시해야 한다.
2. 결과 측정은 신뢰할 수 있고 타당한가?	___ 예 ___ 아니오	방법 (측정 방법 기술) 결과 (신뢰도 보고)	**결과 측정**의 **신뢰도**와 **타당도**를 기술해야 한다. 선행 연구의 결과를 인용할 수 있다. 신뢰도의 통계분석 결과를 제시해야 한다. 흔히 kappa 또는 ICC로 보고한다. 0.80 이상일 때 신뢰도가 높다고 간주한다(표 4-1).
3. 95% 신뢰구간을 보고했나?	___ 예 ___ 아니오	결과	결과의 95% 신뢰구간을 보고해야 한다. 95% 신뢰구간의 크기는 효과의 정밀도를 판단하는데 도움이 된다.
4. 결과를 통계적으로 분석하였나?	___ 예 ___ 아니오	방법 결과	대상자의 특징과 결과의 기술통계량을 제시해야 한다. 군 간 차이의 통계검정 결과를 제시해야 한다.
5. 치료효과의 크기는 얼마나 되나? 임상적으로 의의가 있나?	___ 예 ___ 아니오	결과	통계적으로 차이가 있는지 여부, 차이가 있다면 차이의 크기(효과크기)를 보고해야 한다. 차이가 임상적 의의가 있는지 여부를 보고해야 한다.

요약 / SUMMARY

반복적인 연습은 비판적 평가 능력을 향상시킨다. 비판적 평가 능력이 향상되면 임상적 의의가 있는 치료를 진료에 적용할 수 있다. 비판적 평가는 단계적으로 시행한다. 먼저 저자의 결론을 읽기 전에 논문의 결과에 제시한 표와 그림을 본다. 표와 그림을 보고 나면, 연구의 방법과 결과에 대한 전반적인 윤곽을 파악할 수 있으며 임상질문에 답을 얻을 수 있는 연구인지 여부를 판단할 수 있다. 임상질문과 관련이 있다면 적용성을 판단하기 위해 표에 제시된 연구 대상 환자의 인구학적 특징과 논문의 방법에 제시된 포함기준과 배제기준을 읽고 실제 환자와 유사한지 평가한다. 유사하다고 판단되면 다음 단계로 타당도를 평가한다. 연구의 질이 충분하다고 판단되면 다음 단계로 결과를 해석한다. 일반적으로 표에 기술통계 결과와 추리통계 결과가 제시된다. p값을 보고 연구 결과가 유의한지 해석한다. 다음 단계로 효과 크기와 신뢰구간으로 중요도를 평가한다. 효과 크기와 신뢰구간이 제시되지 않았으면, 기술통계량으로 이용하여 계산한다. 중요도 평가 결과를 바탕으로 저자의 결론을 확인한다. 마지막으로 연구의 결과가 임상적 의의가 있다면 진료에 적용하기로 판단한다.

복 습 문 제

그림 4-8의 초록을 읽고 다음 질문에 답하시오.

1. 연구의 결과를 보고 궁둥신경통을 동반한 허리통증 환자에게 무엇을 설명할 것인지 진술하시오.
2. 65세의 여자 환자에게 이 연구를 적용할 수 있는지 설명하시오.
3. 연구 기호를 사용하여 연구 설계의 흐름을 도표로 그리시오.

A Pilot Study Examining the Effectiveness of Physical Therapy as an Adjunct to Selective Nerve Root Block in the treatment of Lumbar Radicular Pain From Disk Herniation: A Randomized Controlled Trial

Anne Thackeray, Julie M. Fritz, Gerard P. Brennan, Faisel M. Zaman, Stuart E. Willick

Background: Therapeutic selective nerve root blocks (SNRBs) are a common intervention for patients with sciatica. Patients often are referred to physical therapy after SNRBs, although the effectiveness of this intervention sequence has not been investigated.

Objective: This study was a preliminary investigation of the effectiveness of SNRBs, with or without subsequent physical therapy, in people with low back pain and sciatica.

Design: The investigation was a pilot randomized controlled clinical trial.

Setting: The settings were spine specialty and physical therapy clinics.

Participants: Forty-four participants (64% men; mean age=38.5 years, SD=11.6 years) with low back pain, with clinical and imaging findings consistent with lumbar disk herniation, and scheduled to receive SNRBs participated in the study. They were randomly assigned to receive either 4 weeks of physical therapy (SNRB+PT group) or no physical therapy (SNRB alone [SNRB group]) after the injections.

Intervention: All participants received at least 1 SNRB; 28 participants (64%) received multiple injections. Participants in the SNRB+PT group attended an average of 6.0 physical therapy sessions over an average of 23.9 days.

Measurements: Outcomes were assessed at baseline, 8 weeks, and 6 months with the Low Back Pain Disability Questionnaire, a numeric pain rating scale, and the Global Rating of Change.

Results: Significant reductions in pain and disability occurred over time in both groups, with no differences between groups at either follow-up for any outcome. Nine participants (5 in the SNRB group and 4 in the SNRB+PT group) underwent surgery during the follow-up period.

Limitations: The limitations of this study were a relatively short-term follow-up period and a small sample size.

Conclusions: A physical therapy intervention after SNRBs did not result in additional reductions in pain and disability or perceived improvements in participants with low back pain and sciatica.

그림 4-8. 초록을 읽고 다음 질문에 답하시오.
출처 : Thackeray A, Fritz JM, Brennan GP, et al. Pilot study examining the effectiveness of physical therapy as an adjunct to selective nerve root block in the treatment of lumbar radicular pain from disk herniation: a randomized controlled trial. Phys Ther. 2010;90: 1717–1729.

참고문헌 / REFERENCES

1. Ylinen J, Takala EP, Nykanen M, et al. Active neck muscle training in the treatment of chronic neck pain in women: a randomized controlled trial. *JAMA*. 2003;289:2509–2516.
2. Domholdt B. *Physical Therapy Research.* 2nd ed. Philadelphia: Saunders; 2000.
3. Portney LG, Watkins MP. *Foundations of Clinical Research: Applications to Practice*. 2nd ed. Englewood Cliffs, NJ: Prentice Hall; 2000.
4. Bonita R, Beaglehole R. Recovery of motor function after stroke. *Stroke.* 1988;19:1497–1500.
5. Santamato A, Solfrizzi V, Panza F, et al. Short-term effects of high-intensity laser therapy versus ultrasound therapy in the treatment of people with subacromial impingement syndrome: a randomized clinical trial. *Phys Ther.* 2009;89:643–652.
6. Guyatt G, Jaeschke R, Heddle N, et al. Basic statistics for clinicians. 2. Interpreting study results: confidence intervals. *CMAJ*. 1995;152:169–173.
7. Guyatt G, Jaeschke R, Heddle N, et al. Basic statistics for clinicians. 1. Hypothesis testing. *CMAJ* 1995;152:27–32.
8. Greenhalgh T. How to read a paper: statistics for the non-statistician. I: Different types of data. *BMJ*. 1997;315:364–366.
9. Cohen J. *Statistical Power Analysis for the Behavioral Sciences*. Hillsdale, NJ: Erlbaum; 1988.
10. Straus SE, Richardson WS, Glasziou P, et al. *Evidence-Based Medicine: How to Practice and Teach EBM*. 3rd ed. Edinburgh, Scotland: Elsevier; 2005.
11. Glasziou P, Del Mar C, Salisbury J. *Evidence-Based Practice Workbook.* 2nd ed. Malden, MA: Blackwell Publishing; 2007.

제 II 부

기타 연구의 비판적 평가 : 비무작위임상시험
Appraising Other Types of Studies: Beyond the Randomized Clinical Trial

5 진단 연구의 비판적 평가
Appraising Diagnostic Research Studies

자가 점검 / PRE-TEST

1. 진단 연구의 평가 과정은 개입 연구의 평가와 어떻게 다른가?
2. 진단에 대한 근거를 제공하는 전형적인 연구는 무엇인가?
3. 위양성을 어떻게 해석하겠는가?
4. 음성우도비를 어떻게 해석하겠는가?

학습목표 / CHAPTER-AT-A-GLANCE

이 장을 학습한 후 다음 사항을 할 수 있어야 한다:

- 특정 검사 및 측정의 진단 연구를 적용한다.
- 진단 연구의 질을 평가한다.
- 진단 연구의 결과를 해석한다.

1. 개요 / Introduction

1) 물리치료의 진단검사 / The Diagnostic Process in Physical Therapy

물리치료 진단 과정(physical therapy diagnostic process)은 검진과 평가를 통해 정보를 종합 평가하여 징후와 증상을 범주화하는 과정이다. 물리치료 검진은 병력청취, 계통조사, 검사 및 측정으로 구성한다.[1] 물리치료의 진단 과정은 여러 문헌에 제시되어 있다.[2,3–6] 이 장은 진단 연구(diagnostic research)의 비판적 평가 과정과 진단 연구 결과의 임상적용에 대해 다룬다(그림 5–1). 근거중심치료를 위해서는 최선의 근거를 가진 진단검사의 결과를 임상 전문지식 및 환자의 목표와 통합하는 것이 필수적이다. 진단검사 (diagnostic test)의 결과를 환자에게 적용하기 위해서는 진단검사의 정확도를 평가하고 결과를 해석하는 지식이 필요하다.

물리치료사는 진단검사를 통해 환자에게 물리치료가 필요한지 결정한다. 환자에게 물리치료가 필요하다면 예후를 판단하고 치료계획을 세우고,[1] 다른 분야 전문가에게 의뢰가 필요한지 결정한다. 물리치료 직접 진료권(direct access: DA)은 책임이 뒤따른다. 책임 중 하나는 물리치료 범위에서의 정확한 진단이다. 의사의 의뢰를 받아 물리치료를 시행하는 경우 물리치료와 관련된 진단이 아닌 일반적 진단에 의존하는 경우가 많다. 예를 들면, 운동장애가 있는 환자를 물리치료에 의뢰할 때 문제의 원인인 운동과 관련된 진단이 아닌 "뇌졸중", "어깨 통증", "기능 향상"과 같은 일반적인 사항을 적어서 의뢰한다. 환자에게 적절한 물리치료를 결정하고 예후를 예측하고, 필요한 경우 다른 분야 전문가에게 의뢰 여부를 결정하기 위해 운동장애의 정확한 원인을 진단해야 하는 것이 물리치료사의 책임이다.[7]

물리치료의 진단검사로 운동장애 유무를 쉽게 판별할 수 있을 것 같지만 상당히 복잡한 일이다.

의사는 목앓이(sore throat) 환자가 사슬알균에 감염되었는지 세균배양을 통해 빠르게 진단한다. 세균배양 검사가 사슬알균 감염 여부를 정확하게 진단할 수 있을 것으로 여길 수 있다. 그러나 모든 진단검사는 양성반응과 음성반응을 나타내는 범위를 가진다. 목앓이 환자의 세균배양 검사에서 80%–90%가 사슬알균 감염이 양성으로 나타나지만 10%–20%는 음성 반응을 나타낸다.[8] 진단검사에서 사슬알균 감염이 있으나 위음성이 나타날 수 있고, 사슬알균 감염이 없으나 위양성이 나타날 수 있다. 100% 정확한 진단검사는 없다. 의사는 세균배양 검사와 함께 환자의 병력과 임상증상을 통합하여 치료 여부와 추가 검사 여부를 결정해야 한다.

병력과 계통조사를 통해 파악한 문제를 특정화하고 문제와 관련된 진단검사를 선택해야 한다. 선택한 진단검사는 특정 진단을 확정(rule–in)하거나 배제(rule out)할 수 있어야 한다. 예를 들면, 어깨통증을 호소하는 환자의 병력과 증상이 오목테두리 파열, 가시위근 파열 또는 가시위근 힘줄염과 비슷하다고 가정해보자. 환자의 특정 문제를 바탕으로 전방 이동 검사(anterior slide test)를 결정했다. 전방 이동 검사가 양성이라면 오목테두리 파열로 진단할 수 있다. 또

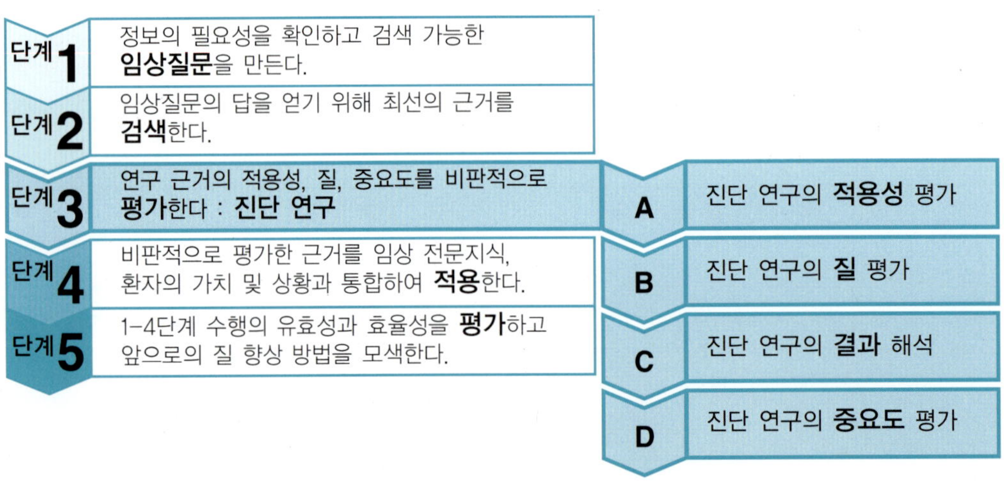

그림 5–1. 진단 연구의 비판적 평가.

한 진단검사의 결과를 적용하기 위해서는 진단검사의 타당도 즉, 정확도에 대해 알아야 한다. 이 예에서 오목테두리 파열이 의심된다면 "전방 이동 검사의 오목테두리 파열 진단 정확도는 얼마나 되나?"라는 질문을 가져야 한다. 질문의 답은 이 검사에 대한 진단 연구에서 찾을 수 있다.

심층 탐구 5-1.

참고구간 / Reference Intervals

진단검사는 일반적으로 **참고구간**(reference interval)이 있다.[9] 참고구간은 운동 문제가 없는 집단에서 측정한 값의 범위이다. 운동 문제가 있는 사람은 측정값이 참고구간 밖에 분포한다.[역자 주 1]

모든 진단검사 결과가 정규분포를 보이는 것은 아니다(그림 5-2). 중요한 점은 질병 또는 문제가 있는 사람과 없는 사람이 중복되어 분포한다는 점이다. 그림에서 중복된 회색 부분은 질병 또는 문제가 있는 사람과 없는 사람이 중복되어 있다. 이 영역은 진단 과정에서 진단검사의 정확성에 영향을 미친다. 잘못 진단하고 치료계획을 세운다면 환자에게 도움이 되지 않는다. 선택한 치료에도 환자가 개선되지 않으면 치료와 원래의 진단을 다시 평가해야 한다. Riegelman은 불확실성과 함께 사는 방법을 안다는 것은 좋은 임상적 판단의 중심 특징이라고 하였다.[9] 임상 전문지식을 바탕으로 정확도가 높은 진단검사를 사용하여 환자의 경과에 따라 지속적인 평가를 시행해야 한다.

[역자 주 1]

참고구간은 흔히 정상값, 정상범위, 참고범위등 다양한 용어로 사용하고 있다. 참고구간은 질병 또는 문제가 없는 집단에서 표준화된 방법으로 측정한 값을 추정한 통계량으로 임상적으로 건강한 개체의 95%를 대표하는 값이다. 환자의 상태를 해석하기 위한 비교의 기준이 되는 값의 범위이다. 질병이 있는 경우에는 측정한 값이 참고구간 밖에 분포한다.

2) 진단 연구의 임상질문 / Diagnostic Questions in the Clinic

물리치료 진단은 검사와 평가 과정의 통합 결과이다. 정확한 진단은 적절한 치료 선택과 예후를 결정하는 기본 요소이다. 물리치료에서 사용하는 검사는 신뢰도와 타당도가 완전히 평가되지 않은 경우가 많다. 진단검사는 환자의 특정 문제와 관련이 있어야 한다. 모든 진단검사에 대한 다음과 같은 임상질문(clinical question)의 답을 알아야 한다.

- 내가 원하는 진단 정보는 무엇인가?
- 이 진단검사가 환자의 문제를 확인하는데 도움이 되나?
- 이 진단검사의 결과가 치료 결정에 영향을 줄 수 있나?
- 내가 사용하는 진단검사의 특징에 대해서 무엇을 알고 있나?
- 내가 사용하는 진단검사의 특징에 대해 무엇을 알아야 하나?

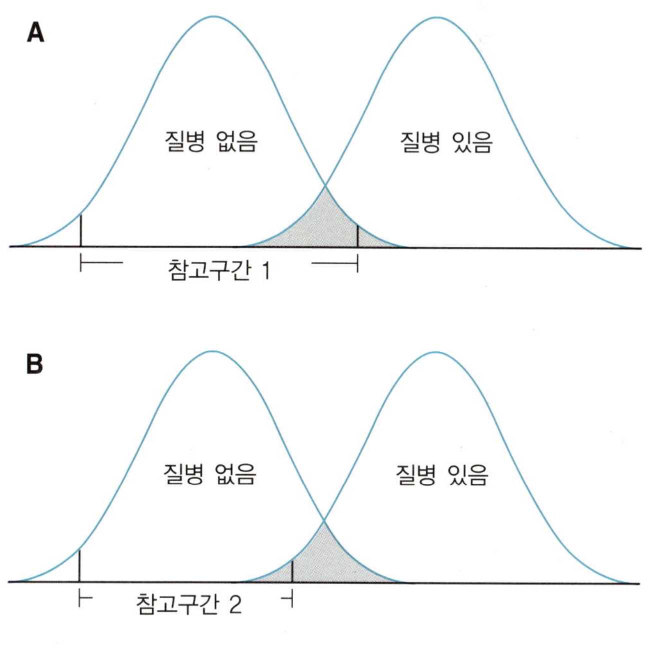

그림 5-2. 참고구간은 중복 구역을 가진다. A. 참고구간 1은 질병이 있는 일부가 질병이 없는 군(위음성)에 포함될 수 있다. B. 참고구간 2는 질병이 없지만, 일부가 질병이 있는 군(위양성)에 포함될 수 있다.

3) 연구 설계
/ Searching the Literature: Research Designs Specific to Diagnostic Tests

진단 연구의 검색 전략은 2장에서 다룬 검색 전략과 같다. 코호트 연구(cohort study)는 진단검사의 정확도(accuracy)를 가장 잘 추정할 수 있는 연구이다. 진단 연구에서는 무작위임상시험 설계가 아닌 코호트 연구 설계를 사용한다. 일반적으로 후향적 코호트 연구보다 전향적 코호트 연구(prospective cohort study)를 선호한다.[10] 후향적 코호트 연구(retrospective design)도 가능하지만, 정보의 타당도에 문제가 될 수 있다. 전향적 코호트 연구가 후향적 코호트 연구보다 적합한 이유를 다음 예에서 쉽게 알 수 있다. 앞십자인대 손상의 진단에 라크만검사(Lachman test)[10]가 자기공명영상(MRI)과 같은 결과를 나타내는지를 규명하기 위한 연구를 가정해보자. 후향적 코호트 연구에서 두 검사의 결과를 비교하기 위해 과거 환자의 의무기록을 조사한다. 모든 환자에게 라크만검사와 MRI검사를 시행하지 않았거나, 기록을 하지 않았거나, 기록이 명료하지 않을 수 있다. 또한 검사자간 신뢰도를 확인할 수 없을 것이다.

전향적 코호트 연구에서는 임상검사인 라크만검사를 기준검사인 MRI와 비교하기 위해 모든 환자에게 라크만검사와 MRI검사 자료를 수집하는 연구 *계획*을 세우고 엄격한 방법으로 연구를 수행한다. 진단검사의 정확도는 임상검사를 기준검사와 비교하여 평가해야 하기 때문에 모든 대상자는 두 가지 검사를 다 받아야 한다. 전향적 코호트 연구의 중요한 특징은 앞으로의 계획이다. 현재 시점에서 1회 또는 짧은 기간 내에 자료를 수집하는 단면연구나, 현재 시점부터 일정기간 동안 추적하여 자료를 수집하는 종축연구 방법으로 연구를 수행한다.

2. 진단 연구의 비판적 평가
/ The Process of Study Appraisal

앞 장에서 근거중심치료(EBP)의 3단계인 비판적 평가(critically appraising)에 대해 다루었다. 이 장에서는 진단 연구의 적용성 평가, 질 평가, 결과 해석, 중요도 평가로 나누어 설명한다. 진단 연구의 질을 평가하는 방법은 여러 가지가 있다. QUADAS(Quality Assessment of Diagnostic Accuracy Studies)는 진단 정확도 연구의 질 평가도구이다.[11]

QUADAS는 14개 항목으로 구성되어 있으며 각 질문에 "예", "아니오", "명확하지 않음"으로 기록한다. "예"라고 답한 항목의 개수로 진단 연구의 질 점수를 표현한다. 개별 진단 연구의 질 평가에 사용할 수 있으나,[13] 진단 연구의 체계적 고찰에는 사용을 권장하지 않는다.[12] 다른 평가 도구로 STARD(Standards for Reporting of Diagnostic Accuracy)가 있다.[14,15] STARD는 개별 진단 연구보다는 진단 연구의 체계적 고찰에서 사용한다.

여기에서는 8가지 항목 점검목록으로 진단 연구의 적용성(applicability)과 질(quality)을 평가한다(표 5-7).

1) 진단 연구의 적용성 평가 (A)
/ Part A: Determining Applicability of a Diagnostic Study

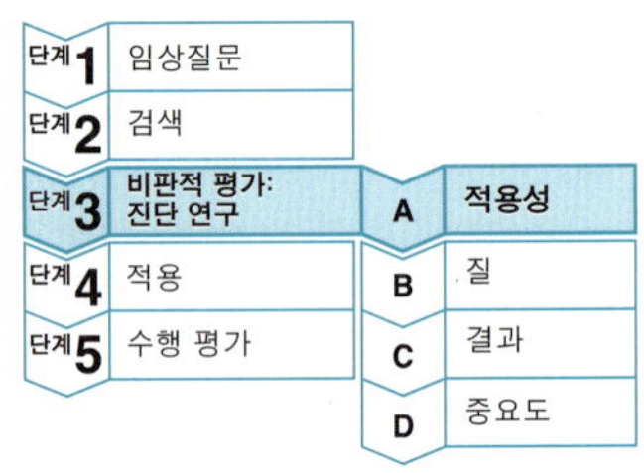

질문 1: ***적절한 환자군을 대상으로 진단검사가 시행되었나? 내 환자와 충분히 유사한가?***

질병, 장애, 또는 손상의 정도를 포함한 대상자의 특징을 명확하게 기술해야 한다. 대상자의 특성이 자세하게 기술되어 있지 않다면, 연구를 적용할 수 없다.

진단검사와 관련된 환자집단이 포함되어야 실제 환자에게 적용할 수 있다. 예를 들면, 버그척도(Berg scale)[16]는 뇌졸중으로 인해 운동장애가 있는 환자뿐만 아니라, 뇌졸중이나 운동장애가 없는 사람에게도 타당하지만 파킨슨병 환자에게는 타당하지 않다. 파킨슨병 환자가 운동장애와 균형장애를 가지고 있으나 버그척도로 평가하는 것은 적합하지 않다. 버그척도로 파킨슨병 환자에게 균형을 검사했다면 결과를 해석할 때 제한점을 고려해야 한다. 검사의 목적과 대상 환자의 유형이 명시되어야 한다.

10장에서 결과 측정에 사용하는 타당한 방법을 다룬다. 일상생활활동(ADL)의 향상 여부를 측정하기 위해 근력을 측정하는 것은 가치가 없다. 진단검사는 내 환자와 충분히 유사할 때에 적용할 수 있다. 운동발달척도를 참고표준으로 하여 조기 개입프로그램의 적격성을 판단할 수 있지만, 특정 개입을 결정하기 위하여 환자를 분류하는 것은 적합하지 않다. 예를 들면, 유아 발달 척도(Bayley scale of infant development: BSID–II)[17]의 평균과 표준편차는 연구 대상자의 적격기준으로 사용할 수 있지만, 이 점수로 특정 치료의 권고를 결정하거나 뇌성마비와 다운증후군의 진단을 확인할 수 없다.

2) 진단 연구의 질 평가 (B) / Part B: Determining Quality of a Diagnostic Study

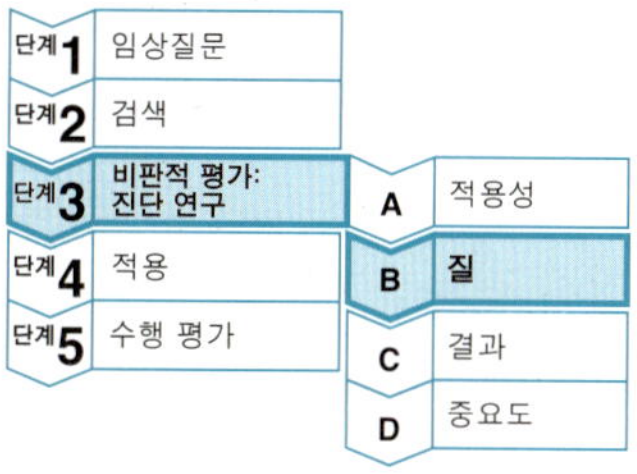

물리치료에서 사용하는 검사는 타당성이 있어야 한다. 물리치료에서 사용하는 진단검사는 신뢰도와 타당도가 완전히 확립되지 않은 경우가 많지만 물리치료 진단 연구에서 타당도 확보에 대한 요구가 증가하고 있다.[18,19] 진단 연구의 적용 여부를 결정할 때는 기본적으로 연구의 타당도를 고려해야 한다. 따라서 개입 연구나 예후 연구와 마찬가지로 진단 연구를 적용하기 전에 연구의 타당도를 평가해야 한다. 진단 연구에서는 진단검사의 정확도에 대한 타당도를 평가한다.

질문 2: 진단검사의 결과는 기준검사의 결과와 독립적이고 눈가림으로 비교되었나?

앞에서 언급한 바와 같이 진단검사의 타당도는 기준검사(gold standard) 또는 참고표준(reference standard)과 비교하여 확인할 수 있다. 진단검사와 기준검사는 목적이 같아야 한다. 기준검사는 거의 완벽한 정확도를 가진 검사이다. 진단검사의 결과가 기준검사에 가까이 접근할수록 정확도의 타당도가 높다. 근육뼈대계통의 대부분 물리치료 진단검사는 기준검사인 MRI영상과 비교한다.[20,21] 일반적으로 기준검사는 비용이 많이 든다. 진단검사의 결과가 타당도가 높다면 환자의 시간과 경비를 절감할 수 있다.

질문 3: 진단검사는 기준검사의 결과를 알지 못하는 평가자에 의해 시행되었나?

진단검사와 기준검사는 눈가림으로 시행되어야 한다. 진단검사와 기준검사는 각각 다른 검사자에 의해 시행되어야 하며 한 검사자가 연구 종료 시점까지 해당 검사를 시행해야 한다. 검사자는 연구가 끝날 때까지 연구의 목적이나 다른 검사 결과에 대해서 알지 못해야 한다.

모든 검사는 신뢰도가 확립되어 있어야 한다. 검사는 안정성과 재현성이 있어야 한다. 검사 신뢰도에 대해서는 4장에서 다루었다. 물리치료 진단검사의 신뢰도에 대한 연구는 많지만 주로 건강인을 대상으로 시행한 연구이며 환자를 대상으로 시행한 연구는 많지 않다. 건강인을 대상으로 시행한 검사 신뢰도 결과를 환자집단을 대상으로 설계한 연구에 적용하는 것은 적절하지 않다.

연구에 사용한 진단검사와 기준검사는 환자의 유형, 중증도 정도에 따른 검사자내 신뢰도와 검사자간 신뢰도가 검증되어야 한다.

질문 4: 진단검사의 결과와 무관하게 모든 대상자에게 기준검사를 시행하였나?

모든 대상자에게 진단검사와 기준검사를 시행해야 한다. 앞에서 언급했듯이 각각의 검사와 결과 해석은 눈가림으로 시행되어야 한다. 예를 들면, 한 물리치료사가 라크만검사를 시행하고, 한 방사선사가 기준검사로 MRI검사를 시행한다. 영상의학과의사가 MRI검사 결과와 진단검사 결과를 비교한다. 진단검사 결과와 기준검사의 결과가 일치 할수록 진단검사의 타당도가 높다. 라크만검사 결과가 음성이고 MRI검사 결과가 음성이라면 앞십자인대가 건재하다고 진단한다.

3) 진단 연구의 결과 해석 (C) / Part C: Interpreting Results of a Diagnostic Study

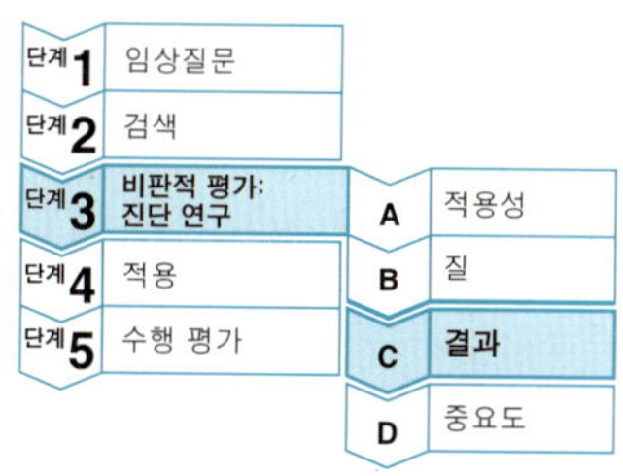

질문 5: 진단검사는 환자의 임상 정보와 관계없이 독립적으로 해석하였나?

물리치료사는 환자의 병력과 임상 전문지식을 바탕으로 진단검사를 시행한다. 이미 확립된 진단검사나 기준검사는 추가 정보 없이 시행할 수 있다. 진단검사를 해석할 때 연구 대상자의 특성에 대한 추가 정보를 알고 싶어 한다. 진단 연구에서 환자 정보를 신중하게 통제한다. 예를 들면, 균형검사를 기준검사와 비교할 때 다른 검사 결과나 환자의 추가적인 임상 특징에 대한 정보 없이 각각의 검사를 시행할 수 있다.

질문 6: ***임상적용에 유용한 결과 지표와 해석이 포함되어 있나?***

검사 결과의 지표를 사용하여 진단검사와 기준검사를 비교한다. 물리치료 진단검사의 정확도와 유용성을 파악하기 위해 여러 가지 지표를 사용한다. 이 장에서 제시한 몇몇 지표는 예후 연구에서도 사용한다. 진단검사에 사용하는 지표를 소개한다.

(1) 진단검사 결과의 지표 (Common Statistics in Diagnostic Research)

- 민감도
- 특이도
- 수신자조작특성곡선
- 양성예측도 / 음성예측도
- 양성우도비 / 음성우도비
- 검사전 확률 / 검사후 확률

2 × 2 분할표를 사용하여 민감도, 특이도, 양성예측도, 음성예측도, 양성우도비, 음성우도비 등 진단검사의 결과를 계산할 수 있다(표 5-1). 기준검사는 질병의 유무를 판달할 수 있는 거의 완벽한 정확도를 가진 황금기준이다. 예를 들면, 외상 병력과 앞십자인대파열의 증상이 있는 환자 60명에게 진단검사인 라크만검사와 기준검사인 MRI검사를 시행하였다. 진단검사의 양성 또는 음성을 결정하기 위해서는 특정 절단값이 필요하다. 진단연구에 필요한 절단값에 대해서는 이 장의 뒤에서 다룬다.

기준검사인 MRI 검사의 양성 또는 음성을 결정하는 기준이 필요하다. 검사 결과는 기준에 따라 양성 또는 음성으로 판정하고 이분형 변수로 표현한다. 2 × 2 분할표의 열에 기준검사의 결과 빈도를, 행에 진단검사의 결과 빈도를 넣어 검사 결과를 계산한다.

진양성(true positive)은 질병이 있음을 의미하고(표 5.1a), 진음성(true negative)은 질병이 없음을 의미한다(표 5.1d). 위양성(false-positive)은 기준검사에서 질병이 없으나 진단검사에서는 질병이 있는 것으로 나타나고(표 5.1b), 위음성(false-negative)은 기준검사에서 질병이 있으나 진단검사에서는 질병이 없는 것으로 나타났음을 의미한다(표 5.1c). 특이도와 민감도로 진단검사의 질 즉, 정확도를 추정할 수 있다.[22] 특이도와 민감도는 진담검사와 기준검사의 일치도를 정량적으로 표현한다.

표 5-1. 2 x 2 분할표

	기준검사 양성	기준검사 음성
진단검사 양성	a 진양성	b 위양성
진단검사 음성	c 위음성	d 진음성

a = 질병 있는 사람이 진단검사 양성 (진양성)
b = 질병 없는 사람이 진단검사 양성 (위양성)
c = 질병 있는 사람이 진단검사 음성 (위음성)
d = 질병 없는 사람이 진단검사 음성 (진음성)

(2) 민감도 (Sensitivity)

민감도는 질병 또는 문제가 있는 사람에게 검사가 양성(진양성)으로 나타날 확률이다. 검사의 정확도를 나타낸다. 예를 들면, 앞십자인대 파열로 의심되는 병력과 증상을 가진 60명의 환자를 대상으로 한 진단 연구이다. 모든 환자에게 라크만검사와 MRI검사를 시행하였다. 2×2 분할표에서 진단검사의 결과를 계산한다(표 5-2). 민감도는 진단검사가 양성으로 나타난 환자수를 기준검사가 양성으로 나타난 환자수의 합계로 나누어 계산한다.

MRI검사가 양성인 환자 중 라크만검사가 양성인 환자는 얼마나(%) 되나?

다른 표현으로:

MRI검사에서 앞십자인대 파열로 진단된 환자를 라크만검사로 얼마나 민감하게 확인할 수 있나?

MRI검사가 앞십자인대 파열 유무를 정확하게 진단한다면 앞십자인대 파열을 진단할 수 있는 라크만검사의 민감도를 결정할 수 있다. 라크만검사의 앞십자인대 파열 진단 정

표 5-2. 진단검사(라크만검사)와 기준검사(MRI 검사)의 2x2 분할표

	MRI검사 양성	MRI검사 음성
라크만검사 양성	a 진양성	b 위양성
라크만검사 음성	c 위음성	d 진음성

a = 라크만검사 양성, MRI검사 양성인 환자 (진양성)
b = 라크만검사 양성, MRI검사 음성인 환자 (진음성)
c = 라크만검사 음성, MRI검사 양성인 환자 (위음성)
d = 라크만검사 음성, MRI검사 음성인 환자 (진음성)

표 5-3. 진단검사와 기준검사 결과

	MRI검사 양성	MRI검사 음성
라크만검사 양성	a 진양성 n=39	b 위양성 n=10
라크만검사 음성	c 위음성 n=3	d 진음성 n=8
	민감도 a/(a+c) 39/(39+3) = 0.93	특이도 d/(d+b) 8/(8+10) = 0.44

확도가 높다면 실제 환자에게 두 가지 검사를 할 필요가 없다. 환자에게 MRI검사보다 시간이 적게 들고 경비가 저렴한 라크만검사를 자신감을 가지고 권고할 수 있다. 그러나 의사결정을 하기 전에 특이도를 고려해야 한다.

표 5-3에서 계산한 민감도는 0.93이었다.

민감도 (Sn) = 진양성/(진양성 + 위음성)
= a/(a+c)
= 39/(39+3)
= 39/42 = 0.93

예 :

민감도가 0.93이라면 앞십자인대가 파열된 환자 중 라크만검사가 양성일 확률이 93%이다. 라크만검사가 양성일 때 인대가 파열된 환자의 93% 판별할 수 있다.

그러나 MRI검사에서 인대 파열로 진단된 환자 중 7%는 라크만검사로 판별하지 못한다.

(3) 특이도 (Specificity)

특이도는 질병 또는 문제가 없는 사람에게 검사가 음성(진음성)으로 나타날 확률이다. 특이도는 진단검사와 기준검사가 음성으로 나타난 환자수를 기준검사가 음성으로 나타난 환자수의 합계로 나누어 계산한다.

MRI검사가 음성인 환자 중 라크만검사가 음성인 환자는 얼마나(%) 되나?

다른 표현으로:

MRI검사에 앞십자인대가 파열되지 않은 것으로 진단된 환자를 라크만검사로 얼마나 특이하게 확인할 수 있나?

특이도 (Sp) = 진음성/(위양성 + 진음성)
= d/(b+d)
= 8/8+10
= 8/18 = 0.44

예 :

특이도가 0.44라면 앞십자인대가 파열되지 않은 환자 중 라크만검사가 음성일 확률이 44%이다. 라크만검사가 음성일 때 인대가 파열되지 않은 환자의 44%를 판별할 수 있다.

MRI검사에서 인대가 파열되지 않은 것으로 진단된 환자 중 56%는 라크만검사로 판별하지 못한다. 특이도가 높으면 라크만검사가 음성일 때 MRI검사를 의뢰할 필요가 없다.

민감도와 특이도는 특정 환자에 대한 검사의 정확도를 결정하는 진단검사 결과의 중요한 지표이다. 민감도와 특이도는 연구 표본에서 질병 또는 문제 발생을 반영하지만, 인구집단에서 발생할 질병 또는 문제의 상대적 빈도를 직접 반영하지 못한다.[9]

검사의 특이도와 민감도로 특정 환자에 대한 검사의 유용성을 판단한다. Cleland[18]는 문헌에 보고된 라크만검사의 민감도는 0.65–0.99, 특이도는 1.0–0.42의 넓은 범위를 가진다고 하였다. 민감도와 특이도 값을 해석할 때는 연구의 표본 특징과 연구 방법을 고려해야 한다. Katz와 Fingeroth[23]의 관절경검사를 의뢰받은 환자를 대상으로 시행한 연구에서 라크만검사의 민감도는 0.82, 특이도는 0.97로 높게 나타났다. 그러나 무릎의 초기 평가를 위해 물리치료를 의뢰받은 환자를 모집하여 시행한 Cooperman 등[24]의 연구에서는 라크만검사의 민감도는 0.65, 특이도는 0.42로 낮게 나타났다. 이 연구에서는 라크만검사를 5 mm 이하의 간격으로 구분하여 4점 척도의 등급을 사용하였다. 라크만검사로 앞십자인대 파열 여부를 진단할 때 일반적인 무릎 문제를 가진 환자보다 관절경검사를 의뢰받은 환자에게 진단 가치가 더 높다. 애매한 증상을 보이는 환자보다는 명백한 증상을 보이는 환자에게 판별력이 높다. 즉, 검사전 확률이 높은 환자에게 가치가 높다.

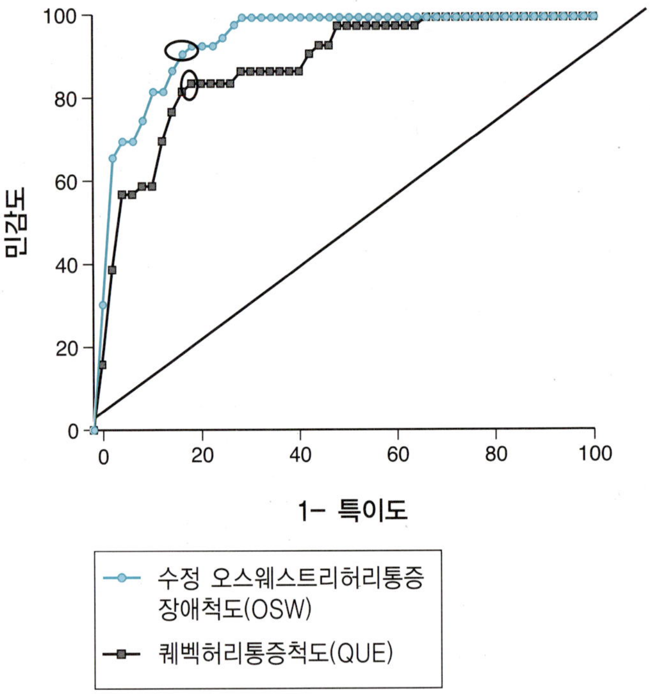

그림 5–3. ROC 곡선. 출처 : Fritz JM. Irrgang JJ. Phys Ther. 2001;81:776–788.

(4) 수신자조작특성곡선 (Receiver Operating Characteristic [ROC] Curve)

진단검사의 타당도는 절단값(cut–off value)으로 결정한다. 절단값은 민감도와 특이도의 양성 수와 음성 수를 사용하여 계산할 수 있다.

민감도와 특이도의 다양한 값에서 임상적으로 유용한 절단값을 결정한다.[25] 절단값을 판단하기 위해 수신자조작특성곡선(ROC curve)을 사용한다. ROC곡선은 특이도와 민감도를 그래프로 표현한 것이다(그림 5–3).

최적 절단값은 민감도와 특이도가 ROC곡선의 왼쪽 상단 모서리에 가장 가까이에 있는 값이다. [역자주 2]

[역자주 2]

ROC곡선은 각 절단값마다 민감도와 특이도를 계산한 다음 가로축에 1–특이도(위양성률)와 세로축에 민감도(진양성률)로 놓은 절단값마다 점을 찍어 이은 곡선이다. ROC곡선은 최적 절단값을 찾을 수 있고, 검사의 정확도, 유용성, 우위성을 판단할 수 있다. 최적 절단값은 곡선의 왼쪽 상단 모서리에 가장 가까이에 있는 절단값이다. 절단값이 왼쪽 상단 모서리에 가까울수록 진양성률이 높고 위양성률이 낮아 검사의 정확도가 높다. 곡선이 45도 대각선 위쪽에 분포해야 검사가 유용하다. 45도 대각선은 LR+가 1인 지점이며 위로 갈수록 LR+가 1보다 큰 지점이다. ROC곡선아래면적(area under the ROC curve: AUC)으로 검사의 유의성을 판단한다. 면적이 클수록 정확하고 우수한 검사이다. AUC값의 해석 기준은 다음과 같다.

AUC 값	해 석
0.5	무의미
0.5–≤0.7	덜 정확
0.7–≤0.9	중등도 정확
0.9–<1	매우 정확
1	완벽

그림 5–3에서 오스웨스트리허리통증장애척도 (Oswestry Low Back Pain and Disability: OSW)와 퀘벡허리통증척도 (Quebec Back Pain Scale: QUE)의 최적 절단값은 원으로 표시한 지점이다. 이 절단값은 위양성(질병이 없지만 검사가 양성)과 위음성(질병이 있지만 검사가 음성)이 동등하다는 전제를 기본으로 한다. 절단값은 항상 민감도와 특이도 사이의 균형을 유지해야 한다. 목앓이 환자가 실제로 사슬알균에 감염되어 있으나 배양검사에서 음성(위음성)으로 나타났다면 의사는 항생제를 처방하지 않을 수 있다. 항생제를 투약하지 않았을 때 건강한 사람은 회복이 느려질 수 있지만 드물게는 사슬알균감염이 류마티스열을 유발시킬 수 있다.[26] 또한 여러 동반질병을 가고 있는 노인에게 위음성은 생명을 위협할 수 있다. 이러한 상황에서 민감도는 심각한 문제를 방지하기 위해 중요하다. 환자가 실제로 사슬알균에 감염되지 않았으나 배양검사에서 양성(위양성)으로 나타났다면 의사는 항생제가 필요하지 않음에도 항생제를 처방할 것이다.

물리치료 예에서 핵심질문은 "검사 결과가 얼마나 중요한가?"이다. 환자가 실제로 낙상 위험이 있으나 검사에서 음성(위음성)으로 나타났다면 환자에게 적절한 조치를 취하지 않을 것이며 이에 따라 환자는 잠재적 위협상황에 놓이게 될 수 있다. 환자가 실제로 낙상 위험이 없으나 검사에서 양성(위양성)으로 나타났다면 환자에게 불필요한 조치나 추가 검사를 시도할 것이다. 낙상위험검사에서 민감도가 낮고 특이도가 높으면 심각한 위험이 있는 환자를 찾아내지 못하게 된다.

민감도 100%, 특이도 100%와 같이 정확도가 완벽한 검사는 없다. 민감도와 특이도 사이의 균형 유지가 중요하다.

(5) 양성예측값 (Positive Predictive Value: PPV)

양성예측값(PPV)은 진단검사에서 *양성*으로 나타난 사람이 질병 또는 문제를 가지고 있을 비율(%)이다. 즉, 진단검사에서 양성이고 기준검사에서도 양성으로 나타난 진양성의 비율이다. 양성예측값은 2×2 분할표의 행을 사용하여 다음과 같은 공식으로 계산한다(표 5-4).

양성예측값(PPV) = 진양성/(진양성+위양성)
= a/(a+b)
= 39/(39+10)
= 39/49 = 0.80

양성예측값 0.80은 질병 또는 문제가 존재할 가능성이 80%라고 예측한다. 라크만검사에서 양성으로 나타난 환자 중 80%가 MRI검사에서 앞십자인대 파열로 확인되었다.

(6) 음성예측값 (Negative Predictive Values: NPV)

음성예측값(NPV)은 진단검사에서 음성으로 나타난 사람이 질병(problem)을 가지고 있지 않을 비율(%)이다. 즉, 진단검사에서 음성이고 기준검사에서도 음성으로 나타난 진음성의 비율이다. 음성예측값은 2×2 분할표의 행을 사용하여 다음과 같은 공식으로 계산한다(표 5-4).

음성예측값(NPV) = 진음성/(위음성+진음성)
=d/(c+d)
= 8/(3+8)
= 8/11 = 0.73

음성예측값 0.73은 질병(문제)이 존재하지 않을 가능성이 73%라고 예측한다. 라크만검사에서 음성으로 나타난 환자 중 73%가 MRI검사에서 앞십자인대가 파열되지 않았음이 확인되었다.

표 5-4. 양성예측값(PPV)과 음성예측값(NPV)

	MRI 검사 양성	MRI 검사 음성	
라크만검사 양성	a 진양성 n=39	b 위양성 n=10	PPV a/(a+b) 39/39+10 = 0.80
라크만검사 음성	c 위음성 n=3	d 진음성 n=8	NPV d/(c+d) 8/(3+8) = 0.73

양성예측값과 음성예측값의 주요 제한점은 유병률에 영향을 받는다는 점이다. 유병률이 낮으면 양성예측값이 낮아진다. 라크만검사의 진양성이 39명이 아니라 16명이라면, 유병률이 70%에서 32%로 떨어지게 된다. 이에 따라 양성예측값도 33%로 내려간다. 유병률을 정확하게 대표하기 위해서는 연구의 표본이 충분히 커야한다. 60명의 표본에서는 라크만검사가 음성으로 나타날 사람이 충분히 포함될 수 없기 때문에 음성예측값을 해석할 때 주의를 필요로 한다.
양성예측값과 음성예측값은 표본의 유병률에 영향을 받기 때문에 주의해서 해석해야 한다.

4) 진단 연구의 중요도 평가 (D) / Part D: Summarizing the Clinical Bottom Line of a Diagnostic Study

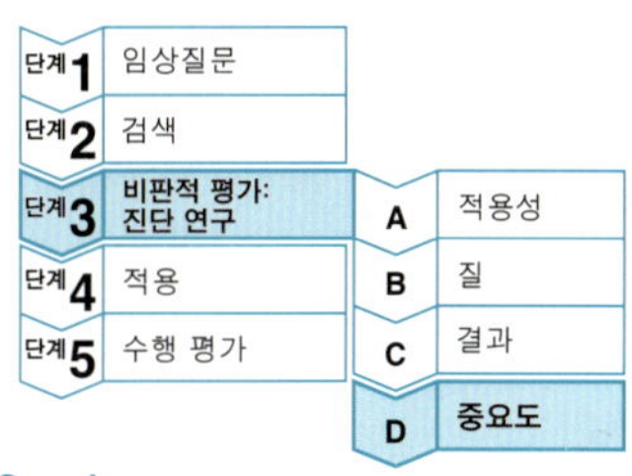

"특정 문제의 진단을 확정하거나 배제할 수 있는 최고의 검사는 무엇인가?"라는 질문에는 민감도와 특이도가 답이 될 수 있다. 여러 절단점(cut-off point)에서 민감도와 특이도를 계산하여 ROC곡선에서 최적 절단값을 찾아서 판단한다. 진단검사의 적용을 판단하기 전에 연구 대상자의 상태와 환자의 상태가 비슷한지, 검사의 음성과 양성을 명확하게 구분할 수 있는지 확인해야 한다. 환자는 최선의 검사를 받기를 원한다. 민감도와 특이도 결과로 환자에게 검사 결과를 설명하는 것은 바람직하지 않다.

민감도와 특이도는 검사의 유용성을 판단하는데 도움이 된다. 심층 탐구 5-2에 SpPin과 SnNout 개념을 정리했다. 민감도와 특이도를 해석하는데 도움이 되는 개념이다.

진단 과정에서 특정 문제가 존재하는지 확인하기 위해 진단검사를 시행한다. 환자에게 진단검사를 시행하고 양성이면 특정 질병 또는 문제가 있을 것이라고 해석하고, 음성이면 질병 또는 문제가 없을 것이라고 해석한다. 검사의 목표는 진단 가설의 확실성을 높이는 데 있다. 환자의 병력과 증상은 진단 가설의 확립에 도움이 된다. 스키 선수가 뛰어 내릴 때 무릎에서 부딪히는 소리를 들었다면 앞십자인대 손상의 가능성이 높다. 따라서 진단 과정에서 진단 가설의 확실성을 높이기 위해 환자의 병력과 증상 등 추가 임상정보를 활용해야 한다.

질문 7 : *검사는 정확하고 진료에 임상적으로 관련이 있나?*

질문 8 : *검사 후 확률이 나의 치료에 영향을 미치고 환자에게 도움을 줄 수 있나?*

진단검사는 정확해야 하고 임상적으로 유용해야 한다. 중요한 점은 환자의 목표와 물리치료의 목표와 관련이 있어야 한다.

(1) 우도비 (likelihood ratio: LR)

우도비(LR)는 민감도와 특이도를 결합한 지표이다. "*검사가 양성*일 때 환자가 실제로 질병 또는 문제가 있을 가능성이 얼마나 되나?라는 질문은 양성우도비에서 답을 얻을 수 있다. "*검사가 음성*일 때 환자가 실제로 질병 또는 문제가 없을 가능성이 얼마나 되나?라는 질문은 음성우도비에서 답을 얻을 수 있다. 실제로 질병 또는 문제가 있는 환자 중 검사가 양성 혹은 음성으로 나올 확률보다는 검사가 양성일 때 실제로 질병 또는 문제가 있는 환자가 얼마나 되는지에 더 관심이 있다.

우도비는 질병의 가능성이 얼마나 변할 것인지에 대한 확률 정보를 정량적으로 제공하여 진단의 확실성을 지원한다. 병력과 증상을 참고하여 특정 문제의 가능성을 표현할 수 있다. 검사의 우도비를 사용하여 특정 정보를 구체적으로 제공할 수 있다.

"무릎이 불안정한 이유는 앞십자인대 파열 가능성이 높다고 판단됩니다."라고 환자에게 말할 수 있다. 우도비는 진단의 검사전 확률과 관련이 있다.

앞에서 언급했듯이 이상적인 진단검사는 민감도와 특이도가 모두 높아야 한다. 그러나 민감도와 특이도가 모두 100%인 검사는 없을 뿐 아니라 민감도가 높아지면 특이도가 떨어지고, 특이도가 높아지면 민감도가 떨어지기도 한다. 민감도와 특이도를 사용하여 우도비를 계산하면 검사 결과를 쉽게 이해할 수 있다.

(2) 양성우도비 (Positive Likelihood Ratio)

양성우도비 (positive likelihood ratio: LR+)는 질병 또는 문제가 있는 사람에게 양성으로 나타날 확률과 질병 또는 문제가 없는 사람에게 양성으로 나타날 확률의 비이다. 검사가 양성일 경우, 질병 또는 문제의 가능성이 얼마나 증가하는지 알 수 있다.

심층 탐구 5-2.

SpPin과 SnNout의 정의 / SpPin and SnNout Definition

SnNout: 이 줄임말 또는 연상 기호는 검사의 민감도(Sn)가 매우 높은 경우, 검사 결과가 음성(N)일 때 진단을 배제(rule out)할 수 있다는 뜻이다.

SpPin: 이 줄임말 또는 연상 기호는 검사의 특이도(Sp)가 매우 높은 경우, 검사 결과가 양성(P)일 때 진단을 확정(rule in)할 수 있다는 뜻이다.

성찰 / Reflection

민감도(Sn)가 높으면 질병 또는 문제를 가진 사람 대부분을 제대로 찾아낼 수 있지만, 정상인 사람도 질병 또는 문제가 있는 사람으로 포함시킬 수 있다. 이 문제는 특이도(Sp)로 해결할 수 있다. 또는 문제가 있는 대부분의 사람들이 양성으로 나타나기 때문에 검사가 음성이라면 질병 또는 문제를 배제할 수 있다.

$$\text{양성우도비 (LR+)} = \frac{\text{질병 또는 문제가 있을 때 양성으로 나타날 확률}}{\text{질병 또는 문제가 없을 때 양성으로 나타날 확률}}$$

양성우도비 (LR+)는 다음과 같은 공식으로 계산한다.

$$\text{양성우도비 (LR+)} = \frac{\text{민감도 (진양성률)}}{\text{1−특이도 (진음성률)}}$$

표 5-3에서 민감도와 특이도를 계산했다. 민감도와 특이도를 사용하여 계산한 양성우도비는 1.7이다.

양성우도비 (LR+) = 0.93/(1−0.44) = 1.7

양성우도비가 1.7일 때 환자에게 어떻게 설명할 수 있나?

예 :

"라크만검사 결과가 양성이지만 앞십자인대 파열 가능성이 약간 있는 것 같습니다"라고 말할 수 있다.

우도비는 진단검사의 정확도와 유용성을 평가하는 지표이다. 해석 기준은 표 5-5와 같다. 우도비가 1일 경우에는 진단검사가 유용하지 않다. 라크만검사가 양성으로 나타나도 앞십자인대 파열을 진단할 수 없다. 양성우도비가 1.7이면 라크만검사가 약간 유용하다. 검사후 확률이 약간 변화했음을 의미한다. 라크만검사의 양성예측값(PPV)이 80%였다. 양성우도비와 양성예측값을 비교해보면 앞십자인대 파열 가능성이 약간 애매하다. 이 정보와 함께 환자의 병력과 증상을 고려하여 진단의 확실성을 판단한다.

(3) 음성우도비 (Negative Likelihood Ratio)

음성우도비(negative likelihood ratio: LR−)는 질병 또는 문제가 있는 사람에게 검사 결과가 음성으로 나타날 확률과 질병 또는 문제가 없는 사람에게 검사 결과가 음성으로 나타날 확률의 비이다.

$$\text{음성우도비 (LR−)} = \frac{\text{질병 또는 문제가 있을 때 음성으로 나타날 확률}}{\text{질병 또는 문제가 없을 때 음성으로 나타날 확률}}$$

음성우도비 (LR−)는 다음과 같은 공식으로 계산한다.

$$\text{음성우도비 (LR−)} = \frac{\text{1−민감도 (위음성률)}}{\text{특이도 (진음성률)}}$$

표 5-3에서 민감도와 특이도를 계산했다. 민감도와 특이도를 사용하여 계산한 음성우도비는 0.16이다.

음성우도비 (LR−) = (1−0.93)/0.44 = 0.16

음성우도비가 작으면 검사 결과가 음성일 때 질병 또는 문제가 없을 확률이 높다. 음성우도비가 0.16일 때 환자에게 어떻게 설명할 수 있나?

예 :

"앞십자인대 파열이 가능성이 낮습니다"라고 말할 수 있다.

(4) 검사 후 확률 추정 (Revising Pre-test to Post-Test Probability)

진단검사는 특정 질병 또는 문제의 진단을 확정하거나 배제하기 위해 시행한다. 검사 후 확률 추정은 진단 능력을 향상시킨다. 검사 후 확률이 높을수록 검사의 진단 정확도가 보장된다. 대부분 물리치료 진단에서 **검사 전 확률** (pre-test probability)의 추정은 도전적 과제이지만 유병율 통계, 환자의 병력과 증상 등을 바탕으로 추정할 수 있다.

검사 후 확률 (post-test probability)은 그림 5-4의 계산도표(nomogram)[27]에서 우도비를 사용하여 검사 전 확률을 검사 후 확률로 변환시켜 구할 수 있다. 표 5-3의 예에서 검사 전 확률이 70%, 양성우도비가 1.7, 음성우도비가 0.16이었다. 검사전 확률 값에서 양성우도비 또는 음성우도비 값을 통과시켜 검사 후 확률까지 직선으로 연결하여 선이 끝나는 지점의 값을 읽는다. 이 예에서 양성우도비에서의 검

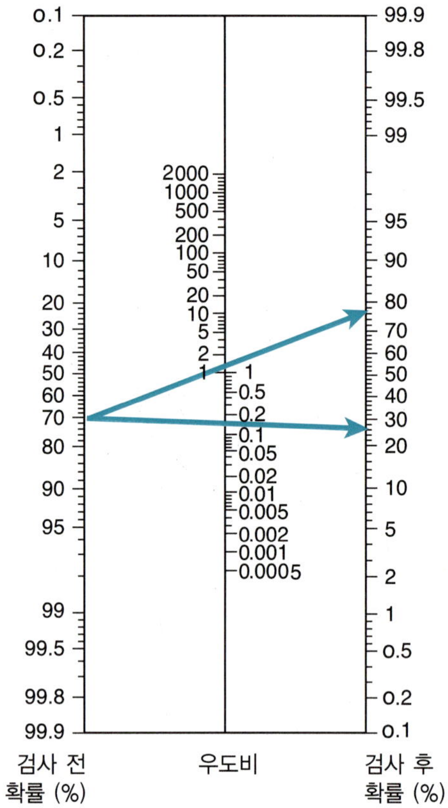

그림 5-4. 계산도표에서 우도비를 사용하여 검사 전 확률을 검사 후 확률로 변환시켜 구할 수 있다.

[역자 주 3]

검사 후 확률은 아래 공식으로 계산할 수 있다. 표 5-3의 예에서 유병률(검사 전 확률) 70%, 양성우도비 1.7, 음성우도비 0.16, 검사 전 대응비 2.33, 검사 후 대응비(LR+) 3.90, 검사 후 대응비(LR−) 0.38이다. 검사 후 확률은 LR+에서는 79.8%, LR−에서는 27%이다.

검사 후 확률
$= Odds_{post}/(Odds_{post} + 1)$
$= 3.90/(3.90 + 1) = 79.59\ \%$
$= 0.38/(0.38 + 1) = 27.27\ \%$

검사 후 대응비 1 (Post-test odds, $Odds_{post}$)
$= Odds_{pre} \times LR+ = 2.33 \times 1.67 = 3.90$

검사 후 대응비 2 (Post-test odds, $Odds_{post}$)
$= Odds_{pre} \times LR- = 2.33 \times 0.16 = 0.38$

검사 전 대응비 (pre-test odds, $Odds_{pre}$)
$= P/(1-P) = 0.7/(1-0.7) = 2.33$
또는
$= [(a+c)/(a+b+c+d)]/[1-[(a+c)/(a+b+c+d)]]$
$= [(39+3)/(39+10+3+8)]/[1-[(39+3)/(39+10+3+8)]] = 2.33$

검사 전 확률
$= (a+c)/(a+b+c+d) = (39+3)/(39+10+3+8) = 0.70 = 70\%$

양성우도비 (LR+)
$= [(a/(a+c)]/[b/(b+d)] = [(39/(39+3)]/[10/(10+8)] = 1.67$

음성우도비 (LR−)
$= [(c/(a+c)]/[d/(b+d)] = [(3/(39+3)]/[8/(10+8)] = 0.16$

사 후 확률이 70–80% 사이, 음성우도비에서의 검사 후 확률이 20–30% 사이에 있다. 계산도표를 사용하지 않고 검사 후 확률을 정확하게 구할 수 있다.[역자 주 3] 환자의 병력과 증상을 고려하면 앞십자인대 파열의 가능성이 높다고 생각할 수 있다. 그러나 양성우도비가 작고 음성우도비가 크면 검사 후 확률이 낮게 나타난다. 검사 후 확률이 낮다는 것은 앞십자인대 파열의 가능성이 낮다는 의미이다. 검사 후 확률이 낮으면 다른 질병을 진단하는 쪽으로 방향을 바꾸어야 한다.

Cleland[18]가 표 5-5에 Jaeschke 등[28]이 권고한 우도비 해석 기준을 요약하여 제시했다. 양성우도비가 클수록 검사 후 확률이 높게 나타나고, 음성우도비가 작을수록 검사 후 확률이 높게 나타난다.

5) 진단의 임상예측확률 / Clinical Prediction Rules for Diagnosis

임상예측확률(clinical prediction rule: CPR)은 *임상의사결정확률(clinical decision rule: CDR)*이라고도 한다. 임상예측확률은 진단, 예후, 치료 권고, 환자 의뢰 여부를 결정하기 위해 사용하는 예측 변수의 조합이다.

(1) 진단과 예후의 임상예측확률 (CPR for Diagnosis and Prognosis)

임상예측확률(CPR)은 치료와 예후를 판단하기 위해 환자를 분류하는 진단 지표이다.[29-31] 임상예측확률은 예측을 정량화하기 위해 엄격한 통계분석을 포함한 여러 단계의 연구 과정을 기초로 한다는 점에서 진료지침(CPG)과 다르다.[32-34] 진료지침은 진료환경에서 의사결정에 도움을 주기 위해 과학적 근거를 검토하여 체계적으로 개발한 권고를 제공한다(9장 참조).

병력, 검진, 진단검사를 통해 얻은 환자 특징을 식별하고 진단에 기여하는 변수를 정량화한다. 임상예측확률은 다음과 같은 목적으로 사용한다,

1. 진단을 특정화한다.
   예: 신경뿌리병 진단[35]
2. 치료 반응에 대한 예후를 예측한다.
   예: 허리통증의 도수교정에 대한 반응 예측[36]

표 5-5. 우도비의 유용성 기준

양성우도비 (LR+)		음성우도비 (LR−)	
매우 유용(large)	>10	매우 유용(large)	<0.1
중등도 유용(moderate)	5–10	중등도 유용(moderate)	0.1–0.2
약간 유용(small)	2–5	약간 유용(small)	0.2–0.5
유용하지 않음	<2	유용하지 않음	0.5–1

출처 : Cleland J. *Orthopedic Clinical Examination: An Evidence-Based Approach for Physical Therapists*. Carlstadt, NJ: Icon Learning Systems; 2005; Jaeschke T, Guyatt GH, Sackett DL. How to use an article about a diagnostic test: B. what are the results and will they help me in caring for my patients? *JAMA*. 1994;271:703–707.

3. 다른 전문가에게 환자 의뢰 여부를 결정한다.
   예: 다리의 깊은정맥혈전증 위험 식별[19]

임상예측확률은 여러 단계를 거쳐 엄격하게 개발한다.[32,36,37] 임상예측확률을 적용하기 전에 개발과정이 엄격하게 진행되었는지 평가해야 한다. McGinn 등[31]은 임상예측확률 개발 및 평가 과정을 세 단계로 권고하였다. Childs와 Cleland[29]가 세 단계 과정으로 물리치료 임상예측규칙을 개발하였다.

(2) 임상예측확률의 개발 (Development of the CPR)

① 단계 1 : 임상예측확률 만들기

임상예측확률(CPR)은 진단검사 결과 지표인 민감도, 특이도, 우도비, 신뢰구간을 이용하여 개발한다. 2×2 분할표를 사용하여 임상예측확률과 기준검사를 비교한다. 특정 문제와 관련이 있는 예측 변수들을 조합하여 기준검사를 비교한다.

임상예측확률 개발의 첫 단계는 가장 중요한 예측 변수를 식별하는 것이다. 비판적 평가 과정을 통해 얻은 연구 결과와 임상 전문지식 및 경험을 결합하여 가능한 예측 변수를 식별한다. 정확도가 높은 예측 변수를 추출하여 회귀분석으로 최선의 예측 변수들을 조합한다[30,31](6장 회귀분석 참조). 예를 들면, Riddle과 Wells[19]은 다리의 깊은정맥혈전증(deep vein thrombosis: DVT) 진단을 위한 임상예측확률을 개발하였다. 위험 인자를 정맥조술술과 비교하고 각 변수마다 점수를 부여하고 총점에 따라 진단 확률을 낮음, 중등도, 높음으로 구분하였다.[역자 주 4] 이 분류방법을 사용하여 전문가 의뢰 여부를 결정한다.

Wainner 등[35]은 진단검사를 군집으로 묶은 검사항목군집을 신경전도속도와 비교하여 신경뿌리병 진단의 임상예측확률을 제시하였다.[역자 주 5]

Flynn 등[36]은 허리통증에 대한 도수교정의 치료 효과를 예측하기 위해 증상기간(16일 이하), 공포-회피 반응(19점 이하), 허리 분절 운동성(감소), 엉덩관절 안쪽돌림(35도 이상), 방사통 (없음)의 다섯 가지 예측 변수를 오스웨스트리 장애척도[38]와 비교하였다(표 5-6). 네 가지 변수가 양성일 때 단기 도수교정의 치료 성공 확률이 45%에서 95 %로 증가하였다. 네 가지 변수가 양성일 경우 치료의 이득이 25배 높았다.[역자 주 6] 이와 같은 예측은 치료 효과를 확인하기 위해 사용해야 하는 임상 변수 또는 진단검사를 안내하는 지침이 된다.

척추관협착증, 척추전방전위증과 같은 문제가 있는 환자에게 도수치료를 시행하면 심각한 척수손상을 일으킬 수 있기 때문에 적용할 때는 정확한 진단을 확인해야 한다.[29]

[역자 주 4]

Riddle과 Wells는 9개 항목의 임상소견을 정맥조영술과 비교하여 깊은정맥혈전증(DVT) 진단을 위한 CPR을 개발하였다. 8개 항목이 양성일 때 1점, 1개 항목이 양성일 때 −2점을 부여하고 총점에 따라 진단 확률을 제시했다. 총점이 0이면 진단 확률이 3%(1.7–5.9%) 이하, 1–2점이면 17%(12–23%), 3점 이상이면 75%(63–84%)이다.

[역자 주 5]

Wainner 등은 34개 항목의 예측 변수를 신경전도속도와 비교하여 CPR을 제시하였다. 34개 항목 중 양성우도비가 2.0 이상인 네 가지 유발반응검사를 군집으로 묶어 비교한 결과 팔긴장검사, 목당김검사, 목돌림검사, 스펄링검사 중 두 검사가 양성일 때 검사 후 확률이 21%, 세 검사가 양성일 때 검사 후 확률이 65%, 네 검사가 양성일 때 검사 후 확률이 90%이다.

[역자 주 6]

Flynn 등의 CPR에서 양성우도비와 치료 성공 확률이 5가지 검사항목군집 중 한 항목이 양성일 때 1.03, 46%, 두 항목이 양성일 때 1.18, 49%, 세 항목이 양성일 때 2.61, 68%, 4 항목이 양성일 때 24.38, 95%였다.

표 5-6. 2x2 분할표를 사용한 임상예측확률 (CPR) 계산

	오스웨스트리척도 50% 이상 개선 양성	오스웨스트리척도 50% 이하 개선 음성
네 가지 변수 *양성*	진양성	위양성
네 가지 변수 *음성*	위음성	진음성
	민감도	특이도

출처: Flynn TW, Fritz JM, Whitman J, et al. A clinical prediction rule for classifying patients with low back pain who demonstrate short-term improvement with spinal manipulation. Spine. 2002;27:2835-2843.

② 단계 2 : 임상예측확률(CPR)의 타당도

임상예측확률(CPR) 개발의 둘째 단계는 타당도 평가이다. 임상예측확률의 적용성이 체계적으로 평가되어야 한다. 다른 환자, 다른 치료사, 다른 진료 환경에서도 임상예측확률이 재현되어야 한다. 임상예측확률이 명백하게 재현되어야 다른 환자, 다른 진료 환경에 적용할 수 있다.

③ 단계 3 : 영향 분석

임상예측확률(CPR) 개발의 셋째 단계는 영향 분석이다. 임상예측확률은 환자의 결과를 향상시키고, 전문가의 행동을 변화시키고, 비용을 절감시켜야 한다. Auleley 등[40]의 오타와 발목확률(Ottawa ankle rule)[39] 적용에 대한 연구는 좋은 영향 분석 사례이다. 오타와 발목확률은 발목 골절을 식별하는데 사용한다. 응급실에서 임상예측확률을 적용한 결과 방사선 사진 의뢰와 응급실 대기 시간이 감소하여 비용이 절감되었다. 특정 예측 변수가 확인된 환자만 기준검사를 의뢰하면 의료비용을 절감할 수 있다.

표 5-7. 진단 연구의 비판적 평가 점검목록*

질문	예/아니오	확인	설명
1. 적절한 환자군을 대상으로 진단검사가 시행되었나? 내 환자와 충분히 유사한가?	___ 예 ___ 아니오	방법	연구 대상자의 선정 기준을 자세하게 기술해야 한다. 연구를 시작할 때 질병의 중증도, 회복 정도 등이 비슷해야 한다. 연구 시작 시점과 종료 시점에서 모든 대상자의 결과를 측정해야 한다.
2. 진단검사의 결과는 기준검사의 결과와 독립적이고 눈가림으로 비교되었나?	___ 예 ___ 아니오	방법	진단검사를 기준검사와 비교할 때 기준검사의 결과를 알지 못해야 한다.
3. 진단검사는 기준검사의 결과를 알지 못하는 평가자에 의해 시행되었나?	___ 예 ___ 아니오	방법	검사자가 기준검사의 결과를 알고 있으면 진단검사를 과대평가하거나 과소평가하여 비뚤림이 발생할 수 있다.

계속

표 5-7. **진단 연구의 비판적 평가 점검목록* - 계속**

질문	예/아니오	확인	설명
4. 진단검사의 결과와 무관하게 모든 대상자에게 기준검사를 시행하였나?	__ 예 __ 아니오	방법	진단검사의 결과와 관계없이 모든 대상자에게 기준검사를 시행해야 한다.
5. 진단검사는 환자의 임상 정보와 관계없이 독립적으로 해석하였나?	__ 예 __ 아니오	방법	진단검사를 해석할 때 다른 검사 결과나 임상 정보를 알지 못해야 한다.
6. 임상적용에 유용한 결과 지표와 해석이 포함되어 있나?	__ 예 __ 아니오	방법 결과	검사를 실제 진료 환경에서 시행할 수 있는 유용한 결과 지표를 제시해야 한다.
7. 검사는 정확하고 진료에 임상적으로 관련이 있나?	__ 예 __ 아니오	방법 결과 고찰	정확도는 기준검사와 비교하여 추정한다. 검사가 진료에 영향을 미칠 수 있어야 한다.
8. 검사후 확률이 나의 치료에 영향을 미치고 환자에게 도움을 줄 수 있나?	__ 예 __ 아니오	결과 고찰	검사 전 확률의 추정이 필요하다. 확률 추정의 변화가 없으면 임상적으로 유용하지 않다.

* 출처 : Sackett DL, Straus SE, Richardson WS, Rosenberg W, Haynes RB. *Evidence-Based Medicine.* 2nd ed. New York, NY: Churchill Livingstone; 2000[41]; and Straus SE, Richardson WS, Glaszious P, Haynes RB . *Evidence Based Medicine.* 3rd ed. Philadelphia, PA: Elsevier; 2003[42], and applied to physical therapy.

요약 / SUMMARY

진단에 대한 연구에서는 특정한 연구 설계와 통계분석 방법을 사용한다. 진단 연구의 가장 전형적인 연구 설계는 전향적 코호트 연구이다. 진단 연구의 통계분석은 검사의 임상 유용성을 결정한다. 유용한 검사는 특정 결과의 확률 추정을 제공하여 정확한 진단을 유도해야 한다. 다른 연구와 마찬가지로 진단 연구는 엄격한 방법론으로 수행되고 환자에게 적용이 가능해야 한다.

복 습 문 제

1. 우도비, 민감도, 특이도의 차이점은 무엇인가?
2. 검사의 양성우도비가 12.5일 때 어떻게 해석하나?
3. 후향적 코호트 연구의 중요한 단점은 무엇인가?
4. 검사전 확률에 영향을 미치는 요인은 무엇인가?

참고문헌 / REFERENCES

1. American Physical Therapy Association. Guide to Physical Therapy Practice. 2nd ed. *Phys Ther.* 2001;81:9-744.
2. Rose SJ. Physical therapy diagnosis: role and function. *Phys Ther.* 1989;69:535-537.
3. Delitto A, Snyder-Mackler L. The diagnostic process: examples in orthopedic physical therapy. *Phys Ther.* 1995;75:203-211.
4. Sahrmann S. Are physical therapists fulfilling their responsibilities as diagnosticians? *J Orthop Sports Phys Ther.* 2005;35:556-558.
5. Davenport TE, Kulig K, Resnik C. Diagnosing pathology to decide the appropriateness of physical therapy: what's our role? *J Orthop Sports Phys Ther.* 2006;36:1-2.
6. Zimmy NJ. Physical therapy management from physical therapy diagnosis: necessary but insufficient. *J Phys Ther Educ.* 1995;9:36-38.
7. Davenport TE, Watts HG, Kulig K, et al. Current status and correlates of physicians' referral diagnoses for physical therapy. *J Orthop Sports Phys Ther.* 2005;35:572-579.
8. Pierce SR, Daly K, Gallagher KG, et al. Constraint-induced therapy for a child with hemiplegic cerebral palsy: a case report. *Arch Phys Med Rehabil.* 2002;83:1462-1463.
9. Riegelman RK. *Studying a Study and Testing a Test: How to Read the Medical Literature.* 4th ed. Philadelphia: Lippincott Williams & Wilkins; 2000.
10. Cooperman JM, Riddle DL, Rothstein JM. Reliability and validity of judgments of the integrity of the anterior cruciate ligament of the knee using the Lachman's test. *Phys Ther.* 1990;70:225-233.
11. Whiting P, Rutjes AW, Dinnes J, et al. Development and validation of methods for assessing the quality of diagnostic accuracy studies. *Health Technol Assess.* 2004;8:1-234.
12. Whiting P, Harbord R, Kleijnen J. No role for quality scores in systematic reviews of diagnostic accuracy studies. *BMC Med Res Methodology.* 2005;5.
13. Cook CE, Hegedus EJ. *Orthopedic Physical Examination Techniques: An Evidence Based Approach.* Upper Saddle River, NJ: Pearson/Prentice Hall; 2008.
14. Bossuyt PM, Reitsma JB, Bruns DE, et al. Towards complete and accurate reporting of studies of diagnostic accuracy: The STARD Initiative. *Ann Intern Med.* 2003;138:40-44.
15. Bossuyt PM, Reitsma JB, Bruns DE, et al. The STARD statement for reporting studies of diagnostic accuracy: explanation and elaboration. *Ann Intern Med.* 2003;138:W1-12.
16. Wood-Dauphinee S, Berg K, Brave G, Williams JL. The Balance Scale: responding to clinically meaningful changes in patients with stroke. *Can J Rehabil.* 1997;10:35-50.
17. Bayley N. *Bayley Scales of Infant Development.* New York; 1993.
18. Cleland J. *Orthopedic Clinical Examination: An Evidence-Based Approach for Physical Therapists.* Carlstadt, NJ: Icon Learning Systems; 2005.
19. Riddle DL, Wells PS. Diagnosis of lower-extremity deep vein thrombosis in outpatients. *Phys Ther.* 2004;84:729-735.
20. Rubinstein RA Jr, Shelbourne KD, McCarroll JR, et al. The accuracy of the clinical examination in the setting of posterior cruciate ligament injuries. *Am J Sports Med.* 1994;22:550-557.
21. Lee JK, Yao L, Phelps CT, et al. Anterior cruciate ligament tears: MR imaging compared with arthroscopy and clinical tests. *Radiology.* 1988;166:861-864.
22. Campo M, Shiyko MP, Lichtman SW. Sensitivity and specificity: a review of related statistics and controversies in the context of physical therapist education. *J Phys Ther. Educ.* 2010;24:69-78.
23. Katz JW, Fingeroth RJ. The diagnostic accuracy of ruptures of the anterior cruciate ligament comparing the Lachman test, the anterior drawer sign, and the pivot shift test in acute and chronic knee injuries. *Am J Sports Med.* 1986;14:88-91.
24. Cooperman JM, Riddle DL, Rothstein JM. Reliability and validity of judgments of the integrity of the anterior cruciate ligament of the knee using the Lachman's test. *Phys Ther.* 1990;70:225-233.
25. Fetters L, Tronick EZ. Discriminate power of the alberta infant motor scale and the movement assessment of infants for infants exposed to cocaine. *Pediatric Physic Ther.*2000;12: 16-23..
26. Del Mar CB, Glasziou PP, Spinks AB. Antibiotics for sore throat. *Cochrane Database Syst Rev.* 2006:CD000023.
27. Fagan TJ. Nomogram for Baye's theorem. *N Engl J Med.* 1975;293:257.
28. Jaeschke T, Guyatt GH, Sackett DL. How to use an article about a diagnostic test: B. what are the results and will they help me in caring for my patients? *JAMA.* 1994;271:703-707.
29. Childs JD, Cleland JA. Development and application of clinical prediction rules to improve decision making in physical therapist practice. *Phys Ther.* 2006;86:122-131.
30. Laupacis A, Sekar N, Stiell IG. Clinical prediction rules: A review and suggested modifications of methodological standards. *JAMA.* 1997;277:488-494.
31. McGinn TG, Guyatt GH, Wyer PC, et al. Users' guides to the medical literature: XXII:How to use articles about clinical decision rules. *JAMA.* 2000;284:79-84.
32. Fritz JM, Delitto A, Erhard RE. Comparison of classification-based physical therapy with therapy based on clinical practice guidelines for patients with acute low back pain. *Spine.* 2003;28:1363-1372.
33. Ottawa panel evidence-based clinical practice guidelines for therapeutic exercise and manual therapy in the management of osteoarthritis. *Phys Ther.* 2005;85.
34. O'Neil ME, Fragala-Pinkham MA, Westcott SL, et al. Physical therapy clinical management recommendations for children with cerebral palsy—spastic diplegia: achieving functional mobiltiy outcomes. *Pediatr Phys Ther.* 2006;18:49-72.
35. Wainner RS, Fritz JM, Irrgang JJ, et al. Reliability and diagnostic accuracy of the clinical examination and patient self-report measures for cervical radiculopathy. *Spine.* 2003;28:52-62.
36. Flynn TW, Fritz JM, Whitman J, et al. A clinical prediction rule for classifying patients with low back pain who demonstrate short-term improvement with spinal manipulation. *Spine.* 2002;27:2835-2843.
37. Hicks GE, Fritz JM, Delitto A, et al. Preliminary development of a clinical prediction rule for determining which patients with low back pain will respond to a stabilization exercise program. *Arch Phys Med Rehab.* 2005;86:1753-1762.
38. Fairbank JC, Pynsent PB. The Oswestry Disability Index. *Spine.* 2000;25:2940-2952; discussion 2952.
39. Stiell IG, McKnight RD, Greenberg GH, et al. Implementation of the Ottawa Ankle Rules. *JAMA.* 1994;271:827-732.
40. Auleley GR, Ravaud P, Giraudeau B, et al. Implemenation of the Ottawa Ankle Rules in France: a multicenter randomized controlled trial. *JAMA.* 1997;277:1935-1939.
41. Sackett DL, Straus SE, Richardson WS, et al. *Evidence-Based Medicine.* 2nd ed. New York: Churchill Livingstone; 2000.
42. Straus SE, Richardson WS, Glaszious P, et al. *Evidence Based Medicine.* 3rd ed. Philadelphia: Elsevier; 2003.

6 예후 연구의 비판적 평가

Appraising Prognostic Research Study

자가 점검 / PRE-TEST

1. 예후 연구의 평가 과정은 개입 연구의 평가와 무엇이 다른가?
2. 예후에 대한 근거를 제공하는 전형적인 연구는 무엇인가?
3. 환자의 몸무게, 이전 병력, 직업 등은 허리통증의 위험 요인이다. 예후 요인을 규명하기 위해 회귀분석을 할 때 어떤 문제점이 있는가?

학습목표 / CHAPTER-AT-A-GLANCE

이 장을 학습한 후 다음 사항을 할 수 있어야 한다:

- 예후 연구 결과를 환자에게 적용한다.
- 예후 연구 타당도를 평가한다.
- 예후 연구의 결과를 해석한다.

1. 개요 / Introduction

1) 예후 연구의 임상질문 /Prognostic Questions in the Clinic

환자, 환자 가족, 물리치료사는 예후에 대한 많은 임상질문(clinic question)을 가진다. 예후는 질병의 영향에 관한 것일 수도 있고 환자의 장기 결과일 수 도 있다. 예를 들면, 환자가 "허리 수술 후 스키를 타도 될까요?", "언제쯤 직장에 복구할 수 있을까요?"라고 물을 수 있다. 또한 치료사는 "퇴원 후 환자를 집으로 보내야 할지 아니면 재활시설에 보내야 할지?", "이 치료가 환자의 독립 보행에 도움을 줄 수 있는지?와 같은 질문을 가질 수 있다. 질병의 중증도, 나이, 성별, 가정환경, 동반질병 등 많은 요인이 예후에 영향을 준다. 질 높은 예후 연구는 특정 결과에 기여하는 다양한 요인을 파악하여 임상의사결정에 도움을 준다. 예후 연구는 개입연구와 다른 연구 설계와 통계분석 방법을 사용한다. 2장에서 다룬 문헌 검색 방법으로 예후 연구를 검색한다. 이 장에서는 먼저 예후 연구의 설계 방법부터 설명한다(그림 6-1).

2) 예후 연구의 설계 / Research Designs That are Specific to Prognostic Studies

예후 연구(prognostic study)는 연구 진행 방향(시간)에 따라 전향적, 후향적, 현황적으로 어떤 요인이 질병이나 결과에 미치는 인과관계를 관측하여 자료를 수집하는 관찰 연구이다. 전형적인 예후 연구 설계는 시간 경과에 따라 추적하여 자료를 수집하는 종축연구와 동일 시점에 자료를 수집하여 단면 연구를 할 수 있는 코호트 연구와 환자-대조군 연구이다(그림 6-2).

(1) 코호트 연구 (Cohort Studies)

코호트 연구는 동일 코호트[역자주 1]를 대상으로 특정 상태 또는 결과의 발생을 확인하기 위해 충분한 기간 동안 추적 관찰하는 연구 설계이다. 코호트 연구는 시간 경과에 따른 결과의 진행, 인과관계, 위험요인, 특정 결과에 영향을 주는 요인, 치료 효과에 대한 정보를 제공한다. 전향적 연구, 후향적 연구, 단면 연구 설계를 사용한다.

예:

운동선수의 앞십자인대 손상과 관련된 요인을 규명하기 위해 한 고등학교의 모든 운동선수를 대상으로 경기 시즌 전부터 성별, 운동 종류, 이전 손상 병력, 운동 시간 등 여러 자료를 수집하여 경기 시즌이 끝나는 시점에 자료를 수집하여 분석한다 (전향적 연구).

예:

뇌졸중 위험 요인을 규명하기 위해 뇌졸중 환자 코호트를 대상으로 자료를 수집하여 분석한다 (후향적 연구, 단면 연구, 역사적 연구).

예:

뇌성마비의 유병률을 규명하기 위해 저체중 미숙아 코호트를 대상으로 전향적으로 자료를 수집하여 분석한다(전향적 연구, 종단 연구).

[역자주 1]

코호트는 공통된 특성이나 속성, 또는 경험을 가진 집단이다.

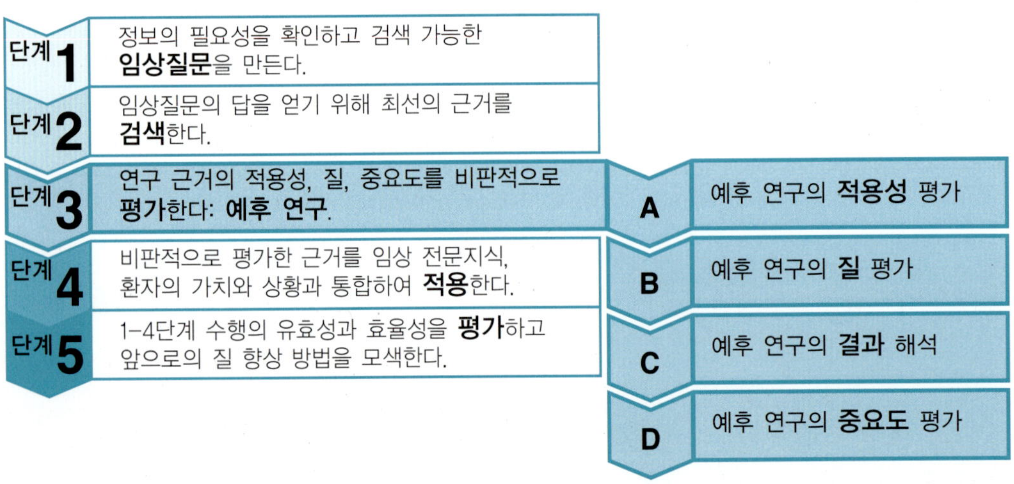

그림 6-1. 예후 연구의 비판적 평가.

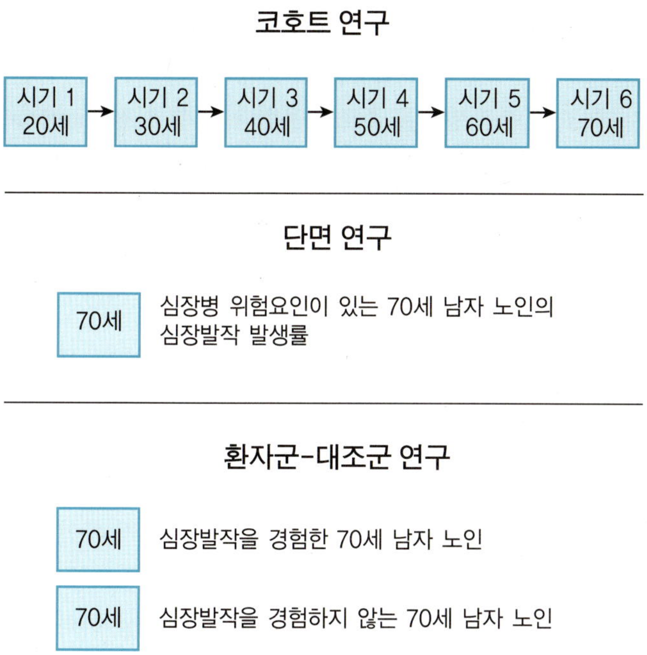

그림 6-2. 코호트 연구, 단면연구 및 환자-대조군 연구의 설계.

(2) 환자군-대조군 연구 (Case Control Studies)

환자-대조군 연구는 특정 결과가 발생된 후 수행한다. 특정 질병을 가진 환자군(case group)과 질병을 가지지 않은 대조군(control group)으로 나누어 결과를 관찰하는 연구 설계이다. 예를 들면, 앞십자인대가 손상된 환자군과 손상이 없는 대조군으로 나누어 비교하여 손상을 일으킨 가능한 위험요인을 탐구한다. 대조군은 손상이 없는 것 이외에는 환자군과 속성이 같아야 한다. 앞십자인대 손상의 위험요인을 같은 성별과 나이 범위, 같은 종류의 운동을 하는 손상이 없는 대조군과 비교한다. 코호트 연구와 마찬가지로 앞십자인대 손상에 기여하는 요인을 찾는다.

코호트 연구와 차이는 환자-대조군 연구에서는 이미 결과가 발생한 환자군과 결과가 발생하지 않은 대조군과 비교한다는 점이다.

예:

뇌졸중 환자의 예상 결과를 판단하기 위해 의무기록과 환자로부터 여러 위험요인을 수집하여 뇌졸중의 특성을 뇌졸중 환자군과 뇌졸중이 없는 대조군과 비교한다(후향적 연구).

예:

낙상 위험요인을 규명하기 위해 반복적으로 낙상을 경험한 노인군과 낙상을 경험하지 않은 대조군으로 나누어 특성을 수집하고 비교한다.

코호트 연구와 환자-대조군 연구 설계는 대규모 표본을 장기간 추적 관찰하는 역학 연구에서 흔히 사용한다. 1948년에 시작한 프램험 심장 연구(Framingham Heart Study)는 두 세대에 걸쳐 코호트 연구가 진행되고 있다.[1][역자 주 2]

(3) 단면 연구 (Cross-Sectional Studies)

일부 연구자는 코호트 연구 설계나 환자-대조군 연구에서 단면 연구 설계를 사용한다.[2] 단면 연구는 대상자가 다른 시점에 있는 결과를 한 시점 또는 짧은 기간 동안에 동시에 자료를 수집하는 연구 설계이다. 예를 들면, 3개 병원에서 치료를 받고 있는 모든 다리 골절 환자를 대상으로 짧은 기간 동안 한 시점에 자료를 수집한다. 또는 병원에서 1년 동안 치료를 받은 모든 다리 골절 환자에게 결과를 한 시점에만 수집한다. 그러나 1년 동안 치료받은 환자를 대상으로 한 단면 연구에서 초기 환자는 종전의 약물을 투약하고 최근 환자는 신약을 투약했다면, 결과가 서로 다를 수 있다.

2. 예후 연구의 비판적 평가 / The Process of Study Appraisal

앞 장에서 근거중심치료의 3단계인 비판적 평가에 대해 다루었다. 이 장에서는 예후 연구의 비판적 평가(appraisal)를 적용성(applicability) 평가, 질(quality) 평가, 결과 해석, 중요도 평가로 나누어 설명한다(그림 6-2). 표 6-3에 제시한 10가지 항목의 점검목록으로 예후 연구를 비판적으로 평가한다.

[역자 주 2]

프램험 심장 연구는 1948년에 미국 메사추세스 프램험 지역에서 5,209명의 성인 주민을 계통 표본 추출하여 2년 마다 심장질환을 추적하였다. 1971년에는 가족 코호트 대상자의 자녀와 배우자 5,124명을 대상으로 2세대 코호트 자료를 수집하였다. 2002년부터는 1948년 기존 코호트의 손자, 손녀를 대상으로 3세대 코호트 연구를 시작하여 2005년까지 4,095명의 대상자가 참여하였다.

1) 예후 연구의 적용성 평가 (A) / Part A: Determining Applicability of a Prognostic Study

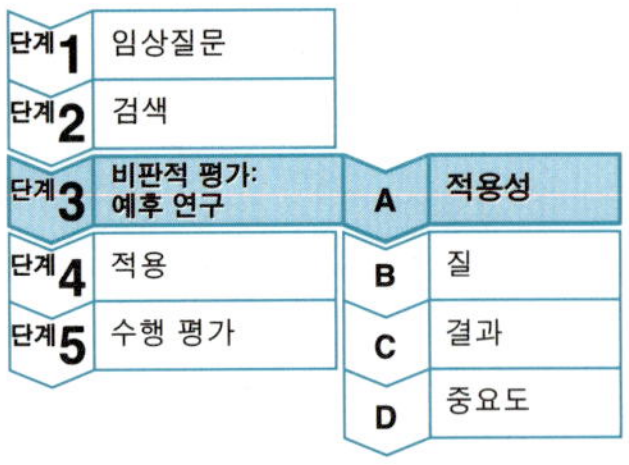

뇌졸중 환자가 향후 보행을 할 수 있을지? 여자 농구선수가 앞십자인대 손상 후 다시 선수로 돌아갈 수 있을지? 와 같은 예후에 대한 임상질문에 대한 근거를 검색할 때에는 환자에게 적용 가능한 근거를 검색해야 한다. 임상질문과 관련이 있는지 확인하고 연구 방법에서 대상자의 특성을 확인한 후 예후에 영향을 줄 수 있는 나이, 당뇨병 등과 같은 동반질병을 고려하여 적용 여부를 판단한다.

검색한 연구의 초록을 읽고 임상질문과 관련이 있는지 확인하고 연구 방법에서 대상자의 특성을 확인한 후 예후에 영향을 줄 수 있는 나이, 당뇨병 등과 같은 동반질병을 고려하여 적용 여부를 판단한다. 실제로 환자에게 완벽하게 맞는 연구는 찾기 어렵다. 적용이 가능한 유사한 연구를 찾으면 된다. 3장에서 다룬 적용성 평가를 참고하기 바란다.

2) 예후 연구의 질 평가 (B) / Part B: Determining Quality of a Prognostic Study

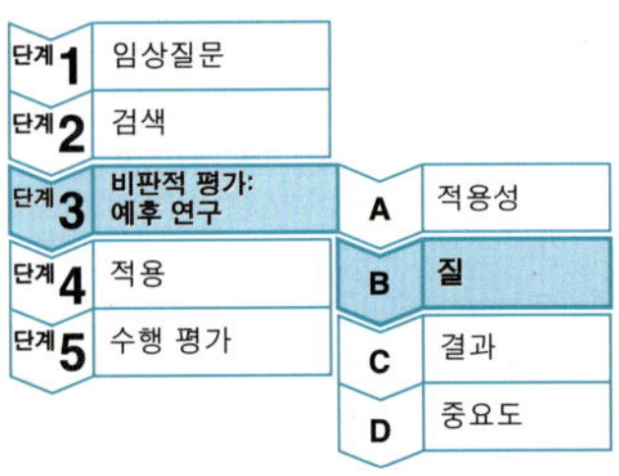

임상적으로 유용한 예후 연구는 환자에게 적용 가능해야 하고 질이 좋아야 한다. 개입 연구나 진단 연구와 마찬가지로 예후 연구도 적용 전에 질을 평가해야 한다. 예후 연구의 질 평가는 몇 가지를 제외하면 기본적으로 개입 연구의 질 평가와 비슷하다.

(1) 연구 대상 (Study Sample)

질문 1: ***환자 표본은 잘 정의되고 대표성이 있으며 임상질문과 관련이 있나?***

예후 연구에서는 무작위임상시험(RCT)처럼 대상자를 동시에 모집하여 무작위 배정을 하지 않고 코호트 연구나 환자–대조군 연구 방법을 주로 사용한다. 공통 시점(common point)은 뇌졸중 후 2주, 급성 허리통증 발병 4–6주 후 등과 같이 손상이 발생한 시점이다. Plisky 등[3]은 고등학교 농구선수를 대상으로 균형검사와 다리 손상의 관계를 연구하였다. 다리 손상은 "허리와 엉치엉덩관절을 제외하고 엉덩관절을 포함한 다리의 모든 손상"이라고 정의하였다. 모든 선수를 공통 시점에 모집하여 경기 시즌이 시작하기 전에 1차 측정을 하였다. 경기 시즌이 시작된 이후에는 대상자를 모집하지 않았다.

연구 대상자의 문제가 공통 시점에 발생했는지 확인해야 한다. 교란요인은 결과의 해석에 혼란을 주는 중요한 요인이다. 예를 들면, 발병 기간이 다른 급성과 만성 허리통증 환자를 같이 모집하였다면, 직장 복귀에 대한 예후에 판단에 교란이 일어난다. 만성 허리통증 환자는 치료 3개월 경과 후에 모집하고, 급성 허리통증 환자를 치료 첫날부터 모집하여 추적 관찰을 했을 경우에는 발병 기간의 차이와 치료 경험의 차이로 치료에 대한 결과가 다르게 나타날 수 있다. 교란요인을 배제하게 위해서는 급성 허리통증이나 발병 첫날과 같은 공통시점에 있는 대상자를 모집해야 한다. 동일한 수의 만성 허리통증 환자와 급성 허리통증 환자를 모집하여 하부군 분석을 하면 교란요인을 배제할 수 있다. 결과에 영향을 주는 교란 요인이 많을수록 표본(sample)의 수가 많이 필요하다.

예후 연구는 예후에 영향을 주는 요인이 많기 때문에 일반적으로 표본 크기가 크다. 진단 검사의 정확도처럼 예후의 정확도에도 여러 요인이 영향을 미친다. 예후에 영향을 주는 요인이 많으면 충분한 수의 대상자를 모집하여 하부군 분석을 해야 한다. 예를 들면, 직업의 종류, 성별, 나이, 체중이 급성 허리통증에 기여하는 요인이라면 각 요인별로 충분한 크기의 대상자가 있어야 한다. 나이가 결과에 영향을 미친다면 나이 범위에 따른 예후 연구가 포함되어야한다. 허리통증의 예후에 영향을 주는 성별(A), 성별과 나이(B) 요인에 따라 대상자를 모집해야 한다(그림 6–3). 요인이 많을 수 록 더 많은 표본이 필요하다.

연구 대상자는 결과에 영향을 줄 수 있는 요인이 없어야 한다. 어린 시절 식이가 청소년 당뇨병 발병에 영향을 주는지를 규명하는 연구라면, 15세까지 당뇨병이 발생한 청소년을 대상으로 해야 한다. 허리통증 환자에게 오스웨스트리허

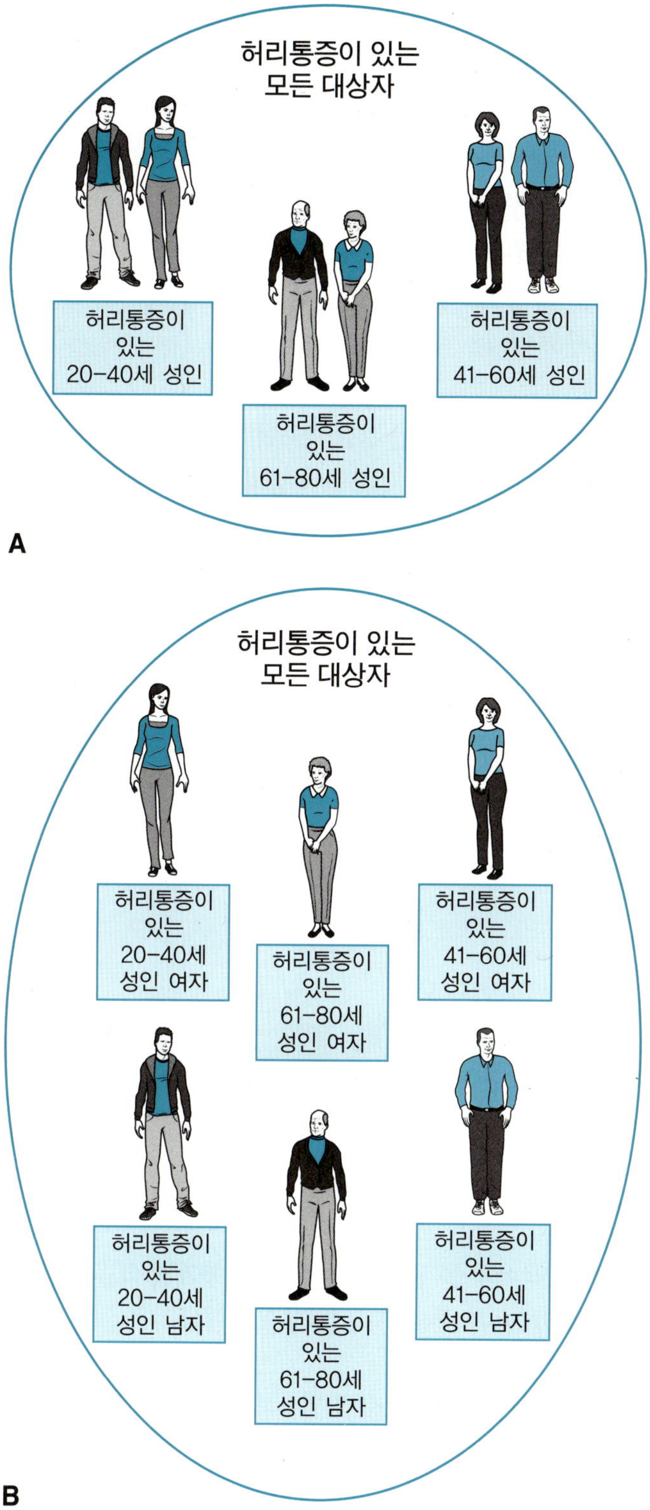

그림 6-3. 허리통증의 예후에 영향을 주는 성별(A), 성별과 나이(B) 요인.

리통증장애척도(OSW)를 사용하여 결과를 측정한다면 연구 시작 시점에서 자료를 수집하고 추적해야 한다.

(2) 결과 측정과 측정과 관련된 요인 (Outcome measures and factors Associated)

질문 2: 연구 종료 시점과 결과 측정을 명확하게 정의하였나?

연구의 종료 시점을 포함하여 측정 시점을 체계적이고 정확하게 기술해야 한다. 시간 경과에 따라 1회 이상의 시점에 추적관찰하여 결과를 측정했다면, 결과 또는 치료의 진행과 관련이 있어야 한다. 결과 측정은 신뢰도와 타당도가 있어야 한다(4장, 10장 참조). 연구에서는 결과 측정의 신뢰도를 보고해야 한다. 서로 다른 환경에서 측정을 하기 때문에 인용한 선행 연구의 신뢰도만으로는 충분하지 않다. 신뢰도는 동일한 측정자나 다른 측정자가 반복 측정하여 수집한 결과의 상관관계의 정도이다. 측정자내 및 측정자간 상관관계의 값이 높을수록 신뢰도가 좋다. 신뢰도 검사에 사용하는 통계 분석 방법은 측정 척도에 따라 결정한다(4장 참조).

결과 측정은 명백하게 제시되어 있어야 하고 타당하고 신뢰성이 있어야 하며 임상질문과 관련이 있어야 한다. 측정 시점이 명료하고 일관성이 있어야 한다. Plisky 등[3]은 연구에서 다리 손상의 결과를 측정하였다. 운동선수의 다리 손상의 조작적 정의는 "농구 연습 또는 경기로 인해 최근 또는 다음 연습이나 경기 참여에 제한을 초래하는 허리와 엉치엉덩관절의 손상을 제외한 엉덩관정을 포함한 다리의 모든 손상이다"라고 하였다(p. 913). 코치와 트레이너에게 체계적 자료 수집 방법을 교육하였고 손상 자료는 코치와 트레이너가 체계적으로 수집하였다. 손상 보고는 선수, 코치, 트레이너로부터 교차 확인하였다. 자료는 농구 경기 시즌 시작 시점부터 경기 시즌 종료 시점까지 수집하였다.

질문 3: 결과 예측에 기여할 수 있는 관련된 요인이 정당화되었나?

예후 연구는 원인에 대한 연구가 아닌 인과관계의 연구이다. 원인과 관련된 연구는 무작위임상시험이나 유사-실험 설계가 적당하다. 강한 인과관계를 *원인*으로 오해할 수 있다. 예를 들면, 라크로스(lacrosse) 운동은 특정 종류의 어깨 손상을 증가시킨다. 그러나 라크로스 운동은 어깨손상과 관련이 있지만, 어깨 손상의 원인은 아니다. 환자에게 라크로스 운동의 중지를 권고하는 것보다 원인 요인을 통제하거나 제거하고 손상에 기여하는 운동의 요인을 규명해야 한다. 예후 연구에서 관심 결과와 관련이 있는 가설을 확인한다. 가설은 이전 연구나 임상 관찰을 통해 얻는다. 연구 대상자의 결과에 영향을 주는 요인이 많다. 또한 여러 요인이 나의 환자의 결과에 영향을 미칠 수 있다. 따라서 연구 대상자의 요인이 내 환자의 요인과 관련이 있어야 한다. 예후 연구에서 특정 결과와 관련된 모든 요인을 다 확인할 수 없다. 가장 중요한 요인을 확인해야 한다. 각각의 요소는 적절한 통계 분석으로 결정할 수 있다. 자세한 내용은 "예후 연구의 결과 해석" 부분에서 다룬다.

(3) 연구 과정 (Study Process)

질문 4: 비뚤림(bias)을 감소시키기 위해 평가자는 눈가림을 하였나?

측정자는 결과를 객관적으로 측정해야 한다. 객관성을 유지하기 위해서는 결과 "측정자"는 연구의 목적이나 환자의 특성을 모르고 있어야 한다. 측정자가 결과 측정 전에 연구 목적이나 환자 특성에 대해서 미리 알고 있다면, 비뚤림이 발생할 수 있다. 모든 연구 참여자는 가능하면 연구 목적을 모르고 있어야 하며, 특히 결과 측정자는 연구 종료 시점까지 연구 목적과 환자의 임상적 특성과 예후 요인에 대해 모르고 있어야 한다.

질문 5: 관심 결과를 수집할 수 있을 정도로 연구기간은 충분히 길었나?

예후의 인과관계 요인을 규명하는 연구는 장기간에 걸쳐 진행된다. 예를 들면, 뇌졸중 후 독립적인 생활 목표-달성에 미치는 요인을 평가하는 연구는 수개월에서부터 수년 간 추적 관찰이 필요하다. 연구는 관심 결과의 특성을 규명하기 위한 충분한 수의 표본을 대상으로 충분히 긴 기간 동안 수행되어야 한다. 논문에는 중도탈락자의 수와 중도탈락의 원인을 기술해야 한다. 즉, 적절한 통계분석을 위해 무작위 비교시험과 마찬가지로 연구를 종료할 때까지 충분한 수의 대상자가 참여해야 한다(3장의 검정력 참조).

국제기능장애건강분류(ICF)[4]의 신체 기능, 신체 구조, 활동, 참여에 관련된 예후 요인을 규명하기 위해서는 장기간 추적 관찰이 필요하며 일정한 시점마다 결과를 반복해서 측정해야 한다.

질문 6: 주요한 예후인자에 대한 보정이 이루어졌나?

질문 7: 종료 시점에 모든 대상자를 추적 조사하였나?

예후 연구는 전형적인 관찰 연구이다. 결과에 영향을 미치는 요인에 대해 충분한 정보를 수집해야 한다. 예후 연구 과정에서 결과에 중요한 영향을 주는 여러 요인이 발생할 수 있다. 예를 들면, 뇌졸중 후 독립적인 생활에 대한 예후 연구에서 연구 기간 동안 약물 사용, 치료 순응도, 추가 개입과 같은 요인을 파악하고 보정해야 한다. 이러한 요인은 통계분석에서 보정할 수 있다. 중도 탈락자가 얼마나 되는지, 중도 탈락의 원인이 무엇인지 제시해야 한다. 연구 종료 시점까지 유의성을 입증에 필요한 충분한 수의 대상자가 남아 있어야 한다.

3) 예후 연구의 결과 해석 (C) / Part C: Interpreting Results of a Prognostic Study

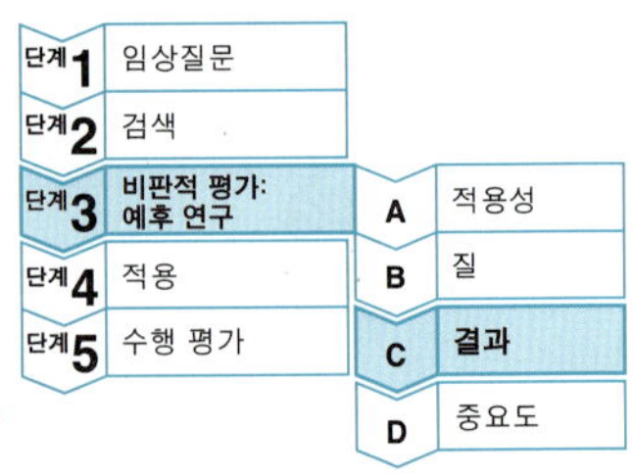

질문 8: 예후를 결정하는데 어떤 통계분석을 사용하였나? 통계분석은 적절하였나?

예후 연구에서 상관분석 방법으로 요인 간 관련성을 증명한다.[2,5,6] 4장에서 자료의 종류에 따른 측정자내 및 측정자간 신뢰도 검사의 상관분석 방법에 대해 다루었다. 여기에서는 예후에 영향을 미치는 요인의 관련성을 검증하기 위한 상관분석 방법에 대해 다룬다. 물리치료 예후 연구에 흔히 사용하는 통계분석 방법은 상관분석, 선형 회귀분석, 다중 회귀분석, 로지스틱 회귀분석이다.

예후 연구에서 흔히 사용하는 통계 지표는 교차비(OR)와 상대위험도(RR)이다. 위험(risk)은 질병의 존재와 같은 부정적인 결과이다. 비(ratio)는 결과의 확률이다. 예를 들면,

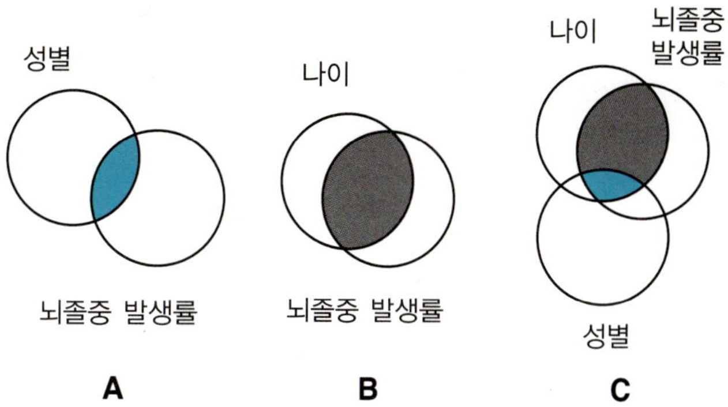

그림 6-4. 성별과 나이에 다른 뇌졸중 발생률의 상호 관계를 나타낸 벤다이어그램. 음영으로 표시된 중복 부분이 성별과 뇌졸중 발생률 (A), 나이와 뇌졸중 발생률 (B), 성별, 나이, 뇌졸중 발생률 (C)이 차지하는 분산의 비율이다.

특정한 특성을 가진 뇌졸중 환자가 퇴원 후 "재활시설에 가는 환자에 대비하여 집으로 가는 환자의 확률"이다.

(1) 예후 연구에 흔히 사용하는 통계 분석 (Common Statistics in Prognostic Research)

① 상관분석

상관분석(correlation)은 두 변수 간의 관계가 얼마나 강한지 분석하는 방법이다. 상관관계는 두 변수 간의 연관성의 정도이다. 예를 들면, 어린이의 경우, 나이가 증가하면 키가 증가하는 경향이 있다. 즉, 나이와 키는 상관관계가 있다. 그러나 나이가 키를 변화시키는 원인은 아니다.

상관분석의 결과는 변수 간 관계의 정도를 지수화한 *상관계수(correlation coefficient : r)*로 나타낸다. 부호를 사용하면 방향을 표시할 수 있다.

상관계수(r)의 범위는 −1.0에서 +1.0까지이다. 1은 완전한 상관관계이다. +1.0은 양의 상관관계를 의미하며 한 변수가 증가하면 다른 변수도 증가하거나 한 변수가 감소하면 다른 변수도 감소한다. 예를 들면, 성장기에 나이가 증가하면 키가 증가하거나, 부종이 감소하면 통증이 감소하는 관계이다. −1.0은 음의 상관관계를 의미하며 한 변수가 증가하면 다른 변수는 감소한다. 예를 들면, 장애 정도가 증가하면 삶의 질이 감소하거나, 부종이 감소하면 운동범위가 증가하는 관계이다.

*결정계수(coefficient of determination : r^2)*는 두 변수를 공유하는 분산의 백분율이다. 상관계수를 제곱하여 계산한다.[역자 주 3] 그림 6-4는 성별과 나이에 다른 뇌졸중 발생률의 상호관계를 나타낸 벤다이어그램(Venn diagram)이다. 음영으로 표시된 중복 부분이 성별과 뇌졸중 발생률(A), 나이와 뇌졸중 발생률(B), 성별, 나이, 뇌졸중 발생률(C)이 차지하는 분산의 비율이다.

상관분석 결과는 관계의 강도(strength)와 확률(probability)로 평가한다. Munro[5]가 제안한 상관관계의 강도는 표 6-1과 같다. 예를 들면, r=.35, p<0.01이라면 통계적으로 유의하지만 낮은 상관관계를 가지고 있다고 해석한다. 상관분석에서는 표본의 크기가 중요하다. 표본의 크기가 크면 낮은 상관계수라도 통계적 유의하다는 결론을 내릴 수 있다.

② 회귀분석

회귀분석(regression analysis)은 변수 간의 인과관계를 *예측(prediction)*하기 위한 통계분석 방법의 하나이다. 하나 이상의 독립변수가 하나의 종속변수에 대해 가지는 관계를 규명하여 독립변수의 변화에 따라 종속변수의 변화인 결과를 예측한다. 예를 들면, 나이, 시각, 균형, 낙상에 대한 두려움 등 여러 독립변수를 회귀분석하여 낙상 가능성을 예측한다. 회귀분석의 결과는 회귀 방정식과 결정계수(R^2)로 나타낸다. [역자 주 4]

[역자 주 3]

결정계수(r^2 또는 d)는 예언계수 또는 능률계수라고 한다. 결정계수는 어느 한 변수가 다른 변수를 예측 또는 설명해 주는 정도를 나타낸다. 상관계수(r)가 .80이라면 결정계수(r^2)는 .64이다. 두 변수의 분산 중 64%가 공통적인 특성을 가지고 있다고 해석한다. 독립변수가 종속변수의 변화를 설명하는 능력이 64% 정도 된다.

[역자 주 4]

결정계수(R^2)는 독립변수에 의해 설명되는 종속변수의 분산 비율이다. 회귀방정식의 적합도를 나타내는 척도이다. R^2가 .65보다 크면 회귀방정식이 자료를 설명하는데 적합하다. 수정된 결정계수($R^2_{[adj]}$)는 독립변수의 수와 자료의 수를 고려한 결정계수이다. 다중 회귀분석에서 특히 중요하다. R^2와 $R^2_{[adj]}$의 차이가 작을수록 좋다. 상관계수가 높으면 그래프의 폭이 좁고 결정계수가 높다. 잔차(e_i)가 크면 상관관계와 결정계수가 낮다.

표 6-1. 상관관계의 강도

상관계수(r)	강도
0.00	상관관계 없음
0.10–0.25	매우 낮은 상관관계
0.26–0.49	낮은 상관관계
0.50–0.69	중등도의 상관관계
0.70–0.89	높은 상관관계
0.90–0.99	매우 높은 상관관계
1.00	완벽한 상관관계

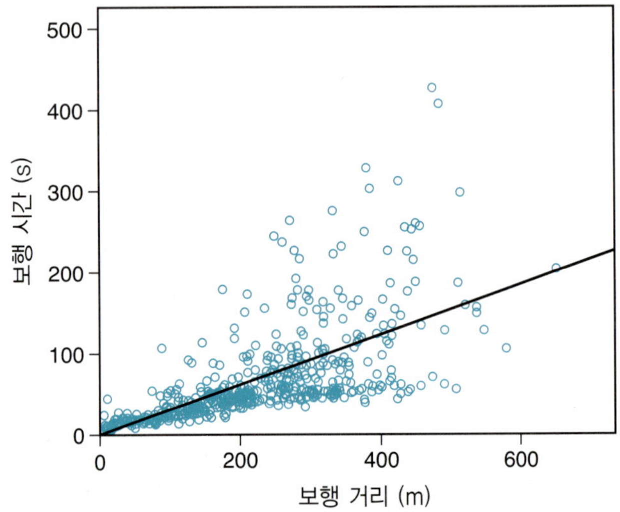

그림 6–5. 보행 시간과 보행 거리의 관계를 보여주는 산포도와 회귀선.

R^2 값이 크고, p값이 낮을수록 설명력이 크다. 설명력이 크면 예측력이 좋다. R^2 값이 크다고 반드시 원인 관계를 나타낸다고 할 수는 없다. 독립변수가 종속변수의 원인이라고 해석하지 않도록 주의해야 한다.

독자는 정확한 추정값을 알고 싶어 한다. 회귀분석과 같은 예측 통계에는 오류가 따를 수 있기 때문에 신뢰구간을 확인해야 한다. 연구 결과의 정밀도를 평가하기 위해 신뢰구간을 확인해야 한다. 신뢰구간의 범위가 클수록 예측의 비뚤림이 많다. 신뢰구간에 대해서는 4장을 참고하기 바란다.

③ 단순 선형회귀분석

단순 선형회귀분석(simple linear regression)은 두 변수간의 인과관계를 예측하기 위한 통계분석 방법이다. 변수들의 값의 분포가 Y = a+bX와 같이 직선 관계를 보일 때 적합한 회귀분석이다. 그림 6–5는 보행 시간과 보행 거리의 관계이다. X와 Y의 관계를 점으로 표시한 산포도에서 회귀선이 직선을 이룰 때 회귀식이 "가장 적합(best fit)"하다. 실제 관찰된 값이 예측 값인 회귀선에서 벗어난 차이를 *잔차(residual)*라 한다. 잔차가 작으면 회귀선이 직선에 가깝고 X로부터 Y를 잘 예측할 수 있다. 하나의 독립변수와 하나의 종속변수와의 관계는 다음과 같은 회귀방정식을 사용하여 분석한다.

선형 회귀방정식:

$$Y = a+bX$$

여기에서,

Y = 결과변수(종속변수)
a = Y의 축을 자르는 절편(상수),
X가 0일 때 Y의 값
b = 회귀선의 기울기 (회귀계수)
X = 예측변수(독립변수)

④ 다중회귀분석

다중회귀분석(multiple regression)은 2개 이상의 독립변수와 하나의 종속변수와의 인과관계를 예측하기 위한 통계분석 방법이다. 변수가 운동범위, 6분보행거리 등과 같은 연속형 척도일 때 사용한다. 물리치료의 예후 요인은 매우 많다. 따라서 예후 연구에서 다중회귀분석을 많이 사용한다. 예를 들면, 보행속도는 나이, 관절 운동범위, 근력, 균형능력 등 여러 요인에 영향을 받는다. 나이, 관절 운동범위, 근력, 균형의 독립변수로 미래의 사건인 보행속도를 예측하기 위해서는 다중회귀분석을 해야 한다(그림 6-4). 1개의 종속변수와 여러 개의 독립변수 사이의 관계를 규명하고자 할 경우에는 다음과 같은 회귀방정식을 사용하여 분석한다. 이 경우 독립변수(나이, 관절 운동범위, 근력, 균형 능력)의 측정단위가 다를 경우 독립변수의 상대적인 중요성을 비교하기 어렵기 때문에 각 변수를 표준 점수화한 베타 가중치를 구하여 표준화회귀계수를 추정한다.

다중회귀방정식:

$$Y = a + b_1 X_1 + b_2 X_2 + b_3 X_3 + b_4 X_4$$

여기에서,

Y = 결과변수(종속변수)
a = Y의 축을 자르는 절편(상수)
b = 각 예측변수의 β 가중치
X = 예측변수(독립변수)

다중회귀분석은 각 독립변수의 관계를 설명하고, 어느 독립변수가 유의한지 뿐만 아니라 변수의 영향력 정도를 알 수 있다.

⑤ 로지스틱 회귀분석

로지스틱 회귀분석(logistic regression)은 종속변수가 이분형 척도일 때 변수 간 인과관계를 예측하기 위한 통계분석 방법이다. 이분형 척도는 범주형 자료이다. 물리치료 예후는 퇴원 후 집 또는 요양시설, 독립보행 또는 비독립보행 등과 같은 2개의 범주로 구분하는 이분형 척도로 측정하기도 한다. 환자가 지역사회에서 독립적으로 보행할 수 있는지 없는지가 주요 관심의 대상이 될 수 있다. 연속형 자료를 범주형 자료로 변환시킬 수 있다. 예를 들면, 보행거리를 측정한 다음 특정 거리까지 걸을 수 있는 환자를 지역사회에서 보행이 가능한 군으로, 특정 거리까지 걷지 못하는 환자를 지역사회에서 독립보행을 하지 못하는 군으로 구분하여 분석할 수 있다. 이때 중요한 점은 어느 거리까지 걸을 수 있어야 지역사회에서 독립적으로 보행할 수 있는지 기준이 명확해야 한다. 임상적으로 유용한 최적 "절단값"을 선택해야 한다.

⑥ 회귀분석의 적용

그림 6-6은 노인의 낙상 가능성을 추정하기 위한 예후 연구의 초록이다. 지역사회에 거주하는 65세 이상의 노인을 대상으로 한 후향적 환자-대조군 연구에서 낙상 위험 요인 중 환자군과 대조군 간 유의한 차이가 있는 5개 예후 요인을 식별하고 이를 상관분석하여 이중 불균형 병력 유무와 버그균형척도 점수를 추출한 후 로지스틱 회귀분석하여 낙상 예측 확률에 대한 회귀방정식을 제시하였다. 이 예측 모델에서 최적의 절단값을 사용하여 낙상 예측 확률을 구한 결과 불균형 병력이 없고(0) 버그균형척도가 54점인 경우에는 낙상 예측 확률이 5%였다. 반면 불균형 병력이 있고 (1) 버그균형척도가 42점인 경우에는 낙상 예측 확률이 91%였다.

Background and Purpose: The objective of this retrospective case-control study was to develop a model for predicting the likelihood of falls among community-dwelling older adults.

Subjects: Forty-four community-dwelling adults (≥65 years of age) with and without a history of falls participated.

Methods: Subjects completed a health status questionnaire and underwent a clinical evaluation of balance and mobility function. Variables that differed between fallers and nonfallers were identified, using *t* tests and cross tabulation with chi-square tests. A forward stepwise regression analysis was carried out to identify a combination of variables that effectively predicted fall status.

Results: Five variables were found to be associated with fall history. These variables were analyzed using logistic regression. The final model combined the score on the Berg Balance Scale with a self-reported history of imbalance to predict fall risk. Sensitivity was 91%, and specificity was 82%.

Conclusion and Discussion: A simple predictive model based on two risk factors can be used by physical therapists to quantify fall risk in community-dwelling older adults. Identification of patients with a high fall risk can lead to an appropriate referral into a fall prevention program. In addition, fall risk can be used to calculate change resulting from intervention.

그림 6-6. 지역사회 거주 노인의 낙상 예측에 관한 예후 연구의 초록. 출처: Shumway, Baldwin, Pol issar, et al. Predicting the probability for falls in community-dwelling older adults. *Phys Ther.* 1997:77:812-819.

4) 예후 연구의 중요도 평가 (D) / Summarizing the Clinical Bottom Line of a Prognostic Study

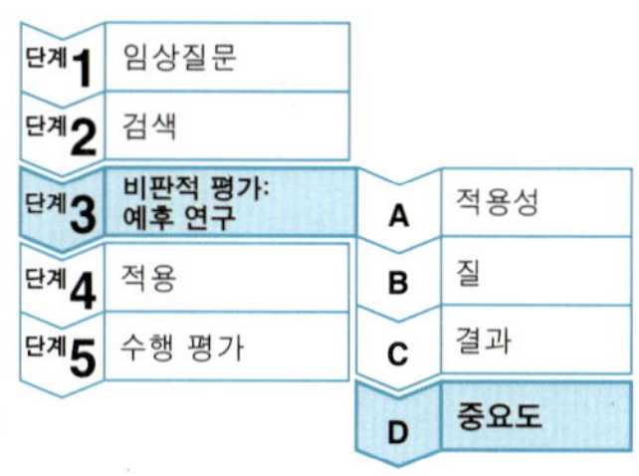

*질문 9: **결과가 임상적으로 의의가 있나?***

(1) 상대위험도 (Relative Risk)

상대위험도(RR)와 교차비(OR)는 예후 연구에 흔히 사용하는 지표이다.[6] 상대위험도와 교차비는 환자군과 대조군에서 특정 결과의 발생 확률을 계산하여 위험 요인과 결과와의 관계를 규명한다. 그림 6-7의 2× 2 분할표를 사용하여 계산할 수 있다.[6,7] 위험 요인과 결과가 이분형 자료가 아닌 연속형 자료인 경우에는 이분형 척도로 변환하여 계산한다. 연속형 자료의 특정 점수를 기준으로 두 범주로 나누어 이분형 척도로 변환한다.

(2) 상대위험도 (Risk Ratio)

상대위험도(risk ratio: RR)는 2×2 분할표의 행 값을 이용하여 다음과 같은 공식으로 계산한다.

$$RR = [a/(a+b)]/[c/(c+d)] = [34/(34+11)]/[13/(13+72)] = 5$$

그림 6-7, 8에서, 위험 요인이 있는 대상자 중에서 결과가 발생한 비율을 위험 요인이 없는 대상자 중에서 결과가 발생한 비율로 나누어 계산한다. "위험 요인이 있는 운동선수가 위험 요인이 없는 운동선수보다 다리손상 가능성이 5배 높다"고 해석한다.

(3) 교차비 (Odds Ratios)

교차비(odds ratios: OR)는 2×2 분할표의 열 값을 이용하여 다음과 같은 공식으로 계산한다.

$$OR = (a/c)/(b/d)$$
또는
$$= ad/bc = (34/13)/(11/72) = 17$$

교차비(OR)는 2×2 분할표의 열 값을 이용하여 다음과 같은 공식으로 계산한다.

$$OR = (a/c)/(b/d) \text{ 또는 } = (ad)/(bc) = (34/13)/(11/72) = 17$$

그림 6-7, 8에서, 결과가 있을 때 위험 요인이 있을 승산을 결과가 없을 때 위험 요인이 있을 승산으로 나누어 계산한다. "다리손상이 있는 환자군이 대조군에 비해 위험 요인이 있을 가능성이 17배 높다"고 해석한다.

다리 손상을 경험한 운동선수 중 34명이 근육 불균형이라는 위험 요인이 있으나 13명은 위험 요인이 없다. 다리 손상을 경험하지 않은 운동선수 중 13명이 위험 요인이 있으나 72명은 위험 요인이 없다(그림 6-8).

상대위험도(RR)는 위험 요인의 유무를 확인하고 문제를 추적하는 코호트 연구에서 주로 사용한다. 교차비(OR)는 문제 유무를 확인하고 위험 요인를 추적하는 환자-대조군 연구에서 주로 사용한다.

질문 10: 예후 연구 결과가 의사결정을 변화시킬 수 있나?

결과가 환자에게 중요한지, 결과와 연관이 있는 예후 요인이 나의 환자와 관련이 있는지 평가한다. 또한 연구에서 제시한 예측의 크기가 임상적으로 가치가 있는지, 나의 환자에게 적용할 수 있는지, 임상의사결정에 가치가 있는지 비판적으로 평가한다.

예후 연구에 흔히 사용하는 통계와 지표를 표 6-2에 요약하였다. 표 6-3은 예후 연구의 비판적 평가 점검목록이다.

위험 요인		결과: 양성(예)	결과: 음성(아니오)	
	+	a	b	a/(a+b)
	−	c	d	c/(c+d)

그림 6-7. 상대위험도(RR)를 계산하기 위한 2 x 2 분할표.

위험 요인 "근육 불균형"		결과(다리 손상): 양성(예)	결과(다리 손상): 음성(아니오)	
	+	34	11	34/(34+11)
	−	13	72	13/(13+72)

그림 6-8. 결과(다리 손상)와 위험 요인(근육 불균형)의 2 x 2 분할표 사례.

표 6-2. 예후 연구에 흔히 사용하는 통계와 지표

통계	정의	결과
상관분석	두 변수 간의 연관성 정도를 분석하는 통계 방법이다.	r : 범위는 −1.0에서 +1.0까지이다. r^2 : 두 변수를 공유하는 분산의 백분율이다. p : 상관계수의 확률이다. 상관계수가 낮아도 통계적으로 유의할 수 있지만 중요하지는 않다.
단순 선형회귀분석	두 변수 간의 인과관계를 예측하는 통계 방법이다.	r^2 : 두 변수를 공유하는 분산의 백분율이다. 한 변수로 다른 변수를 예측할 수 있다. p : 결정계수의 확률이다. CI : 모집단의 평균이 위치할 구간을 확률적으로 추정한 범위이다. 신뢰구간은 예측의 정확도를 반영한다. 범위가 좁을수록 예측 정확도가 높다.
다중회귀분석	2개 이상의 독립변수와 하나의 종속변수와의 인과관계를 예측하는 통계 방법이다. 변수가 연속형 척도일 때 사용한다.	R^2 : 예측과 예측 변수에 사용되는 모든 변수 사이의 상관관계. R^2 : 두 변수를 공유하는 분산의 백분율이다. 한 변수로 다른 변수를 예측할 수 있다. p : 결정계수의 확률이다. CI : 범위가 좁을수록 예측 정확도가 높다.
로지스틱 회귀분석	2개 이상의 독립변수와 하나의 종속변수와의 인과관계를 예측하는 통계 방법이다. 변수가 이분형 척도일 때 사용한다.	다중회귀분석과 같다.
상대위험도(RR)	위험 요인이 있는 경우 사건이 발생하는 비율과 위험 요인이 없는 경우 사건이 발생하는 비율의 비이다.	RR : 수로 표시한다. 소수점 이하까지 쓰기도 한다.
교차비(OR)	환자군의 위험 요인 비와 대조군의 위험 요인 비의 비이다.	OR : 수로 표시한다. 소수점 이하까지 쓰기도 한다.

표 6-3. 예후 연구의 비판적 평가 점검목록

질문	예/아니오	확인	설명
1. 환자 표본은 잘 정의되고 대표성이 있으며 질문과 관련이 있나?	___ 예 ___ 아니오	방법 결과	연구 대상자의 선정 기준을 자세하게 기술해야 한다. 연구를 시작할 때 질병의 중증도, 회복 정도 등이 비슷해야 한다. 연구 시작 시점과 종료 시점에서 모든 대상자의 결과를 측정해야 한다.
2. 연구 종료 시점과 결과 측정을 명확하게 정의하였나?	___ 예 ___ 아니오	방법	결과 측정 방법과 측정 시점을 자세하게 기술해야 한다. 신뢰도가 높은 표준화된 방법으로 결과를 측정해야 한다.
3. 결과 예측에 기여할 수 있는 관련된 요인이 정당화되었나?	___ 예 ___ 아니오		선택한 요인이 결과와 관련이 있는지 논리적인 임상 추론과 선행 연구를 통해 정당화해야 한다.
4. 비뚤림을 감소시키기 위해 평가자는 눈가림을 하였나?	___ 예 ___ 아니오	방법	결과 측정자는 비뚤림이 발생할 수 있다. 측정자는 가능하면 연구 목적, 이전 측정 자료, 환자의 임상적 특성과 예후 요인에 대해 모르고 있어야 한다.
5. 관심 결과를 수집할 수 있을 정도로 연구기간은 충분히 길었나?	___ 예 ___ 아니오	방법 결과	예상 추적 관찰 기간과 실제 추적 관찰 기간을 보고해야 한다. 추적 관찰은 충분히 길어야 한다. 추적 관찰 기간에 관심 결과가 발생해야 한다.
6. 주요한 예후인자에 대한 보정이 이루어졌나?	___ 예 ___ 아니오	방법	연구 과정에서 자료를 수집한 방법을 보고해야 한다. 결과에 영향을 미치는 요인을 제시해야 한다. 타당하고 신뢰할 수 있는 자료를 수집해야 한다.
7. 종료 시점에 모든 대상자를 추적 조사하였나?	___ 예 ___ 아니오	방법 결과	연구 종료 시점까지 중도탈락자가 적어야 한다. 연구 종료 시점에 참가자의 80% 이상에서 자료를 수집해야 한다.
8. 예후를 결정하는데 어떤 통계분석을 사용하였나? 통계분석은 적절하였나?	___ 예 ___ 아니오	방법 결과	통계분석 방법을 명확하게 제시하고 선택한 근거를 보고해야 한다.
9. 결과가 임상적으로 의의가 있나?	___ 예 ___ 아니오	방법 결과	예후의 추정 지표는 정밀해야 하고 크기는 임상으로 가치가 있어야 한다.
10. 예후 연구 결과가 의사결정을 변화시킬 수 있나?	___ 예 ___ 아니오	고찰 결론	연구의 결과가 환자에게 예후 정보를 제공하고 특정 치료의 선택 결정에 유용해야 한다.

요약 / SUMMARY

예후 대한 연구에서는 특정한 연구 설계와 통계분석 방법을 사용한다. 예후 연구는 어떤 요인이 결과에 미치는 인과관계를 관측하여 자료를 수집하는 관찰연구이다. 전형적인 예후 연구 설계는 코호트 연구와 환자-대조군 연구이다. 예후 연구에서는 상관관계분석과 회귀분석으로 예후에 영향을 미치는 요인의 관련성을 검증하고, 상대위험도(RR)를 추정한다. 예후 연구에서 제시한 특정 결과 발생의 추정값은 나의 환자에게 결과가 발생할 확률을 예측할 수 있다. 다른 연구와 마찬가지로 예후 연구는 엄격한 방법론으로 수행되고, 환자에게 적용이 가능해야 한다.

복 습 문 제

1. 다음 통계분석 결과를 해석하시오.
   r=0.24, p=0.01.

2. 코호트 연구와 환자-대조군 연구의 차이점을 설명하시오.

3. 상대위험도(RR)와 교차비(OR)의 차이점을 설명하시오.

참고문헌 / REFERENCES

1. Framingham Heart Study. http://www.framinghamheartstudy.org/. Accessed December 26, 2010.
2. Domholdt B. *Physical Therapy Research*. 2nd ed. Philadelphia: Saunders; 2000.
3. Plisky PJ, Rauh MJ, Kaminski TW, et al. Star Excursion Balance Test as a predictor of lower extremity injury in high school basketball players. *J Orthop Sports Phys Ther*. 2006;36:911–919.
4. Stucki G, Ewert T, Cieza A. Value and application of the ICF in rehabilitation medicine. *Disabil Rehabil*. 2003;25:628–634.
5. Munro BH. *Statistical Methods for Health Care Research*. 5th ed. Philadelphia: Lippincott Williams & Wilkins; 2004.
6. Jaeschke R, Guyatt G, Shannon H, et al. Basic statistics for clinicians. 3. Assessing the effects of treatment: measures of association. *CMAJ*. 1995;152:351–357.
7. Shumway-Cook A, Baldwin M, Polissar NL, et al. Predicting the probability for falls in community-dwelling older adults. *Phys Ther*. 1997;77:812–819.

7 체계적 고찰의 비판적 평가

Appraising Research Studies of Systematic Reviews

자가 점검 / PRE-TEST

1. 체계적 고찰과 서술적 고찰의 차이를 설명하시오.
2. 체계적 고찰과 무작위임상시험의 3가지 차이를 설명하시오.
3. 체계적 고찰의 적용성에 영향을 주는 요소는 무엇인가?
4. PEDro 척도는 무엇이고 체계적 고찰에서 어떻게 사용하는가?
5. 체계적 고찰을 진료 환경에서 어떻게 사용하는가?

학습목표 / CHAPTER-AT-A-GLANCE

이 장을 학습한 후 다음 사항을 할 수 있어야 한다:

- 체계적 고찰과 서술적 고찰의 차이를 설명한다.
- 일차 연구와 이차 연구의 차이를 설명한다.
- 체계적 고찰의 특성과 가치를 설명한다.
- 체계적 고찰의 적용성을 결정한다.
- 체계적 고찰의 질을 평가한다.

1. 개요 / Introduction

1) 체계적 고찰 / What is a Systematic Review?

(1) 체계적 고찰 (Systematic review)

체계적 고찰(systematic review)은 특별한 종류의 이차 연구이다. **이차 연구**(secondary research study)는 여러 일차 연구의 정보를 요약하는 "연구의 연구(study of studies)"이다. **일차 연구**(primary study)는 무작위임상시험이나 코호트 연구와 같은 "원저 연구(original study)"이다. 체계적 고찰은 과학적 방법을 사용하는 이차 연구이다. 일차 연구처럼 임상시험 참가자를 모집하지 않는다. 체계적 고찰은 엄격하고 체계적인 방법을 사용하여 개발한다.[1] 먼저 연구의 목적을 정의하고 비뚤림을 최소화하기 위해 엄격한 포함 및 제외 기준에 따라 일차 연구를 체계적으로 수집하여 개별 연구의 결과를 통합한다. 개별 연구를 통합하기 때문에 표본수가 커져 통계적 검정력이 높아진다.

치료 효과에 대한 체계적 고찰이 주로 발표되고 있지만 진단 연구, 결과 측정, 예후 연구에 대한 체계적 고찰도 발표되고 있다. 예를 들면, Dessaur와 Magarey[2]는 어깨관절 오목테두리 손상의 임상검사인 크랭크 검사의 진단 정확도에 대한 체계적 고찰을 제시하였다. 다른 예로 Blum과 Korner-Bitensky[3]는 뇌졸중 환자에게 버그균형척도(BBS)의 유용성에 대한 체계적 고찰을 제시하였다. 이 장에서는 치료 효과에 대한 체계적 고찰의 비판적 평가에 초점을 맞추었지만 진단 연구나 예후 연구에 대한 체계적 고찰의 비판적 평가에도 동일하게 적용한다(그림 7-1).

(2) 메타분석 (Meta-analysis)

메타분석(meta-analysis)은 체계적 고찰에서 여러 개별 일차 연구의 결과를 통합하는 통계분석 방법이다. 경우에 따라서는 메타분석을 하지 않은 체계적 고찰도 있다. 메타분석의 표본 크기는 모든 개별 연구의 참가자 총 수로 간주한다. 체계적 고찰에 포함된 일차 연구들은 측정 방법이나 결과가 다를 수 있다. 메타분석은 개별 연구의 자료를 표준화하여 효과크기를 정량적으로 제시한다(4장 참고).

(3) 서술적 고찰 (Narrative review)

서술적 고찰(narrative review)은 기존 문헌을 고찰하여 개요를 제공한다. 흔히 상호 검토한 학술잡지를 통해 출판된다. 때때로 체계적 고찰과 혼동하기도 한다. 서술적 문헌고찰은 체계적으로 분석하는 체계적 문헌고찰이 아니라,[4,5] 특정 분야의 전문가가 기존의 문헌을 고찰하여 전문가로서의 주관적 관점에서 결론을 내리는 문헌고찰이다. 전문가 의견으로서 유용한 자료이지만, 연구 문헌은 아니다. 주관적인 개인 의견이 반영된 비뚤림이 있다. 근거 피라미드에서 체계적 고찰은 가장 높은 수준의 연구인 반면, 서술적 고찰은 가장 낮은 수준의 문헌이다. 그러나 근거중심치료(EBP)의 3가지 요소 중 하나인 임상 전문지식을 제공하는 유용한 자원이다. 표 7-1에 체계적 고찰과 서술적 고찰을 차이를 비교하였다.

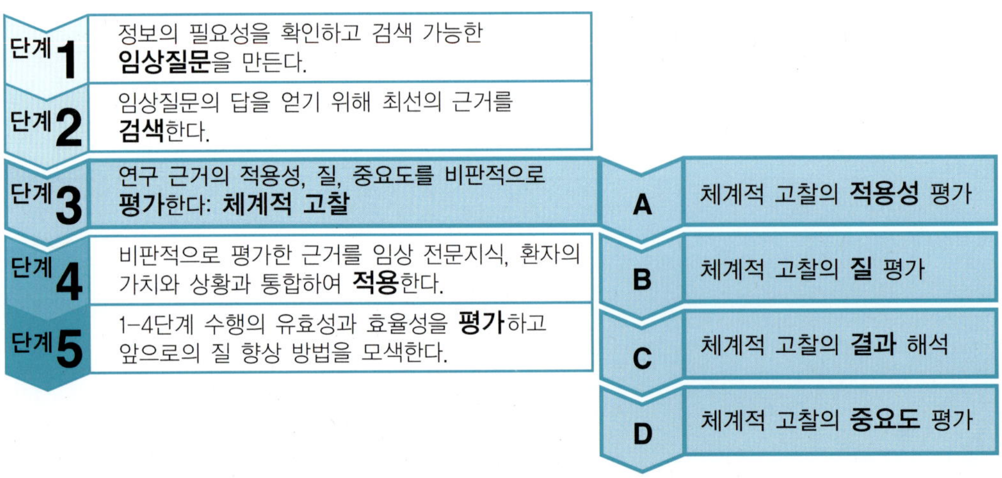

그림 7-1. 체계적 고찰의 비판적 평가.

표 7-1. 체계적 고찰과 서술적 고찰의 비교

	체계적 고찰	서술적 고찰
문헌 예	Alexander LD, Gilman DRD, Brown DR, Brown JL, Houghton PE. Exposure to low amounts of ultrasound energy does not improve soft tissue shoulder pathology: a systematic review. *Phys Ther*. 2010;90:14–25.	Valen PA, Foxworth J. Evidence supporting the use of physical modalities in the treatment of upper extremity musculoskeletal conditions. *Current Opinion in Rheumatology*. 2010;22:194–204.
서 론		
목적	연구의 목적은 이용 가능한 문헌을 체계적 및 비판적으로 고찰하여 초음파치료가 어깨의 특정 문제에 효과가 있는지, 초음파치료 방법에 따라 효과가 다른지 여부를 확인하는데 있다.	연구의 목적은 상지 근육뼈대계통 문제에 물리치료 도구와 보존적 치료의 근거를 지지하기 위하여 최근 임상시험과 고찰문헌을 평가하는데 있다.
방 법		
문헌 검색	5개의 전자 데이터베이스에서 검색하였다. (검색 데이터베이스 이름과 검색 기간, 검색어를 제시하였다)	보고하지 않음.
포함 및 배제 기준	일차 연구의 포함과 배제 기준을 자세하게 보고하였다.	보고하지 않음.
질 평가	3명의 고찰자가 독립적으로 PEDro척도를 사용하여 일차 연구의 질을 평가한 내용을 보고하였다.	보고하지 않음.
자료 추출	초음파의 용량에 따라 자료를 추출한 방법을 보고하였다.	보고하지 않음.
결 과 / 소 견		
연구 선택	727개의 문헌을 검색하여 포함기준에 부합하는 8개의 연구를 선정하였고, 배제된 연구는 이유를 제시하였다.	120개의 문헌을 인용하였다. 2개 연구는 어깨와 초음파 치료에 관련되어 있다.
연구의 질	개별 연구의 PEDro척도 점수(4–10)를 제시하였다.	연구 유형(무작위비교시험 등)을 제시하였다.
개입, 결과 측정 평가	개별 연구의 초음파 치료 변수를 요약하여 표에 제시하였다.	돌림띠 힘줄염에 대한 침, 초음파, 극초단파, 저출력레이저, 니트로글리세린 외용, 스테로이드 주사, 테이핑, 도수치료에 대해 언급하였다.
통계분석	개별 연구의 결과 측정이 일치하지 않아 메타분석을 하지 않았다고 하였다.	적용되지 않음.
질적 결과	어깨 연부조직손상 환자에게 3개의 연구에서는 이득이 있었으나 4개의 연구에서는 이득이 없었다. 낮은 용량의 초음파는 어깨 병변을 개선시키지 않았다.	대부분의 연구에서 단기 이득이 있었지만, 보존적 치료의 장기 이득에 대해서는 질 높은 연구 자료가 부족하였다.
진료 환경에 적용		
	어깨 병변 환자의 초음파 치료에 대한 일차 연구를 비뚤림을 최소화하여 분석한 결과를 제시하였다.	상지 문제 치료도구와 관련된 기존 문헌의 결과를 요약하여 저자의 의견을 제시하였다.

■ 자가 평가 7-1. 고찰의 구분

체계적 고찰과 서술적 고찰의 차이를 구분하는 연습을 하시오.

환자 사례 : 환자는 42세의 남자로 해운회사에서 운전사로 일하고 있다. 직장에서 무거운 상자를 들다가 허리 염좌가 발생하였다. 물리치료를 받고 증상이 개선되었고 환자는 직장에 복귀하고 싶어 한다. 치료를 종료하면서 재발을 방지하기 위해 환자에게 운동 프로그램을 처방하려고 한다. 그러나 환자는 과거에 운동 프로그램에 참여한 적이 있으나 결국 다치고 말았다는 경험으로 운동 프로그램에 회의적인 반응을 보였다. 운동 프로그램 참여의 의사결정을 돕기 위해 환자에게 최선의 근거를 제공해야 한다.

검색 가능 임상질문 :

"허리손상 병력이 있는 42세 남자에게 운동치료 프로그램이 허리손상 재발 방지에 효과가 있나?"

검색 : PubMed의 Clinical Queries(임상 조회)[6]에서 임상 질문과 관련이 있는 문헌을 검색한다.

연습문제 : 표 7-2의 초록을 읽고 체계적 고찰인지 서술적 고찰인지 구분하시오.

2) 체계적 고찰과 근거 피라미드

/ Why Are Systematic Reviews at the Top of the Evidence Pyramid?

체계적 고찰은 개별 연구의 여러 제한점을 해결하기 때문에 근거 피라미드(evidence pyramid)의 정점에 위치한다. 한 개의 임상 연구는 하나의 표본이 인구집단을 대표하기 때문에 임상 질문이나 연구 질문에 대한 답을 명확하게 제공하기 어렵다. 실제로 많은 임상 연구에서 작은 크기의 표본을 사용한다. 질 높은 체계적 고찰은 임상 질문과 관련된 모든 개별 연구를 포괄적으로 수집하여 결과를 통합하기 때문에 표본수가 커져 통계적 검정력이 높아진다.

체계적 고찰은 근거중심치료를 수행하는 치료사에게 시간을 절약하게 한다. 해마다 물리치료 관련 일차 연구 문헌이 끊임없이 증가하고 있다(그림 7-2). 이상 환경에서 마주치는 폭 넓은 임상 질문에 대해 모든 문헌을 검색하여 읽고 비판적으로 평가한 다는 것은 시간 낭비이고 비현실적이다. 체계적 고찰은 이러한 문제를 해결하는데 유용한 문헌이다.

예를 들면, 자가 평가 7-1의 임상 질문으로 검색한 문헌 중 Choi 등[9](표 7-2의 초록 7-3)의 체계적 고찰에서 임상 질문과 잠재적으로 관련이 있는 2,000건 이상의 문헌을 확인하였다. 고찰 과정에서 적용가능성이 높고 엄격한 평가에서 질이 높은 13개의 일차 연구 문헌으로 범위가 좁혀졌다.

표 7-2. 자가 평가 7-1의 초록

올바른 답에 표시하시오.

초록 7-1.

□ 체계적 고찰
□ 서술적 고찰

Introduction: Low back pain (LBP) is one of the most costly conditions to manage in occupational health. Individuals with chronic or recurring LBP experience difficulties returning to work due to disability. Given the personal and financial cost of LBP , there is a need for effective interventions aimed at preventing LBP in the workplace. The aim of this systematic review was to examine the effectiveness of exercises in decreasing LBP incidence, LBP intensity, and the impact of LBP and disability.

Methods: A comprehensive literature search of controlled trials published between 1978 and 2007 was conducted, and 15 studies were subsequently reviewed and analyzed.

Results: There was strong evidence that exercise was effective in reducing the severity and activity interference from LBP. However, due to the poor methodological quality of studies and conflicting results, there was only limited evidence supporting the use of exercise to prevent LBP episodes in the workplace. Other methodological limitations, such as differing combinations of exercise, study populations, participant presentation, workloads, and outcome measures; levels of exercise adherence and a lack of reporting on effect sizes, adverse effects, and types of sub-groups, make it difficult to draw definitive conclusions on the efficacy of workplace exercise in preventing LBP.

Conclusions: Only 2 out of the 15 studies reviewed were high in methodological quality and showed significant reductions in LBP intensity with exercise. Future research is needed to clarify which exercises are effective and the dose-response relationships regarding exercise and outcomes.

출처: Argimon-Pallas JM, Flores-Mateo G, Jimenez-Villa J, et al. Study protocol of psychometric properties of the Spanish translation of a competence test in evidence based practice: The Fresno Test. *BMC Health Services Research.* 2009;9.[7]

계속

표 7-2. 자가 평가 7-1의 초록 - 계속

	올바른 답에 표시하시오.

초록 7-2.

We reviewed the literature to clarify the effects of exercise in preventing and treating nonspecific low back pain. We evaluated several characteristics of exercise programs including specificity, individual tailoring, supervision, motivation enhancement, volume, and intensity. The results show that exercise is effective in the primary and secondary prevention of low back pain. When used for curative treatment, exercise diminishes disability and pain severity while improving fitness and occupational status in patients who have subacute, recurrent , or chronic low back pain. Patients with acute low back pain are usually advised to continue their everyday activities to the greatest extent possible rather than to start an exercise program. Supervision is crucial to the efficacy of exercise programs. Whether general or specific exercises are preferable is unclear, and neither is there clear evidence that one-on-one sessions are superior to group sessions. Further studies are needed to determine which patient subsets respond to specific characteristics of exercise programs and which exercise volumes and intensities are optimal.

☐ 체계적 고찰
☐ 서술적 고찰

출처: Henchoz Y, So AKL. Exercise and nonspecific low back pain: A literature review. *Joint Bone Spine,* 2008;75:533–539.

초록 7-3.

☐ 체계적 고찰
☐ 서술적 고찰

Background : Back pain is a common disorder that has a tendency to recur. It is unclear if exercises, either as part of treatment or as a post-treatment program, can reduce back pain recurrences.

Objectives : To investigate the effectiveness of exercises for preventing new episodes of low back pain or low back pain-associated disability.

Search Strategy : We searched CENTRAL (The Cochrane Library 2009, issue 3), MEDLINE, EMBASE, and CINAHL up to July 2009.

Selection Criteria : Inclusion criteria were : participants who had experienced back pain before, an intervention that consisted of exercises without additional specific treatment, and outcomes that measured recurrence of back pain or time to recurrence.

Data Collection and Analysis : Two review authors independently judged if references met the inclusion criteria. The same review authors independently extracted data and judged the risk of bias of the studies. Studies were divided into post-treatment intervention programs and treatment studies. Study results were pooled with meta-analyses if participants, interventions, controls, and outcomes were judged to be sufficiently homogenous.

Main Results : We included 13 articles reporting on nine studies with nine interventions. Four studies with 407 participants evaluated post-treatment programs, and five studies with 1113 participants evaluated exercise as a treatment modality. Four studies had a low risk of bias, one study a high risk, and the remainder an unclear risk of bias. We found moderate quality evidence that post-treatment exercises were more effective than no intervention for reducing the rate of recurrences at one year (Rate Ratio 0.50; 95% Confidence Interval 0 .34 to 0.73). There was moderate quality evidence that the number of recurrences was significantly reduced in two studies (Mean Difference -0.35; 95% CI -0.60 to -0 .10) at one-half to two years follow-up. There was very low quality evidence that the days on sick leave were reduced by post-treatment exercises (Mean Difference - 4.37 ; 95% CI -7.74 to -0.99) at one-half to two years follow-up. We found conflicting evidence for the effectiveness of exercise treatment in reducing the number of recurrences or the recurrence rate.

Author's Conclusions : There is moderate quality evidence that post-treatment exercise programs can prevent recurrences of back pain but conflicting evidence was found for treatment exercise. Studies into the validity of measurement of recurrences and the effectiveness of post-treatment exercise are needed.

출처: Choi BKL, Verbeek JH, Tam WWS, Jiang JY. Exercises for prevention of recurrences of low-back pain. Cochrane Database Syst Rev. 2010.

초록 7-4.

The principle of core stability has gained wide acceptance in training for the prevention of injury and as a treatment modality for rehabilitation of various musculoskeletal conditions in particular of the lower back. There has been surprisingly little criticism of this approach up to date. This article re-examines the original findings and the principles of core stability/spinal stabilization approaches and how well they fare within the wider knowledge of motor control, prevention of injury, and rehabilitation of neuromuscular and musculoskeletal systems following injury.

☐ 체계적 고찰
☐ 서술적 고찰

출처: Lederman E. The myth of core stability. J Body Mov Ther. Jan ;14(1):84–98.

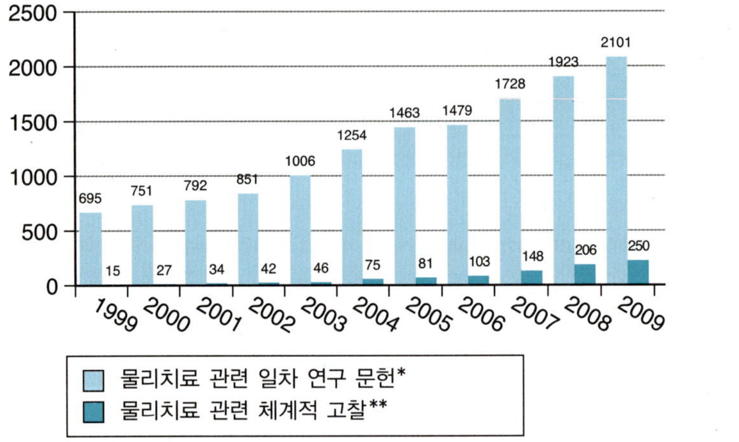

* PubMed 검색 전략: (physical rehabilitation or "physical therapy" treatment or physiotherapy) and ("YYYY"[PDAT]))
** PubMed 검색 전략: (physical rehabilitation or "physical therapy" treatment or physiotherapy) and ("YYYY"[PDAT]) and "systematic review"

그림 7-2. 지난 10년간 PubMed에 색인된 물리치료 관련 일차 문헌과 체계적 고찰의 수.

물리치료 종료 후 프로그램의 효과를 정량적으로 구하기 위해 4개의 일차 연구 문헌을 통합하여 메타분석하였다. 4개의 개별 연구에 참가자한 총 환자 수가 407명이었고 물리치료 종료 후 운동 프로그램을 적용한 결과 재발이 50% 감소하였다. 질 높은 체계적 고찰은 쉽게 근거를 찾을 수 있고 이 근거를 환자에게 제공하여 의사결정에 도움을 줄 수 있는 효율적인 자원이다.

2. 체계적 고찰의 비판적 평가 / Appraising Systematic Reviews

1) 임상의사결정을 위한 체계적 고찰의 평가 방법 / How do You Determine if a Systematic Review is of Sufficient Quality to Inform Clinical Decisions?

개입 연구, 진단 연구, 예후 연구에 대한 체계적 고찰을 진료에 적용하기 위해서는 먼저 비판적 평가(appraising)를 해야 한다. 체계적 고찰의 비판적 평가를 적용성(applicability), 질(quality), 결과, 중요도 평가로 구분하였다. 12가지 항목의 점검목록을 사용하여 체계적 고찰을 비판적으로 평가한다 (표 7–6).

2) 체계적 고찰의 적용성 평가 (A) / Part A: Determining Applicability of a Systematic Review

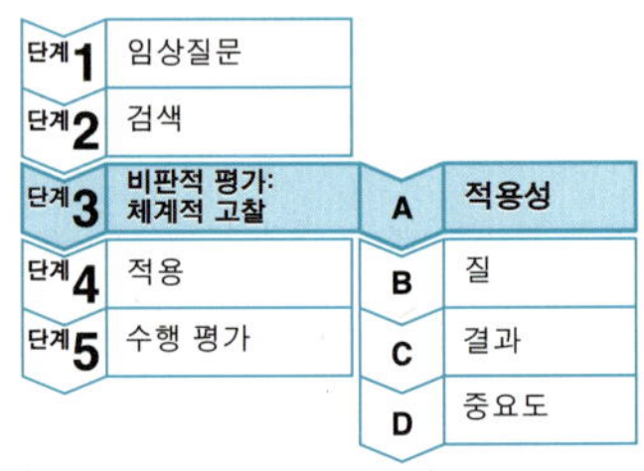

체계적 고찰의 적용성 평가는 앞에서 다루었던 다른 연구의 적용성 평가와 비슷하다. 3장에서 다루었던 질문을 약간 변형하였다.

질문 1: 연구 목적이 임상질문과 관련이 있나?

일반적으로 체계적 고찰은 한 가지 임상 질문만 다루지 않고 여러 임상 질문을 포괄적으로 다루는 경우가 대부분이다. 따라서 여러 임상 질문 중에서 내 환자의 임상 질문과 관련이 있는 임상 질문을 확인해야 한다. 다른 연구와 마찬가지로 서론의 마지막 문단에서 연구 목적을 제시하고 있다.

질문 2: 포함 기준과 제외 기준이 명확하게 제시되고, 임상 질문에 대한 답을 얻을 수 있는 환자가 포함되어 있나?

체계적 고찰은 고찰 대상 임상 연구의 포함기준과 배제기준을 제시해야 한다. 또한 환자의 특성, 개입, 결과 측정 등의 포함기준과 배제기준을 제시해야 한다. 적절한 연구가 고찰 대상에 선정되었는지 평가하는 것은 중요하다. 적용성을 평가할 때 고찰에 포함된 연구의 유형을 고려해야 한다. 뇌성마비로 인한 반신마비의 강제운동유발치료(constraint-induced movement therapy: CIMT)에 대한 체계적 고찰을 예로 들어보자. 질이 높은 3개의 무작위임상시험만 포함시킨 Hoare 등[11]의 체계적 고찰에서 약한 강도의 권고를 하고, 향후 연구가 필요하다고 하였다. 그러나 질이 높은 수준에서 낮은 수준 까지 모든 유형의 임상 연구를 포함시킨 Huang 등[12]의 연구에서는 강한 강도로 권고하였다. 연구 결과를 환자에게 적용하기 전에 체계적 고찰을 평가해야 한다.

질문 3: 개입의 종류가 임상 질문과 관련이 있나?

일차 연구마다 다양한 개입을 사용하여 연구하기 때문에 고찰자는 고찰에 포함된 특정 개입을 확인하고 명확하게 정의해야 한다. 체계적 문헌 고찰은 이전에 사용하지 않았던 치료 전략을 개발하거나 현재 임상에서 사용하고 있는 치료를 지지하는 근거를 제공할 수 있다.

질문 4: 결과 측정이 임상 질문과 관련이 있나?

체계적 고찰에 제시한 결과 측정(직장 복귀, 보행 지구력, 관절 운동범위 등)이 임상 질문과 관련이 있는지 평가해야 한다. 방법의 결과 측정에서 확인할 수 있다. 체계적 고찰에서는 개별 연구 마다 다양한 방법으로 측정한 결과도 통합하여 분석하여 결론을 도출하기 때문에 궁극적으로는 일차 연구에서 결과 측정을 확인해야 할 필요도 있다.

3) 체계적 고찰의 질 평가 (B)

/ Part B: Determining Quality of a Systematic Review

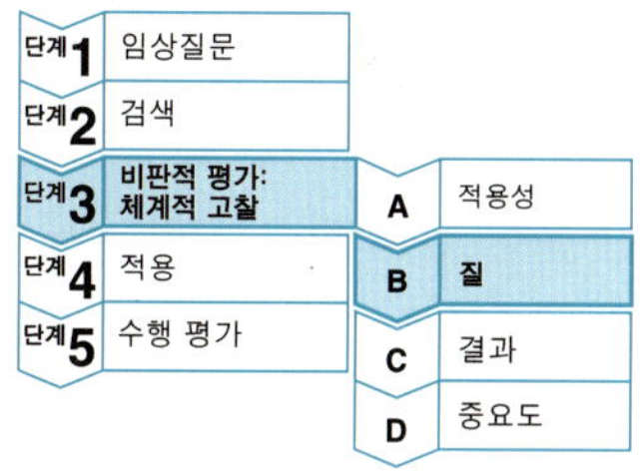

체계적 고찰의 임상 유용성은 적용성과 연구 수행의 엄격성(질)에 좌우된다. 체계적 고찰의 질은 3장에서 다룬 개입 연구의 질 평가의 개념과 유사하지만, 체계적 고찰의 고유한 질 평가 방법을 사용한다.[1,13] 코크란연합에서 개발한 체계적 고찰이 표준이 된다. 심층 탐구 7-1에 코크란 연합을 소개한다.

심층 탐구 7-1.

코크란 연합 (The Cochrane Collaboration)

코크란 연합(Cochrane Collaboration)은 영국의 역학자 아치 코크란(Archie Cochrane)에 의해 1993년에 설립되었다.[14] 코크란 연합(www.cochrane. org)은 보건의료의 효과와 근거에 관한 최신 정보를 제공하는 비영리 국제기구이다.[14] 선도적으로 체계적 고찰의 방법론을 확립하고 체계적 고찰을 시행하고 보급하고 있다.

코크란 고찰은 보건의료전문가와 환자의 의사결정에 도움이 되는 질 높은 객관적 근거를 제공한다. 코크란 연합에서 시행한 체계적 고찰은 황금 표준으로 간주한다. 최선의 근거를 검색하기 위한 첫 단계로 코크란 고찰을 검색한다. 물리치료 개입 관련 코크란 고찰에 효과 있음이나 효과 없음에 대한 "근거 불충분(insufficient evidence)"이라고 결론을 맺은 경우가 많다. 코크란 고찰의 엄격한 포함 기준에 맞는 물리치료 개입 연구가 많지 않기 때문일 것이다.[역자 주 1]

[역자주 1]

코크란 연합

코크란 연합은 보건의료의 효과와 근거에 관한 최신 정보를 제공하는 국제기관으로, 의료분야의 객관적이고 양질의 연구 근거를 종합해 체계적 고찰을 통해 근거를 제공하고 있다. 영국의 역학자 아치 코크란(Archie Cochrane, 1909-1988)의 이름을 따서 만든 기관이다. 이아인 차머스(Iain Chalmers)의 주도로 1993년에 설립되었다. 세계 12곳에 센터를 두고 있으며 100개 이상의 국가에서 28,000여명의 보건의료 전문가들이 자원봉사로 참여하고 있다. 특정 보건의료 분야별로 52개의 코크란 리뷰 그룹이 있다. 2009년 8월에 코크란 연합 한국지부가 설립되었다. 코크란 연합의 연구 성과물은 코크란 라이브러리(Cochrane library)를 통해 제공한다. 코크란 라이브러리는 7개의 데이터베이스로 구성되어 있다. CDSR(Cochrane Database of Systematic Reviews)에서는 코크란 연합의 주요 산물인 체계적 고찰을 제공한다. DARE(Database of Abstracts of Reviews of Effect)는 평가가 이루어진 체계적 고찰의 초록을 제공하며, 코크란 고찰에서 다루지 않는 문헌도 수록되어 있다. CENTRA(Cochrane Central Register of Controlled Trials)는 기존 데이터베이스와 기타 간행물로부터 임상시험 연구 자료를 제공한다. CMR(Cochrane Methodology Register)은 비교시험을 수행하는 동안 사용된 방법론적 자료의 초록을 제공한다. HTAD(Health Technology Assessment Database)는 전 세계에서 진행 중 이거나 완료한 의료기술 평가 자료와 보건의료의 질과 비용효과를 향상시키기 위한 데이터베이스를 제공한다. NHS Economic Evaluation Database(NHS EED)는 보건의료 개입의 비용-효과성에 대한 정보를 제공한다. 2009년 8월 코크란연합 한국 지부가 결성되었다.

(1) 연구 대상 (Study Sample)

질문 6: 모든 관련 연구가 포괄적으로 수집되었나?

체계적 고찰에서는 관련된 모든 문헌을 빠짐없이 수집해야 한다. 여러 측면에서 문헌을 포괄적으로 수집했는지 확인해야 한다.

■ 적절한 검색어를 사용하여 문헌을 검색하였나?

문헌 검색 전략을 확인해야 한다. 체계적 고찰에서는 자세한 문헌 검색 전략과 검색어 목록을 제시해야 한다. 표 7-3은 Alexander 등[14]의 체계적 고찰에서 제시한 검색 전략이다.

■ 적절한 수의 데이터베이스를 사용하여 문헌을 검색하였나?

관련된 모든 문헌을 빠짐없이 수집하기 위해서는 여러 개의 데이터베이스(보통 3-7개)에서 문헌을 검색해야 한다. 2장에서 임상 질문에 대한 답을 찾기 위한 검색 방법과 무료 검색이 가능한 PubMed, TRIP, PEDro에 대해 다루었다. 표 7-4에 물리치료 관련 체계적 고찰에서 흔히 사용하는 데이터베이스를 제시한다.

■ 영어가 아닌 다른 언어로 발표한 문헌도 검색하였나?

물리치료 관련 연구는 영어로 출판된 문헌이 많지만 다른 언어로 출판된 문헌도 있다. 다른 언어로 출판된 문헌을 제외하고 영어로 출판된 문헌만 수집하여 통합하면 **언어 비뚤림**(language bias)으로 결과가 왜곡될 수 있다. 따라서 영어가 아닌 다른 언어로 출판된 문헌도 검색하여 연구에 포함시켜야 한다.

■ 출판되지 않은 관련 연구도 검색하였나?

체계적 고찰에서는 연구를 수행했지만 출판되지 않은 연구도 확인해야 한다. 통계적으로 유의한 차이가 없는 부정적인 결과를 나타낸 연구는 긍정적 결과가 나타난 연구보다 출판 가능성이 낮은 경향이 있다. 출판된 문헌만 수집하여 통합하면 **출판 비뚤림**(publication bias)으로 결과가 왜곡될 수 있다. 임상시험등록센터의 임상시험 목록 등을 통해 아직 출판되지 않은 연구를 확인해야 한다. 출판되지 않은 연구는 연구자에게 개별 접촉하여 문헌을 수집해야 한다.

(2) 일차 연구의 질 평가 (Primary Study Appraisal)

질문 7: 포함된 연구의 질 평가가 이루어졌는가?

체계적 고찰에 포함된 일차 연구의 질을 체계적으로 평가했는지 확인해야 한다. 두 명 이상의 연구자가 신뢰도와 타당도가 있는 표준화된 질 평가 도구를 사용하여 일차 연구의 질을 평가해야 한다. 연구자는 서로 평가 결과를 알지 못하도록 독립적으로 평가해야 한다. 두 연구자의 평가 결과가 일치하지 않을 때에는 제 3의 연구자가 평가한 후 합의하여 평가 결과를 도출해야 한다.

일차 연구의 질을 평가하는 도구는 여러 가지가 있다. 물리치료 분야에서 흔히 사용하는 평가 도구는 질을 0점에서 10점까지 구분하는 PEDro 척도(PEDro scale)이다.[15] 점수가 높을수록 질이 높다. 그림 7-3은 체계적 고찰에서 일차 연구의 질을 평가하는 PEDro 척도이다.[4]

(3) 자료 추출과 분석 (Data Reduction and Analysis)

질문 8: 표준화된 양식을 이용하여 자료를 추출하였나?

일차 연구에서 신중하게 자료를 추출했는지 확인해야 한다. 출판된 문헌이라도 필요한 경우에는 일차 연구의 저자에게 개별 접촉하여 자세한 자료를 얻기도 한다. 체계적 고찰에서는 자료 추출 방법을 명확하게 제시해야 한다. Alexander 등[4]의 체계적 고찰에서 8개의 일차 연구로부터 초음파의 치료 변수에 따른 자료 추출 과정을 자세하게 제시하고 있다.

질문 9: 연구의 결과를 합리적으로 결합하였나?

체계적 고찰에서 가장 도전적인 요소 중 하나는 메타분석이다.[16] 메타분석은 여러 개의 일차 연구 결과를 결합하는 통계분석방법이다. 환자 특성, 개입, 결과 측정 등의 임상적 동질성이 있을 때 메타분석이 가능하다. 환자 특성, 개입, 결과 측정 방법이 서로 다를 때에는 메타분석을 할 수 없다.

임상적 이질성(clinical heterogeneity)이 있을 경우에는

표 7-3. Alexander 등의 체계적 고찰에서 관련 연구를 확인하기 위해 사용한 검색 전략

출처 : Alexander LD, Gilman DRD, Brown DR, Brown JL, et al. Exposure to low amounts of ultrasound energy does not improve soft tissue shoulder pathology: a systematic review. Phys Ther. 2010;90:14-25.

Part	검색 용어
A	Ultrasound OR physical therapy OR physiotherapy OR rehabilitation OR pulsed ultrasound OR ultrasonic therapy OR continuous ultrasound OR therapeutic ultrasound OR sonic therapy OR high-frequency sound waves OR MHz OR kHz OR sound wave OR cavitation OR acoustic microstreaming
B	Shoulder tendonitis OR shoulder tendinitis OR shoulder tendinopathy OR shoulder tendinosis OR shoulder strain OR rotator cuff pathology OR rotator cuff tear OR rotator cuff injury OR rotator cuff strain OR rotator cuff tendonitis OR rotator cuff tendinitis OR rotator cuff tendinosis OR shoulder bursitis OR subdeltoid bursitis OR subacromial bursitis OR rotator cuff impingement OR supraspinatus impingement OR shoulder impingement OR calcific tendonitis OR calcific tendinitis OR acromioclavicular sprain OR coracoclavicular sprain OR rotator cuff rupture OR frozen shoulder OR adhesive capsulitis OR biceps tendonitis OR biceps tendinitis OR biceps tendinosis OR bicipital tendonitis OR bicipital tendinitis OR bicipital tendinopathy OR infraspinatus tear OR supraspinatus tear OR infraspinatus tendonitis OR infraspinatus tendinitis OR infraspinatus tendinosis OR infraspinatus tendinopathy OR bicipital strain OR biceps strain OR supraspinatus strain OR infraspinatus strain

표 7-4. 물리치료 관련 체계적 고찰에서 흔히 사용하는 데이터베이스

종류	이름, 회사 또는 기관
일반 데이터베이스	PubMed, 미국 국립의학도서관 Ovid, Ovid사 EMBASE(Excerpta Medica Database), Elsevier B.V.사 CENTRA(Cochrane Central Register of Controlled Trials), 코크란 연합
특수 데이터베이스	CINAHL(Cumulative Index to Nursing and Allied Health Literature), EBSCO사 Sports Discus, EBSCO사 AMED(Allied and Complementary Medicine), 영국도서관 PEDro(Physiotherapy Evidence Database), 호주 근거중심물리치료센터

하부군으로 나누어 메타분석해야 한다.[역자 주 2]

허리통증에 대한 운동조절운동 효과를 평가하가 위한 Macedo 등[17]의 체계적 고찰에서 운동조절운동과 관련된 14개의 무작위임상시험 연구를 선정하였다. 그러나 비교 개입이 다양하였기 때문에 비교 개입에 따라 하부군으로 나누어 메타분석을 하였다. 7개의 일차 연구는 운동조절운동과 최소 개입, 4개의 일차 연구는 운동조절운동과 도수치료, 5개의 일차 연구는 운동조절운동과 다른 운동으로 나누어 메타분석을 하였다.

[역자 주 2]

메타분석에서 이질성은 개별 연구의 결과의 변동이 표본추출 오차 이상으로 관찰되어 우연으로 설명할 수 없는 것을 의미한다. 임상적 이질성, 방법론적 이질성, 우연, 비뚤림이 통계적 이질성을 발생시킬 수 있다. 임상적 이질성(clinical heterogeneity)은 환자나 인구집단 (진단명, 질병의 중증도, 여후 인자, 나이, 성별, 지역 등), 치료(종류, 용량, 빈도 등), 치료 방법(치료 대 위양, 치료 대 대조, 치료 1 대 치료 2, 단독치료 대 복합치료 등), 진료 환경(치료사의 경험, 훈련 정도 등), 주요 결과 측정의 추정값의 차이(치료율, 감소율 등), 추적조사 기간, 연구기간 등의 차이이다. 방법론적 이질성(methodological heterogeneity)은 연구 설계(병행, 교차설계), 무작위방법(단순, 집락 등), 연구의 질 차이(무작위, 배정순서 은폐, 이중눈가림 등), 분석방법(ITT) 등 연구 방법의 질적 차이이다. 이질성이 존재하면 결합 추정값을 해석하기 어렵기 때문에 이질성의 원인을 해석하기 위해 하부군 분석이나 회귀분석을 시행해야 한다.

질문 10: 통계적 이질성을 평가하였나?

메타분석을 하였다면 통계적 이질성을 평가했는지 확인해야 한다. 방법과 결과에서 확인할 수 있다. 통계적 이질성(statistical heterogeneity) 검정 또는 통계적 동질성 검정은 개별 연구 사이의 결과 차이가 통계적으로 유의한지 확인하는 방법이다. 통계적 이질성은 개별 연구들의 효과크기 추정값이 우연이 아닌 실제 변동이 있음을 의미한다. 통계적 동질성은 개별 연구들의 효과크기 추정값의 변동이 우연에 의한 것임을 의미한다. 통계적 이질성이 있을 경우에는 이질성을 해석하기 위해 하부군 분석이나 메타 회귀분석을 시행해야 한다.

A. PEDro 척도

1. 적격기준이 특정화되어 있다.	예 ☐	아니오 ☐
2. 대상자는 군에 무작위 배정되었다. 교차설계에서 치료 순서가 무작위로 배정되었다.	예 ☐	아니오 ☐
3. 배정이 숨겨졌다.	예 ☐	아니오 ☐
4. 군은 대부분 중요한 예후 지표에 관한 기준선이 비슷했다.	예 ☐	아니오 ☐
5. 모든 대상자는 눈가림이 되었다.	예 ☐	아니오 ☐
6. 치료를 시행하는 모든 치료사는 눈가림이 되었다.	예 ☐	아니오 ☐
7. 결과를 측정하는 모든 평가자는 눈가림이 되었다.	예 ☐	아니오 ☐
8. 추적관찰은 충분하였다. 주요 결과는 처음 무작위 배정된 대상자의 85% 이상에서 측정하였다.	예 ☐	아니오 ☐
9. 무작위 배정된 모든 대상자의 결과를 주 분석에 포함하였다. 배정된 대로 분석(ITT)하였다.	예 ☐	아니오 ☐
10. 군 사이 주요 결과를 통계적으로 비교하였다.	예 ☐	아니오 ☐
11. 주요 결과의 점추정값 변동량을 제공하였다.	예 ☐	아니오 ☐

B. 표 1. PEDro 척도 점수

Author	2	3	4	5	6	7	8	9	10	11	PEDro scores
González-Iglesias et al[18]	Y	Y	Y	Y	N	Y	Y	Y	Y	Y	9
González-Iglesias et al[17]	Y	Y	Y	Y	N	Y	Y	Y	Y	Y	9
Bergman et al[4]	Y	Y	Y	N	N	Y	Y	Y	Y	Y	8
Cleland et al[13]	Y	Y	Y	N	N	Y	Y	Y	Y	Y	8
Cleland et al[10]	Y	Y	Y	N	N	Y	Y	Y	Y	Y	8
Cleland et al[6]	Y	Y	Y	N	N	Y	Y	Y	Y	Y	8
Fernández-de-las-Peñas et al[16]	Y	Y	Y	N	N	Y	Y	Y	Y	Y	8
Fernández-de-las-Peñas et al[14]	Y	N	Y	N	N	N	Y	Y	Y	Y	6
Krauss et al[19]	Y	Y	Y	N	N	Y	N	N	Y	Y	6
Winters et al[46]	Y	Y	N	N	N	Y	N	Y	Y	Y	6
Savolainen et al[21]	Y	N	N	N	N	Y	Y	N	Y	Y	5
Parkin-Smith and Penter[47]	Y	N	Y	N	N	N	N	N	Y	Y	4
Strunk and Hondras[22]	Y	Y	N	N	N	N	Y	Y	N	N	4
Total "yes" scores and percentage (%) of "yes" scores in each criterion	**13 (100)**	**10 (77)**	**10 (77)**	**2 (15)**	**0 (0)**	**10 (77)**	**10 (77)**	**10 (77)**	**12 (92)**	**12 (92)**	

Y = 기준에 만족된다. N = 기준에 만족되지 않는다.

그림 7-3. A. 체계적 고찰에서 일차 연구의 질을 평가하는 11개 항목으로 구성된 PEDro 척도이다. 1번 항목은 점수를 부여하지 않는다. B. Walser 등의 체계적 고찰에서 연구에 포함된 13개의 일차 연구의 PEDro 척도 점수이다.

출처 : *Walser RF, Meserve BB, Boucher TR. The effectiveness of thoracic spine manipulation for the management of musculoskeletal conditions: a systematic review and meta-analysis of randomized clinical trials. J Man Manip Ther. 2009;17:237-246. Table I.*

표 7-5. 통계적 이질성 검정 방법

검정 방법	기호(symbol)
연구간 변동	τ^2
코크란 Q검정	x^2
변동 지수	I^2

통계적 이질성 여부에 따라서 메타분석 방법을 결정한다. 통계적 이질성이 없을 경우에는 고정효과모형(fixed effect model)으로, 통계적 이질성이 있으면 변량효과모형(random effect model)으로 메타분석한다. 예를 들면, Macedo 등[17]의 체계적 고찰에서 이질성 여부에 따라 고정효과모형과 변량효과모형으로 메타분석하였다. 이질성 검정에 흔히 사용하는 통계분석 방법은 표 7-5와 같다.[1] 이질성 검정의 자세한 방법은 Egger 등[1]의 책을 참고하기 바란다.[역자 주 3]

[역자 주 3]

이질성 여부는 시각적 방법과 통계적 방법으로 확인할 수 있다. 시각적 확인은 숲그림, L' Abbe 그림, Galbaith 그림을 이용한다. 통계적 검정방법은 x^2검정과 히긴의 I^2검정을 주로 사용한다.

1. 카이제곱(x^2)검정 (Q통계) : 연구 간 이질성을 통계적으로 확인하는 검정방법이다. 메타분석 대상 일차 연구의 수가 많지 않기 때문에 검정력이 부족하여 유의수준을 0.05(5%)보다는 0.1(10%)을 사용한다. $p>0.1$일 때 통계적 이질성이 없다고 보고 고정효과모형으로 메타분석한다. $p<0.1$일 때 개별 연구 사이에 통계적 이질성이 있고 보고 변량효과모형으로 메타분석한다.

$$Q = \sum_{i=1}^{k} W_i(Y_i - M)^2$$

(Wi=i번째 연구의 가중치, Yi=i번째 연구의 효과 크기, M=결합 추정값, k=연구 개수)

2. 히긴의 I제곱(I^2) 검정 : 이질성의 정도를 정량화하는 지표이다. 백분율로 표현하기도 한다. 0%는 이질성이 없다, 0.25(25%)는 이질성이 낮다, 0.5(50%)는 중간 정도 이질성, 0.75(75%)는 이질성이 높다고 해석한다. 30-50% 정도이면 변량효과모형으로 메타분석한다. 50% 이상이면 메타분석을 할 수 없으며 하부군분석이나 메타-회귀분석한다.

$$I^2 = [(Q-df)/Q] \times 100(\%)$$

(Q = 카이제곱검정 통계량, $df = k-1$, k = 개별 연구의 수)

[역자 주 4]

체계적 고찰의 질적 근거 제시방법은 투표방법, 근거수준접근방법, GRADE 접근방법이 있다. 투표방법은 근거 유무에 따라 한 표씩 배정하여 표를 많이 얻은 쪽으로 결정한다. 그러나 투표의 한계가 명백하지 않고, 효과 크기를 제시하지 못하고, 통계적 검정력이 부족하여 실제 효과가 있어도 근거가 없다고 결론을 내릴 수 있다. 투표방법으로 제공된 근거 유무는 임상적으로 유용하지 못하다. 근거수준접근방법은 근거수준을 1) 강력한 근거, 2) 중등도 근거, 3) 제한적 근거, 4) 근거 없음으로 구분한다. GRADE 접근방법은 높은 질의 근거, 중등도 질의 근거, 낮은 질의 근거, 매우 낮은 질의 근거로 구분한다. 메타분석방법은 효과 크기를 정량적으로 제시하고 통계적으로 유의한지 정보를 제공한다.

4) 체계적 고찰의 결과 해석 (C) / Part C: Interpreting Results of a Systematic Review

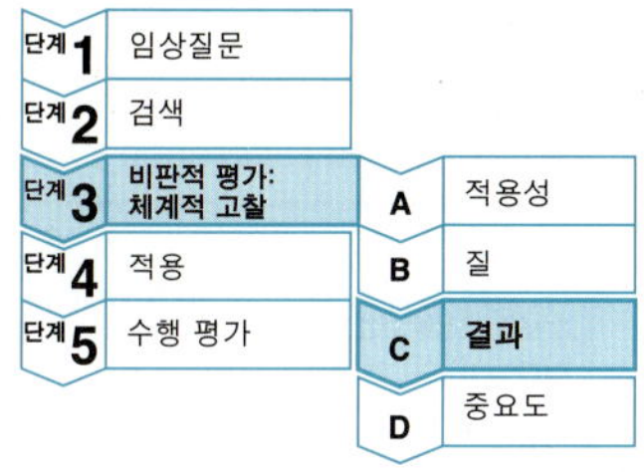

질문 11: 연구 결과는 적절하게 제시하였나?

결과는 적절하게 제시하였는지, 결합 효과 크기는 얼마나 되는지, 정밀한지 평가해야 한다. 방법과 결과에서 확인할 수 있다.

(1) 질적 결과의 해석 (Interpretation of Qualitative Results)

메타분석을 하지 않은 경우에는 포함된 연구의 질적 요약 결과를 제시해야 한다. 투표방법은 질적 근거 제시 방법 중 하나이다.[1] 치료 효과 유무에 따라 한 표씩 배정하여 표를 많이 얻은 쪽으로 결정한다.[역자 주 4] Alexander 등[4]의 어깨 연부조직 손상에 대한 초음파 치료 효과에 대한 체계적 고찰에서 8개의 개별 연구 중 3개의 연구에서는 초음파 치료가 이득이 있었으나, 5개의 연구에서는 초음파 치료가 이득이 없었다고 결과를 요약하였다(그림 7-4).

(2) 양적 결과의 해석 (Interpretation of Quantitative Results)

메타분석을 시행한 이분형 자료의 효과 크기는 상대위험도(RR) 또는 교차비(OR)로, 연속형 자료에서는 가중평균차이(weighted mean difference: WMD)나 표준화평균차이(standardized mean difference: SMD)로 표현한다.[1]

숲그림(forest plot)은 체계적 고찰에서 연구 결과들을 시각적으로 제시하는 방법이다. 개별 연구 결과와 결합 결과의 점추정값과 신뢰구간을 나무들이 빽빽하게 서 있는 숲과 같은 형태로 보여준다. 또한 시각적으로 어림잡아 동질성 여부를 평가할 수 있다. 그림 7-5는 허리통증 환자의 운동조절운동 효과에 대한 Macedo 등[17]의 체계적 고찰에서 제시한 숲그림이다.

Table 5.
Comparison of Studies in Which Ultrasound Was Reported to Be Beneficial and Studies in Which No Statistical Difference Was Found Between Treatment and Control Groups

Parameter	Ultrasound Found Beneficial	Ultrasound Found Equivalent to Control
No. of studies	3	5
Total no. of participants	121	465
Energy density, J/cm², $\overline{X}$ (range)[a]	768 (432–1,422)	413 (27–900)
Total energy per session, J, X (range)[a]	4,228 (2,250–6,114)	2,019 (181–4,095)
Total exposure, h, $\overline{X}$ (range)[a]	5.3 (1.2–10.3)	1.3 (0.5–2.5)
Total energy over study duration, J, (range)[a]	107,289 (51,840–216,028)	20,394 (1,085–67,500)

초음파치료군이 대조군과 유의한 차이가 없는 연구의 수. 8개의 연구 중 5개의 연구에서 초음파 치료가 이득이 없다.

[a] Values for studies in which a benefit of ultrasound was seen or in which no benefit was seen in the ultrasound group compared with the control group. Studies were considered "beneficial" when a statistically significant improvement in 1 or more of the chosen outcome measures was reported.

Equations were as follows:
Energy density = spatial average − temporal average × treatment time
Total energy/per session = spatial average − temporal average × transducer head size × treatment time
Total exposure = treatment time per session × number of sessions
Total energy over study duration = total energy per session × number of sessions

The treatment area sizes were considered to be the same for all of the studies because only the shoulder area was included in these studies.

그림 7-4. Alexander 등의 체계적 고찰에서 초음파 치료가 이득이 있는 연구와 대조군과 차이가 없는 연구의 특징 요약. 출처 : *Alexander LD, Gilman DRD, Brown DR, et al. Exposure to low amounts of ultrasound energy does not improve soft tissue shoulder pathology: a systematic review. Phys Ther. 2010;90:14–25.*

운동조절운동과 최소개입의 장애 개선 효과를 추적 시점에 따라 단기(<3개월), 직후(>3에서 <12개월), 장기(<12개월)의 하부집단으로 나누어 메타분석한 결과이다. 그림 상단의 큰 상자에서 왼쪽은 추적 시점 단기(<3개월)에 분석한 5개의 개별 연구이다. 작은 사각형과 수평선은 각각 개별 연구의 점추정값과 95% 신뢰구간이다. 점추정값이 수직선의 왼쪽에 있을 경우에는 치료군이 효과가 있고, 오른쪽에 있을 경우에는 대조군이 효과가 있음을 나타낸다. 다이아몬드는 5개의 개별 연구를 결합한 효과 크기이다. 결합 효과 크기가 −9.6이고 수직선의 왼쪽에 있어 운동조절운동이 효과가 있음을 시사한다. 그러나 95% 신뢰구간이 "효과 없음 선"인 수직선(0)을 가로지르고 있다. 이는 두 군의 장애지수 차이가 우연에 의한 것임을 나타낸다($p>0.05$). 그러나 장기(>12개월) 추적 시점에서는 결합 추정값이 −10.8이고, 95% 신뢰구간이 −18.7에서 −2.8이다. 95% 신뢰구간의 상한값이 "효과 없음 선"인 수직선(0)을 가로지르지 않고 왼쪽에 있다. 이는 두 군의 장애지수 차이가 통계적으로 유의함을 나타낸다.

그림 7-5의 상단 큰 상자에 단기(<3개월) 추적 시점의 운동조절운동과 최소개입의 장애 개선 효과에 대한 개별 연구의 연구자와 메타분석 결과를 제시했다.

1. 메타분석에 포함된 5개의 개별 연구 목록이다.
2. 작은 사각형은 개별 연구의 점추정값이다. 작은 사각형이 수직선의 왼쪽에 있을 경우에는 운동조절운동군이 효과가 있고, 오른쪽에 있을 경우에는 최소개입군이 효과가 있음을 의미한다.
3. 작은 사각형의 수평선은 개별 연구의 점추정값의 95% 신뢰구간이다.
4. 다이아몬드는 결합 추정값이다.
5. 수직선(0)은 "효과 없음 선"이다. 95%신뢰구간이다. 95%신뢰구간이 "효과 없음 선"인 수직선(0)을 가로지르면 두 군 간 통계적으로 유의한 차이가 없다.
6. 95%신뢰구간이 "효과 없음 선"인 수직선(0)을 가로지르지 않으면 두 군 간 통계적으로 유의하다.

■ 자가 점검 7-2.
숲그림의 해석

그림 7-5를 보고 다음 질문에 답하시오:

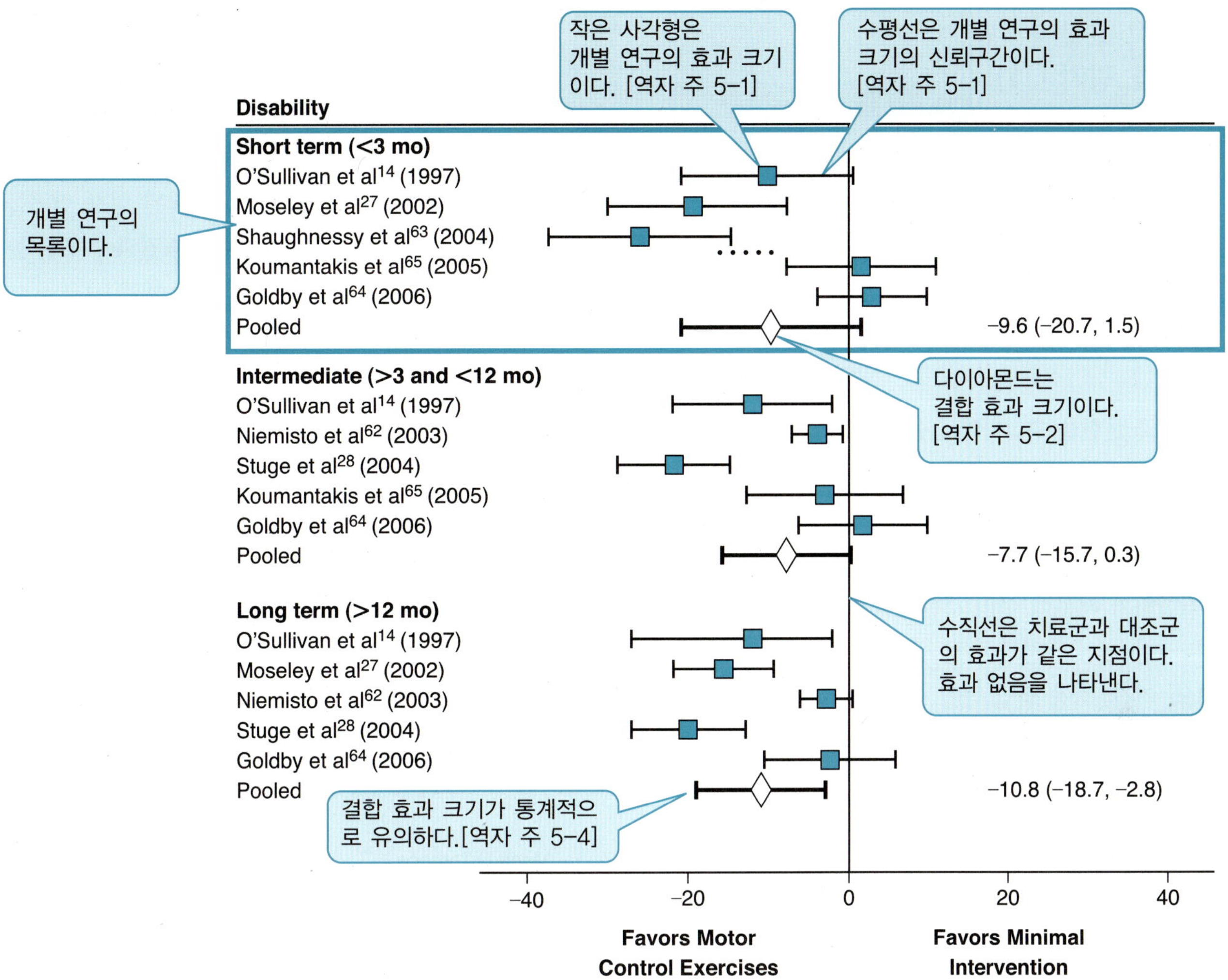

그림 7-5. Macedo 등의 체계적 고찰에서 허리통증 환자에 대한 운동조절운동과 최소개입의 장애에 대한 메타분석 결과의 숲그림.
출처 : *Macedo LG, Maher CG, Latimer J, et at Motor control exercise for persistent, nonspecific low back pain: a systematic review. Phys Ther. 2009;89:9–25.*

[역자 주 5]

Macedo 등의 체계적 고찰에 제시된 숲그림이다. 장애지수와 관련된 5개의 개별 연구의 효과 크기(ES)는 변량효과모형을 사용하여 결합하였으며 가중평균차이(WMD)로 나타냈다.

5-1. 작은 사각형은 단기(<3개월) 추적 시점에서 개별 연구 (O' Sullivan 등, 1997)의 효과 크기 이다. 효과 크기의 점 추정값이 왼쪽에 있어 운동조절운동군이 효과가 있는 것처럼 보이나 95% 신뢰구간이 효과 없음 선인 수직선(0)을 가로지르고 있어 통계적으로 유의하지 않기 때문에 효과가 없다.

5-2. 단기(<3개월) 추적 시점에서 5개의 개별 연구의 결합 효과크기 (-9.6)가 왼쪽에 있어 운동조절운동군이 효과가 있는 것처럼 보이나 95% 신뢰구간(-20.7~1.5)이 효과 없음 선인 수직선(0)을 가로지르고 있어 통계적으로 유의하지 않기 때문에 효과가 없다.

5-3. 중기(3-12개월) 추적 시점에서 결합 효과크기는 -7.7이었으나 95% 신뢰구간이 -15.7~0.3이어서 통계적으로 유의하지 않다.

5-4. 장기(>12개월) 추적 시점에서 결합 효과크기는 -10.8, 95% 신뢰구간이 -18.7~ -2.8이어서 통계적으로 유의하다. 운동조절운동이 허리통증 환자의 12개월 이상 시점에서 장애 개선 효과에 근거가 있다.

1. 중기(3-12개월) 추적 시점에서 운동조절운동이 최소개입보다 통계적으로 유의한 이득을 보이지 않는 연구는?
2. 중기(3-12개월) 추적 시점에서 메타분석으로 결합한 평균 효과 크기는 얼마인가? 통계적으로 유의한 결과인가?
3. 중기(3-12개월) 추적 시점에서 운동조절운동이 최소개입보다 장애 개선이 이득이 있는가? 통계적으로 유의한 결과인가?
4. 장기(>12개월) 추적 시점에서 가장 큰 이득을 나타낸 일차 연구는?

5) 체계적 고찰의 중요도 평가 (D) / Part D: Summarizing the Clinical Bottom Line of a Systematic Review

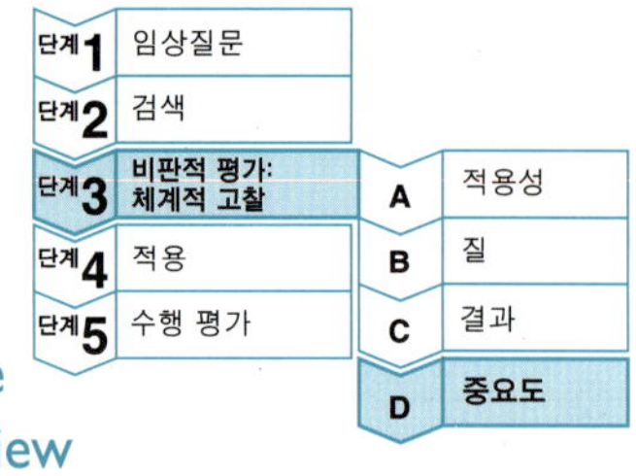

질문 12: 체계적 고찰의 결과가 임상적으로 의의가 있나?

포괄적으로 문헌을 수집하여 질을 평가하고 적절한 방법으로 결과를 결합한 체계적 고찰은 질이 높고 임상 적용이 가능하다. 단일 연구보다 많은 연구를 누적하여 결과를 결합하면 통계 검정력이 높아진다. 체계적 고찰은 여러 연구 결과를 결합하기 때문에 여러 제한점을 고려해야 한다. 연구에서 다양한 개입과 결과 측정 방법이 사용된다. 개입의 빈도, 강도, 기간, 적용 방법 등이 서로 다른 연구를 결합한 경우에는 연구의 결과를 오해할 수 있다. 서로 다른 결과의 측정 방법을 사용했을 경우에도 마찬가지이다. 따라서 체계적 고찰의 결론을 환자에게 적용하기 전에 포함된 개별 연구 대상자의 특성, 개입 방법, 결과 측정을 잘 살펴보아야 한다. 많은 체계적 고찰에서 치료 방법을 자세하게 제시하지 않는 경우가 있다. 이 경우 고찰에 포함된 일차 연구를 확인하는 것이 좋다. 체계적 고찰의 질 평가 결과에서 질 높은 임상 연구를 쉽게 확인할 수 있다.

레이저치료의 뼈관절염 환자의 통증 감소에 대한 체계적 고찰의 숲그림 (그림 7-6)을 예로 들어보자. 4개의 개별 연구를 결합한 결과 레이저치료가 통증 감소에 효과가 있지만 효과 크기가 작고 한 개의 개별 연구를 제외하고는 통계적으로 유의하지 않다. Gur 등(2003)[18]의 연구는 질이 좋고 (PEDro 점수 7) 효과 크기가 크고 통계적으로 유의하였다. 따라서 이 체계적 고찰의 결과를 환자에게 적용하기 위해서는 Gur 등(2003)의 임상 연구를 찾아 치료 방법과 결과 측정 방법 등 자세한 내용을 확인해야 한다. 표 7-6은 체계적 고찰의 비판적 평가 점검목록이다.

Study	Laser Mean	Laser SD	Laser Total	Placebo Mean	Placebo SD	Placebo Total	Weight	Mean Difference IV. Fixed. 95% CI
Bulow 1994	66	15.5	47	61	17.25	34	0.7%	5.00 [-2.30, 12.30]
Jensen 1987	14.23	3.72	13	14.44	3.46	16	5.7%	-0.21 [-2.85, 2.43]
Stelian 1992	3.22	2.62	18	6	2.6	17	13.3%	-2.78[-4.51, -1.05]
Gur 2003	3.42	0.5	30	11.8	1.9	30	80.3%	-8.38 [-9.08, -7.68]
Total (95% CI)			108			97	100.0%	-7.07 [-7.70, -6.44]

Heterogeneity: $Chi^2 = 73.43$, df = 3 ($P < 0.00001$): $I^2 = 96\%$
Test for overall effect: Z = 22.00 ($P < 0.00001$)

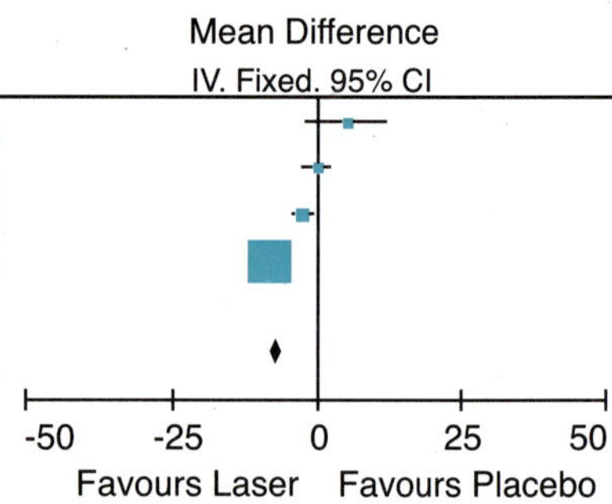

그림 7-6. 만성 뇌졸중 환자의 물리치료에 따른 운동과 기능 결과의 개별 연구의 효과 크기와 결합한 효과 크기의 숲그림.
출처: *역자 그림.*

표 7-6. 체계적 고찰의 비판적 평가 점검목록

질문	예/아니오	설명
1. 연구 목적이 임상질문과 관련이 있나?	___ 예 ___ 아니오	
2. 포함 기준과 제외 기준이 명확하게 제시되고, 임상 질문에 대한 답을 얻을 수 있는 환자가 포함되어 있나?	___ 예 ___ 아니오	
3. 개입의 종류가 임상 질문과 관련이 있나?	___ 예 ___ 아니오	

계속

표 7-6. 체계적 고찰의 비판적 평가 점검목록 - 계속

질문	예/아니오	설명
4. 결과 측정이 임상 질문과 관련이 있나?	__ 예 __ 아니오	
5. 연구의 대상자가 내 환자와 충분히 유사한가?	__ 예 __ 아니오	
6. 모든 관련 연구가 포괄적으로 수집되었나?	__ 예 __ 아니오	
7. 포함된 연구의 질 평가가 이루어졌는가?	__ 예 __ 아니오	
8. 표준화된 양식을 이용하여 자료를 추출하였나?	__ 예 __ 아니오	
9. 연구의 결과를 합리적으로 결합하였나?	__ 예 __ 아니오	
10. 통계적 이질성을 평가하였나?	__ 예 __ 아니오	
11. 연구 결과는 적절하게 제시하였나?		
12. 체계적 고찰의 결과가 임상적으로 의의가 있나?		

요약 / SUMMARY

체계적 고찰은 엄격한 과학적 방법을 사용하는 이차 연구이다. 체계적 고찰은 서술적 고찰과 다르다. 서술적 고찰은 연구 문헌이 아니고 저자의 주관적 비뚤림의 위험이 있는 비체계적 고찰이다. 질 높은 체계적 고찰은 엄격한 방법론을 사용하여 임상 질문에 답을 줄 수 있는 문헌을 포괄적으로 수집하여 질을 평가하고 자료를 추출하고 결과를 결합한다. 체계적 고찰은 비뚤림을 최소화한 근거를 제공한다. 체계적 고찰의 결과를 환자에게 적용하기 전에 체계적 고찰의 질, 중요도, 적용성을 평가해야 한다.

복 습 문 제

1. PubMed에서 검색 가능한 임상질문 사용하여 고찰 문헌을 검색하고 체계적 고찰인지 서술적 고찰인지 구분하시오.
2. 1번 임상 질문으로 검색한 체계적 고찰을 표 7-6의 점검목록을 사용하여 비판적으로 평가하시오.
3. 체계적 고찰에서 개별 연구의 질 평가가 왜 중요한지 설명하시오.
4. 체계적 고찰에서 PEDro 척도는 왜, 어떻게 사용하는지 설명하시오.
5. 임상적 이질성과 통계적 이질성의 차이를 설명하시오.

계속

복 습 문 제 -계속

6. 허리통증 환자의 기계적 견인과 도수 견인의 효과에 대한 가상 숲그림을 그려 보시오.
   a. 기계적 견인이 통계적으로 유의한 이득이 있고 95% 신뢰구간의 범위가 좁은 연구
   b. 도수 견인이 통계적으로 유의한 이득이 없고 95% 신뢰구간의 범위가 넓은 연구
   c. 3개 이상 연구의 평균 효과 크기와 신뢰구간 (임의로 결정)
   d. 5개 연구의 효과 크기의 결합 추정값(임의로 결정)

7. 1번 임상 질문으로 검색한 체계적 고찰에서 치료 또는 진단검사에 대한 자세한 내용을 파악할 수 있는 1개의 임상 연구를 선택하여 확인하시오.

참고문헌 / REFERENCES

1. Egger M, Smith GD, Altman DG. *Systematic Reviews in Health Care: Meta-Analysis in Context.* 2nd ed. London, England: BMJ Books; 2001.
2. Dessaur WA, Magarey ME. Diagnostic accuracy of clinical tests for superior labral anterior posterior lesions: a systematic review. *J Orthop Sports Phys Ther.* 2008;38:341–352.
3. Blum L, Korner-Bitensky N. Usefulness of the Berg Balance Scale in stroke rehabilitation: a systematic review. *Phys Ther.* 2008.88:559–566
4. Alexander LD, Gilman DRD, Brown DR, et al. Exposure to low amounts of ultrasound energy does not improve soft tissue shoulder pathology: a systematic review. *Phys.Ther.* 2010;90:14–25.
5. Valen PA, Foxworth J. Evidence supporting the use of physical modalities in the treatment of upper extremity musculoskeletal conditions. *Curr Opinion Rheumatol.* 2010;22:194–204.
6. www.ncbi.nlm.nih.gov/sites/entrez/ Accessed October 21, 2011.
7. Argimon-Pallas JM, Flores-Mateo G, Jimenez-Villa J, et al. Study protocol of psychometric properties of the Spanish translation of a competence test in evidence based practice: the Fresno test. *BMC Health Serv Res.* 2009;9.
8. Henchoz Y, So AKL. Exercise and nonspecific low back pain: a literature review. *Joint Bone Spine.* 2008;75:533–539.
9. Choi BKL, Verbeek JH, Tam WWS, et al. Exercises for prevention of recurrences of low-back pain. *Cochrane Database Syst Rev.* 2010.
10. Lederman E. The myth of core stability. *J Bodyw Mov Ther.*2010;14:84–98.
11. Hoare BJ, Wasiak J, Imms C, et al. Constraint-induced movement therapy in the treatment of the upper limb in children with hemiplegic cerebral palsy. *Cochrane Database Syst Rev.* 2007:CD004149.
12. Huang HH, Fetters L, Hale J, et al. Bound for success: a systematic review of constraint-induced movement therapy in children with cerebral palsy supports improved arm and hand use. *Phys Ther.* 2009;89:1126–1141.
13. Moher D, Liberati A, Tetzlaff J, et al; the PG. Preferred reporting items for systematic reviews and meta-analyses: the PRISMA statement [reprint]. *Phys Ther.* 2009;89:873–880.
14. The Cochrane Collaboration. *Cochrane Reviews.* www.cochrane.org/reviews/ Accessed April 10, 2008.
15. Criteria for inclusion on PEDro: PEDro scale. www.pedro.fhs.usyd.edu.au/scale_item.html Accessed May 2, 2008.
16. Walser RF, Meserve BB, Boucher TR. The effectiveness of thoracic spine manipulation for the management of musculoskeletal conditions: a systematic review and meta-analysis of randomized clinical trials. *J Man Manip Ther.* 2009;17:237–246.
17. Macedo LG, Maher CG, Latimer J, et al. Motor control exercise for persistent, nonspecific low back pain: a systematic review. *Phys Ther.* 2009;89:9–25.
18. Gur A, Cosut A, Sarac AJ, Cevik R, Nas K, Uyar A. Efficacy of different therapy regimes of low-power laser in painful osteoarthritis of the knee: a double-blind and randomized-controlled trial. Lasers Surg Med. 2003;33(5):330-8.

8 진료지침의 비판적 평가

Appraising Clinical Practice Guidelines

자가 점검 / PRE-TEST

1. 진료지침과 체계적 고찰의 차이를 설명하시오.
2. 진료지침을 제공하는 미국 정부기관의 데이터베이스는 ?
3. 진료지침을 검색할 때 평가하는 두 가지 특성은 ?
4. 진료지침의 적용성과 질 평가 및 임상 적용을 평가할 때 중요한 두 가지 질문은?
5. 권고 등급이란 무엇인가?
6. 진료지침의 권고는 왜 모호한 경향이 있나?

학습목표 / CHAPTER-AT-A-GLANCE

이 장을 학습한 후 다음 사항을 할 수 있어야 한다:

- 진료지침(CPG)의 목적을 설명한다.
- 진료지침을 검색한다.
- 진료지침의 적용성, 질, 임상적 유용성을 평가한다.

1. 개요 / Introduction

1) 진료지침 / What Are Clinical Practice Guidelines?

진료지침(clinical practice guideline: CPG)은 "보건의료 제공자의 의사결정에 도움을 주기 위해 과학적 근거를 검토하여 체계적으로 개발된 권고와 관련 내용을 기술한 것"으로 정의할 수 있다.[1]

진료지침은 과학적 연구 근거를 임상 전문지식, 환자의 관점에서 통합한다. 진료지침은 관련된 모든 분야 임상 전문가와 방법론 전문가, 검색 전문가 등으로 다학제적으로 구성하고 주요 이해당사자 참여하여 개발한다(그림 8-1).

대부분의 진료지침은 정부 기관이나 전문 학회의 기금으로 개발한다. 예를 들면, 미국 보건복지부 산하의 의료연구품질관리국(Agency for Healthcare Research and Quality: AHRQ)에서 보건의료 제공자와 일반인에게 진료지침을 제공한다.[2] 미국 물리치료협회(APTA)에서 물리치료사, 정책입안자, 보험관계자에게 물리치료 진료지침을 제공한다.[3] 높은 질의 진료지침은 체계적 고찰보다 광범위한 임상질문(즉, 진단, 예방, 예후, 치료)에 대한 명시적 권고를 제시한다. 표 8-1은 진료지침과 체계적 고찰의 유사점과 차이점이다.

2) 진료지침의 검색 전략 / What search Strategies are Best for CPGs?

일부 진료지침(CPG)은 무료로 제공하지만 일부 진료지침은 유료로 제공한다. 진료지침은 개발 기관이나 학술지를 통해 책이나 온라인으로 출판한다. 개발 기관의 누리집을 통해 전문을 구할 수 있다. PubMed에서 진료지침(guideline)으로 제한 검색하면 진료지침의 정보를 확인할 수 있으며 일부는 전문과 연결되어 있다. PEDro에서 물리치료와 관련된 진료지침의 정보를 제공한다.[4] 진료지침은 학술지에 실리지 않을 수 있고 문헌 데이터베이스에 없을 수 있기 때문에 미국 보건복지부 산하의 의료연구품질관리국(AHRQ)에서 운영하는 국립 진료지침 정보센터(National Guidelines Clearinghouse: NGC)(www.guidelines.gov; 그림 8.2)와 같은 진료지침 정보센터나 특정 국가 데이터베이스에서 검색하는 것이 좋다.[역자 주 1]

[역자 주 1]

진료지침을 제공하는 국내 데이터베이스는 임상진료지침 정보센터(Korean Medical Guideline Information Center, KoMGI)와 한국 진료지침 정보센터(Korean Guideline Clearinghouse, KGC)가 있다. KoMGI는 근거중심의학 및 임상진료지침에 대한 정보를 제공하는 기관이다. KGC는 보건복지부에서 지원하는 근거창출임상연구국가사업단(NSCR)에서 운영하는 임상진료지침 정보센터이다.

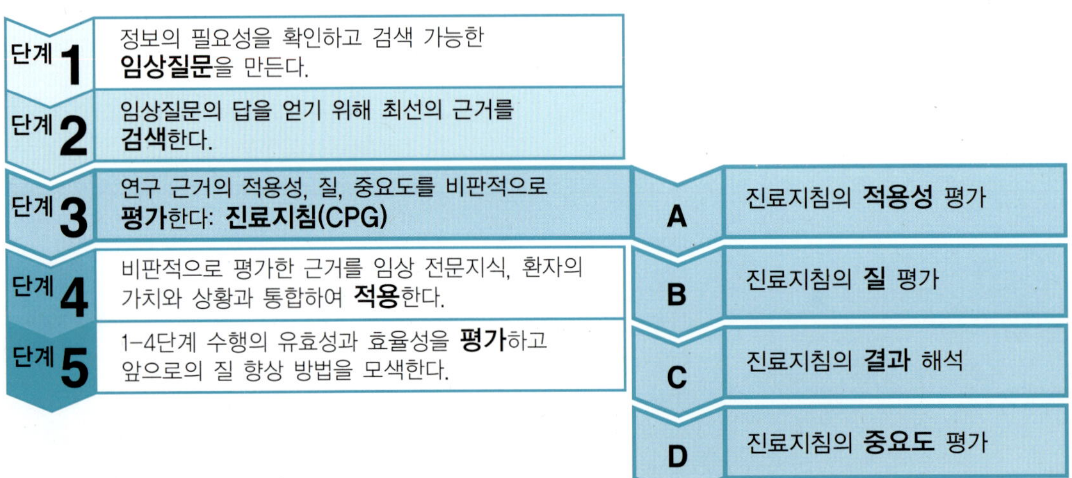

그림 8-1. 진료지침의 적용성과 질의 비판적 평가.

표 8-1. 진료지침과 체계적 고찰의 비교

질문	질 높은 진료지침	질 높은 체계적 고찰
목적	특정 질병의 광범위한 임상질문에 대한 최선의 연구 근거를 임상 전문지식, 환자의 관점에서 통합하여 권고안을 제시한다.	특정 질병의 한정된 임상질문에 대한 근거를 요약하여 제시한다.
문헌 검색	포함 기준과 배제 기준을 정하고 여러 데이터베이스에서 포괄적으로 문헌을 검색한다.	포함 기준과 배제 기준을 정하고 여러 데이터베이스에서 포괄적으로 문헌을 검색한다.
연구의 질 평가	표준화된 방법으로 1명 이상의 연구자가 평가한다.	표준화된 방법으로 1명 이상의 연구자가 평가한다.
근거 분석	메타분석을 포함한다.	메타분석을 포함한다.
임상 전문가	출판 전에 외부 전문가에 의한 검토 과정이 있다.	외부 전문가 검토 과정이 없다.
환자의 관점	환자의 관점이 포함된다.	환자의 관점이 포함되지 않는다.
결과	권고 등급과 근거 수준을 제시한다.	메타분석 결과, 질적 분석 결과를 제시한다.
적용	명시적 권고를 제공한다.	연구 결과에 따라 적용 여부를 판단한다.
보급	책 또는 온라인 출판, 학술지	학술지
문서 크기	보통 30쪽에서 100쪽 이상으로 문서 크기가 크다.	보통 5-15쪽으로 문서 크기가 작다.

사례 8-1.

환자는 72세의 여자로 은퇴 후 혼자 살고 있다. 세 자녀가 가까이에서 살고 있다. 정원 가꾸기와 "빠른 걷기"를 좋아하고 교회에서 자원봉사를 하고 있다. 지난 수년 동안 뼈관절염으로 무릎 통증이 서서히 증가하였다. 최근에 무릎 통증이 심해져 정원 가꾸기, 계단 오르기, 4.8 km 걷기가 어려워졌다. 동반질병으로 관상동맥질환, 고혈압, 고콜레스테롤혈증이 있으며 때때로 통풍 발작이 일어나기도 한다. 양쪽 엉덩관절과 손에도 뼈관절염이 있고 신체질량지수(BMI)가 31로 비만이다. 이 환자의 무릎 통증에 운동이 효과가 있는지 있다면 어느 운동이 도움이 되는지 확인하려고 한다.

사례 8-1과 같은 뼈관절염 환자의 임상질문은 진료 현장에서 흔히 마주치는 문제이다. 뼈관절염과 함께 여러 동반질병을 가진 환자를 위한 최선의 운동에 대한 검색 전략을 세워야 한다. 먼저 시급하게 해결해야 하는 문제에 초점을 맞추어 근거를 검색하는 것이 바람직하다. 우리는 어떤 운동이 사례 8-1과 같은 환자의 무릎의 통증에 가장 효과가 있는지 알고 싶어 한다. 따라서 "72세 뼈관절염 여자 환자의 통증을 감소시키고 기능을 증진시키는 가장 효과적인 운동은 무엇인가?"라는 검색 가능한 임상질문을 만든다. 임상질문에 답을 얻을 수 있는 근거를 찾을 때 가장 적절한 운동프로그램에 대한 정보 공유 의사결정을 위해 임상 전문지식과 환자의 가치와 동반질병을 포함한 상황을 고려해야 한다.

먼저 NGC에서 검색하기를 권장한다. 그러나 NGC에 제공되지 않는 진료지침도 있기 때문에 PEDro와 PubMed에서

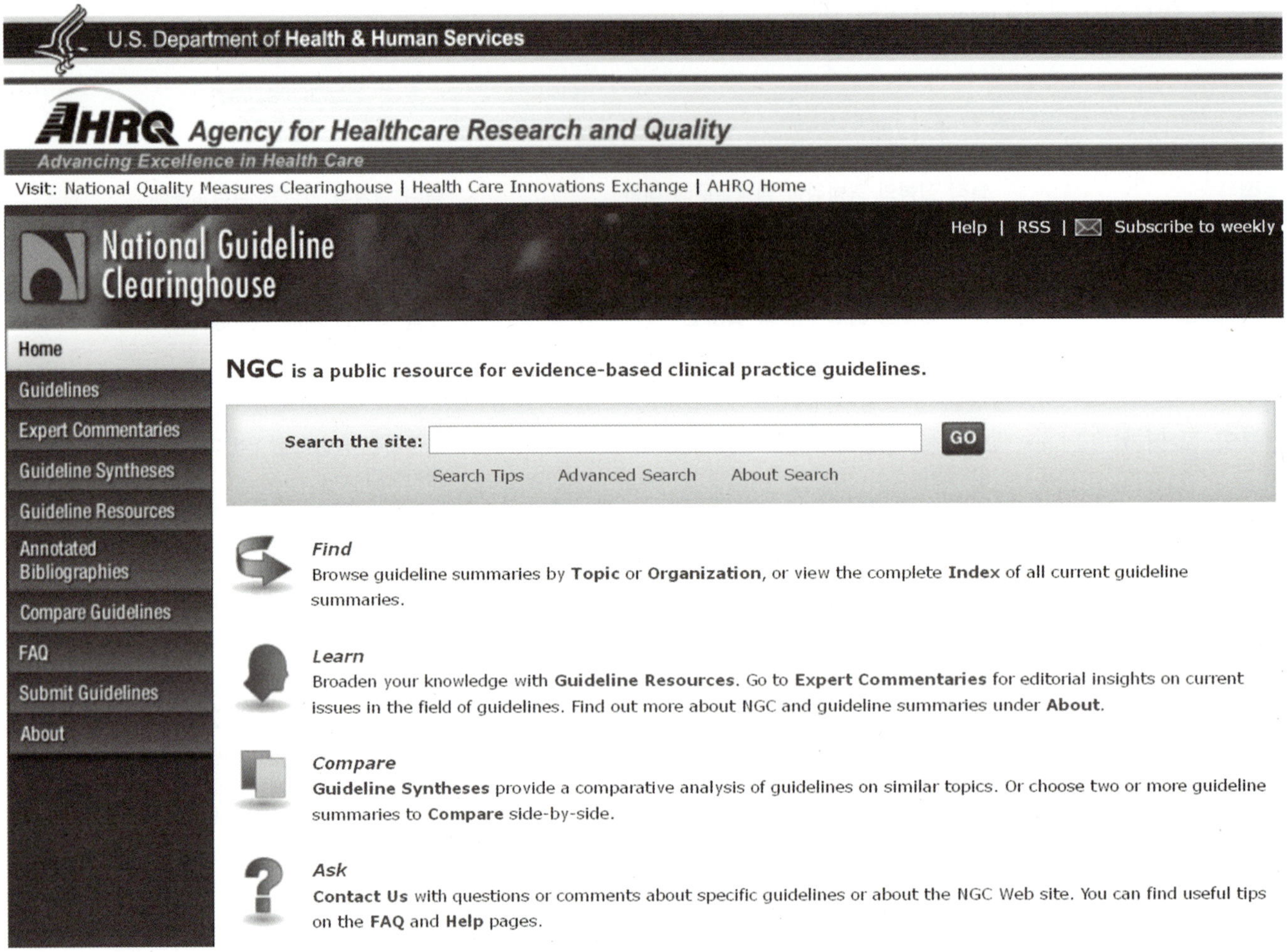

그림 8-2. 국립 진료지침 정보센터(NGC) 검색 창 화면.

표 8-2. 운동에 의한 뼈관절염의 통증 감소와 기능 개선에 대한 진료지침 검색 결과

검색 엔진	검색 전략	검색 결과
NGC www.guideline.gov	검색어 • "Knee osteoarthritis" and "Exercise"	National Collaborating Centre for Chronic Conditions. Osteoarthritis. The care and management of osteoarthritis in adults. London, England: National Institute for Health and Clinical Excellence (NICE); 2008:22. Clinical Guideline, no. 59.[5]
PEDro database www.pedro.org.au	고급 검색 • Abstract and title: knee osteoarthritis and exercise • Method: practice guideline • Date: since 2005	Zhang W, Moskowitz RW, Nuki G, et al. OARSI recommendations for the management of hip and knee osteoarthritis, Part II : OARSI evidence-based, expert consensus guidelines. *Osteoarthritis and Cartilage.* 2008;16:137–162.[6]
PubMed www.pubmed.gov	검색어 • "Knee osteoarthritis" • "Exercise" 제한 검색: • "Practice Guidelines" • "Last 5 years"	Richmond J, Hunter D, Irrgang J, et al. Treatment of osteoarthritis of the knee(nonarthroplasty). *J Am Acad Orthop Surg.* Sep 2009;17:591–600.[7]

*2010년 9월 검색.

표 8-3. 검색한 진료지침을 확인할 때 고려해야 하는 사항

고려 사항	확인	특징
기간 : *최근 5년 이내 출판된 것인가?*	제목	진료지침은 최신 연구 결과를 반영해야 한다. 최근 5년 이내에 갱신했는지 확인한다.
재정 후원 기관 : *지침의 내용은 재정 후원을 한 단체로부터 독립되어 있나?*	1쪽	일부 지침은 외부의 재정 후원을 받아 개발된다. 지침은 편집자의 독립성을 바탕으로 제시되어야 한다. 재정 후원 단체의 관점이나 관심 사항이 권고에 영향을 미치지 않는다는 점이 명백하게 제시되어 있어야 한다.
주제 : *주제가 임상 질문과 관련이 있나?*	목적	범위와 목적, 지침 사용자가 명확하게 규정되어 있으면 환자와 관련이 있는 지침인지, 적용이 가능한 지침인지 쉽게 확인할 수 있다.
권고안 확인 : *주요 권고안을 명료하게 제시하고 있나?*	권고안	진료지침은 방대한 양의 정보를 담고 있다. 주요 권고안을 쉽게 확인할 수 있어야 한다.
추가 도구 : *진료지침을 쉽게 적용할 수 있도록 요약을 제공하고 있나?*	권고안	일부 진료지침은 100쪽 이상으로 되어 있다. 지침을 효율적으로 사용하기 위해 요약본, 참조 가이드 등의 추가 도구를 제공하면 쉽게 적용할 수 있다.
전문 구하기 : *전문을 쉽게 구할 수 있나?*	PDF 파일 연결	일부 진료지침은 무료로 제공된다. 무료로 제공되지 않는 진료지침을 구하는 데는 시간과 비용이 필요하다. 온라인에 쉽게 구할 수 있는 진료지침과 비용을 지불해야 하는 진료지침의 가치를 비교하여 결정한다.

도 검색하기를 권장한다. NGC, PEDro, PubMed에서 사례 8-1의 환자와 관련된 진료지침 3개를 검색하였다(표 8-2).[5-7] NGC에서 검색한 진료치침은 NICE(National Institute for Health and Clinical Excellence)에서 개발한 진료지침의 요약 정보를 제공한다. 따라서 운동치료의 자세한 방법을 확인하기 위해서는 22쪽으로 구성된 빠른 참조 안내서(quick reference guide: QRG)나 316쪽으로 구성된 진료지침 전문을 구하여 확인해야 한다. PEDro에서 검색한 진료지침은 국제뼈관절염연구학회(Osteoarthritis Research Society International: OARSI)에서 개발한 26쪽짜리 지침이다. PubMed에서 검색한 진료지침은 미국정형외과학회(AAOS)[7]에서 개발한 279쪽짜리 지침이다. 다학제 진료지침은 물리치료와 관련된 전문적인 세부 권고사항이 부족한 경우가 많다. 따라서 물리치료 관련 진료지침을 개발하는 기관의 진료지침을 확인하는 것이 필요하다.[역자 주 2]

[역자 주 2]

여러 분야의 전문가들이 참여하여 개발한 다학제 진료지침은 다양한 관점을 고려하고 지침의 신뢰도가 높지만 물리치료와 관련된 전문적인 세부 권고사항이 부족하다. 물리치료 관련 진료지침을 개발하는 기관은 미국 필라델피아위원회(Philadelphia Panel), 캐나다 오타와위원회(Ottawa Panel), 네델란드 근거중심물리치료센터(Center for Evidence Based Physiotherapy: CEBP), 캐나다 온타리오근육뼈대치료위원회(Ontario Musculoskeletal Therapeutics Review Panel: OPPT) 등이 있다. 개발된 진료지침은 많지 않지만 물리치료 세부 권고사항이 잘 제시되어 있다.

최근 미국물리치료협회(APTA)의 정형스포츠물리치료분과학에서 발행하는 *정형스포츠물리치료학회지(Journal of Orthopaedic and Sports Physical Therapy: JOSPT*, www.jospt.org)에 많은 진료지침이 발표되고 있다.

JOSPT에서 노인 뼈관절염의 운동에 대한 진료지침은 검색되지 않았지만 미국물리치료협회의 다른 분과학회의 누리집에서 검색해볼 필요가 있다. 진료지침을 검색할 때는 재정 후원 기관, 목적, 범위, 명확성 등을 주의 깊게 선별할 필요가 있다. 관련이 있는 진료지침을 확인한 후 진료에 적용하기 전에 진료지침의 적용성과 질을 평가해야 한다. 표 8-3은 검색한 진료지침을 확인할 때 고려해야 하는 사항이다.

■ 자가 평가 8-1.

주요 검색엔진에서 진료지침 검색을 연습하시오. 검색 전략을 기록하고, 이 장의 끝에 있는 자가 평가의 답에 제시한 검색 전략과 같았는지 비교하시오.

새 진료지침이나 갱신된 진료지침이 지속적으로 출판된다. 표 8-2의 검색전략을 사용하여 진료지침을 검색하여 같은 결과가 나타나는지 확인하고, 표 8-3의 항목에 따라 점검한 다음 사례 연구 8-1의 환자와 관련이 있는지 결정하시오.

2. 진료지침의 비판적 평가 / Appraising Clinical Practice Guidelines

개입 연구, 진단 연구, 체계적 고찰과 마찬가지로 진료에 적용하기 전에 진료지침을 비판적 평가(critical appraising) 해야 한다. 근거중심 진료지침은 질이 높아야 한다. 종종 낮은 질의 진료지침이 출판되기도 한다.

진료지침의 질을 평가하기 위해 국제 진료지침 개발자 및 연구자 그룹인 AGREE 개발연구팀(Appraisal of Guidelines for REsearch and Evaluation Collabolation, http://www.agreecollaboration.org)에서 2003년에 AGREE 도구 초판을 발간한 이후 2009년에 개정된 AGREE Ⅱ [8]도구를 발간하였다(그림 8-3). 진료지침은 6개 영역, 23개 항목으로 구성된 AGREE Ⅱ 도구를 사용하여 평가한다. 6개 영역은 다음과 같다:

1. 범위와 목적
2. 이해당사자의 참여
3. 개발의 엄격성
4. 명확성과 표현
5. 적용성
6. 편집의 독립성

이 책에서는 AGREE Ⅱ 도구의 평가 항목을 변형하여 24개 항목으로 진료지침의 적용성(applicability), 질(quality), 결과, 중요도 평가로 나누어 설명한다(표 8.6).

1) 진료지침의 적용성 평가 (A) / Part A: Determining Applicability of a CPG

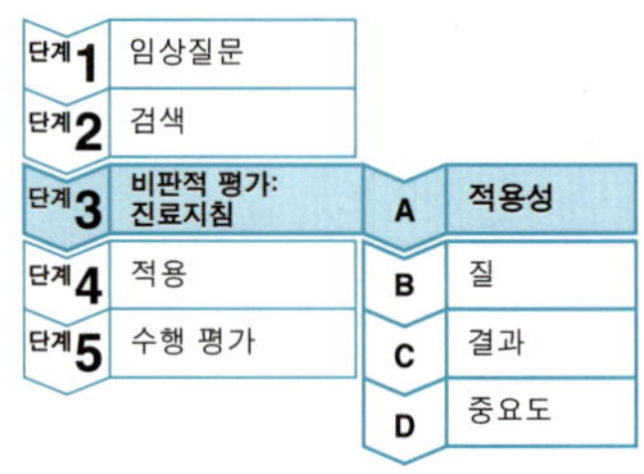

다른 근거와 마찬가지로 진료지침이 자신의 임상 상황과 관련이 있는지 판단해야 한다. 진료지침의 권고는 범위가 넓기 때문에 지침의 권고가 임상질문에 부합하는지 결정해야 한다.

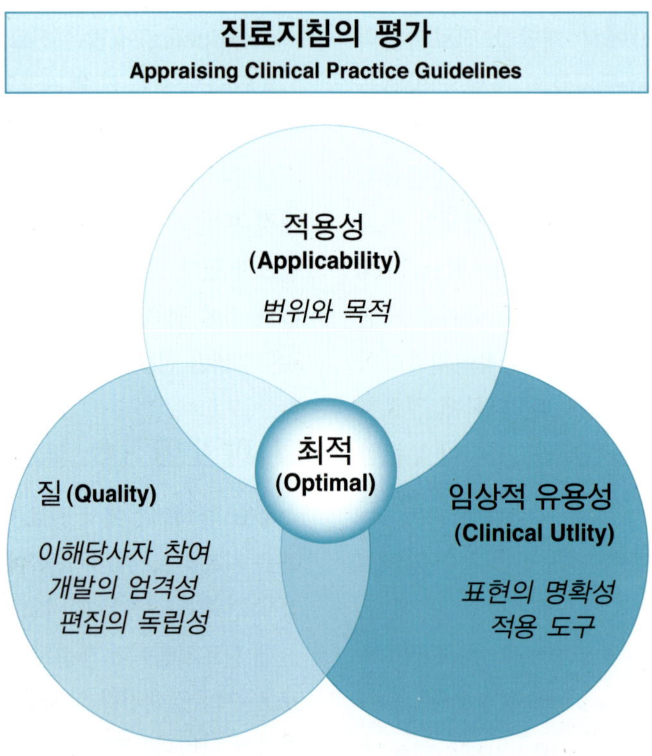

그림 8-3. 진료지침 평가에서 적용성, 질, 임상적 유용성을 고려해야 한다.

***질문 1:* 진료지침의 전반적인 목적이 구체적으로 서술되어 있다.**

***질문 2:* 진료지침에서 다루고자하는 임상질문들이 구체적으로 서술되어 있다.**

***질문 3:* 진료지침을 적용할 인구집단이 구체적으로 서술되어 있다.**

진료지침에 목적, 임상질문, 환자에 대해 구체적으로 서술되어 있는지 확인하고, 자신의 환자와 관련이 있는지 결정한다.

2) 진료지침의 질 평가 (B) / Part B: Determining Quality of a CPG

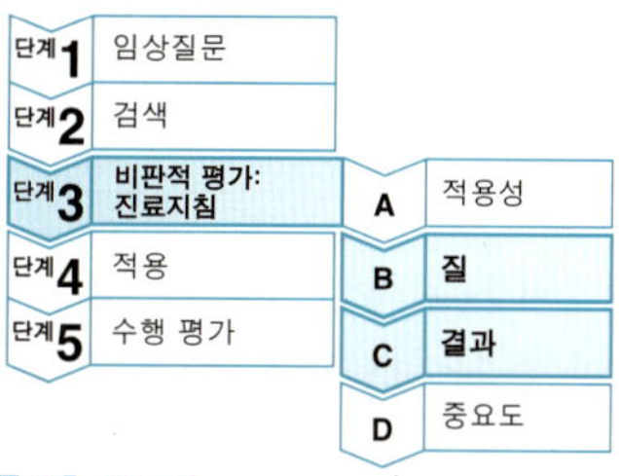

3) 진료지침의 결과 해석 (C) / Part C: Interpreting the Results of a CPG

진료지침은 권고안을 제시한다. 모든 진료지침이 질이 좋은 것은 아니다. 따라서 진료지침의 사용자는 권고안을 적용하기 전에 진료지침의 질을 평가해야 한다. 진료지침의 질을 평가하고 결과를 해석하기 위해 AGREE Ⅱ 도구에서 제시한 이해당사자의 참여, 개발의 엄격성, 편집의 독립성을 평가한다.

(1) 이해당사자의 참여 (Stakeholder Involvement)

진료지침의 저자들이 권고안을 도출하는 과정에서 여러 유형의 비뚤림이 발생할 수 있다. 진료지침의 개발 과정에서 비뚤림 발생을 최소화하기 위해서는 모든 이해당사자 의견을 수렴해야 한다.

***질문 4:* 진료지침 개발 그룹은 모든 관련 전문가 집단을 포함하고 있다.**

***질문 5:* 진료지침을 적용할 환자의 관점과 선호도를 고려했다.**

***질문 6:* 진료지침의 목표 사용자가 분명하게 기술되어 있다.**

진료지침 개발 과정에 모든 이해당사자가 참여하여 근거를 제시하였는지 확인해야 한다. 예를 들면, 어깨 관절성형술 환자의 재활에 관한 진료지침 개발 과정에 물리치료사, 작업치료사, 정형외과의사, 약사, 보험담당자가 참여해야 한다. 각 분야의 전문가로부터 권고 내용 중 비뚤림이 없는지에 대해 의견을 듣고 환자에게 최선의 이득을 제공할 수 있는 권고안을 도출해야 한다.

근거중심치료(EPB)의 핵심은 환자의 관점과 선호도를 고려하는 것이다. 권고안 도출에서 가장 중요한 이해당사자는 환자이기 때문에 진료지침 개발에 환자가 참여해야 한다. 과거의 진료지침 개발 과정에서 환자들이 제외된 경우가 많았으나 오늘날 임상의사결정에서 환자의 관점이 강조되는 방향으로 변화하고 있다.

(2) 개발의 엄격성 (Rigor of Development)

진료지침은 엄격한 과정으로 개발된다. 해당 임상질문에 대한 체계적 고찰 과정을 거쳐 다양한 이해당사자가 합의하여 권고안을 도출한다. 이해당사자들의 이해상충이 있는 경우에는 합의를 유도해야 한다. 이해상충은 진료지침의 타당도에 큰 영향을 준다.

***질문 7:* 근거의 검색에 체계적인 방법이 사용되었다.**

***질문 8:* 근거 선택의 기준이 분명하게 서술되어 있다.**

진료지침에는 검색원으로 사용한 데이터베이스, 검색어, 검색 제한 조건을 포함하여 문헌검색 방법에 대한 자세한 정보를 제시해야 한다. 또한 문헌의 선정 기준과 배제 기준도 제시해야 한다. 진료지침에 이와 같은 내용이 자세하게 제시하지 않았을 경우, 권고안이 타당한지 평가하기 위해 체계적으로 근거를 검색했는지 여부를 판단해야 한다.

***질문 9:* 근거 자료의 강도와 한계가 분명하게 서술되어 있다.**

진료지침은 권고등급을 결정한 근거의 수준과 한계를 명백하고 간결하게 제시해야 한다. 이러한 정보는 근거를 제시한 연구의 질을 쉽고 빠르게 평가하여 권고안의 임상 적용 여부의 판단에 도움이 된다.

질문 10: 권고안 도출 방법이 분명하게 서술되어 있다.

질문 11: 건강상의 편익, 부작용, 위험 요인이 권고안 도출시 고려되었다.

질문 12: 권고안과 이를 뒷받침하는 근거를 명확하게 연결 지을 수 있다.

진료지침에는 권고 도출 방법과 최종 결정 방법을 제시해야 한다. 또한 건강상의 편익과 부작용 및 위험 요인을 제시하고 각 권고를 도출한 근거를 참고문헌 목록과 연결되어 있어야 한다. 진료지침의 목적은 진료환경에서 권고안을 제공하는 것이다. 질 높은 진료지침의 권고는 임상의사결정에 유용한 정보를 제공한다. 권고를 진료환경에서 적용할 때는 연구 근거, 환자의 선호도, 전문가의 지식의 3가지 요소를 통합하여 결정해야 한다. 전문가 의견에 의해 권고안이 도출되었다면 논리적인 이론을 제시해야 한다.

질문 13: 진료지침은 출판 전에 외부 전문가들에 의한 검토 과정이 있었다.

진료지침은 출간 전에 지침개발에 참여하지 않는 임상 분야 전문가, 방법론 전문가, 환자 대표 등 외부 전문가에 의해 검토를 받아야 한다. 지침에 외부 검토 방법과 검토자들의 이름과 소속단체 정보에 대한 기술이 있어야 한다.

질문 14: 진료지침의 갱신 절차가 제시되어 있다.

진료지침에 지침 갱신에 대한 계획이 명시되어 있어야 한다. 출판된 진료지침은 빠르게 옛 문헌이 될 수 있다. 새로운 임상연구의 근거가 지침의 권고를 강화시키거나 약화시킬 수 있다. 또한 진료 환경의 변화가 환자의 관점이나 임상전문가의 가치에 영향을 줄 수 있다. 5년마다 갱신하는 것이 일반적이지만 권고에 영향을 줄 수 있는 중요한 임상연구가 출간되었을 때에 갱신을 진행할 수 있다.

(3) 편집의 독립성 (Editorial Independence)

일부 진료지침은 외부의 재정 후원을 받아 개발된다. 외부의 재정 후원을 받아 개발한 진료지침은 재정 지원 단체의 영향을 받지 않아야 한다. 특정 개입이 재정 후원을 받았다면 지침 개발자는 독립적으로 최선의 근거에 기초하여 해당 개입을 권고하거나 권고를 배제해야 한다.

질문 15: 재정후원단체의 의견이 진료지침의 내용에 영향을 주지 않았다.

질문 16: 진료지침 개발에 참여한 구성원들의 이해관계가 기록되어 있고 그 내용이 언급되어 있다.

외부의 재정 후원을 받은 진료지침이라면 재정 지원 단체의 관점이나 관심 사항이 최종 권고에 영향을 미치지 않았다는 것에 대한 명백한 기술이 있어야 한다. 지침 개발에 참여한 일부 구성원이 이해 상충 문제를 가진 경우에는 이에 대한 명백한 기술이 있어야 한다. 예를 들면, 보조기와 의지 사용에 관한 진료지침 개발에 참여한 보조기의지 전문가가 자신의 회사를 운영하고 있다면 이해 상충 문제에 대해 기술해야 한다.

4) 진료지침의 중요도 평가 (D) / Part D: Summarizing the Clinical Bottom Line of a CPG

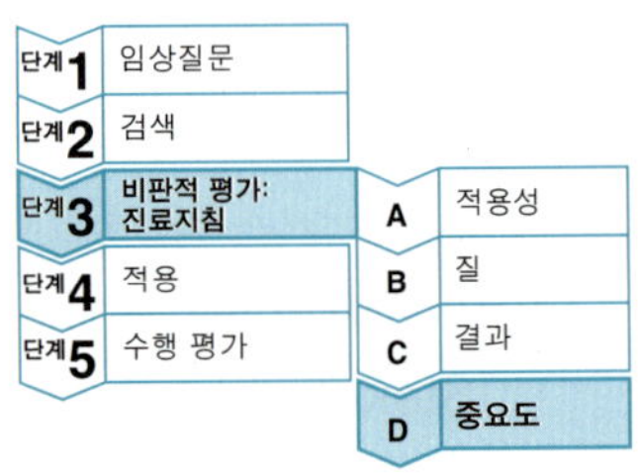

진료지침 평가의 마지막 단계는 진료 환경에서 권고를 활용할 수 있는지 결정하는 것이다. 권고안은 명확하게 표현하였는지, 지침 실행의 장애요인과 지침을 적용하기 위한 도구가 있는지 면밀하게 확인해야 한다.

(1) 표현의 명확성 (Clarity of Presentation)

질문 17: 권고안은 구체적이며 모호하지 않다.

질문 18: ***임상 상태나 건강 관리하기 위한 다양한 대안이 분명하게 표현되어 있다.***

질문 19: ***주요 권고안은 쉽게 확인할 수 있다.***

좋은 진료지침은 체계적이고 엄격하게 통합한 근거에 기초하여 특이적 권고를 제시하고 있다. 가장 유용한 권고는 강한 근거에 의해 지지되고 환자 관리에 직접적인 영향을 준다.

(2) 실행 (Attention to Implementation)

질문 20: ***진료지침의 적용을 지원하는 도구를 제시하고 있다.***

질문 21: ***진료지침은 이를 실행하는데 있어 장애요인과 촉진요인을 서술하고 있다.***

질문 22: ***진료지침은 권고안이 의료현장에서 실제 사용될 수 있도록 도와주는 조언과 도구를 제시하고 있다.***

질문 23: ***권고안을 적용할 때 발생할 수 있는 비용 문제를 고려하였다.***

질문 24: ***진료지침은 수행 정도에 대한 감독 및 평가 기준을 제시하고 있다.***

끊임없이 제시되는 새로운 근거는 진료 현장에 끊임없는 변화를 요구한다. 진료지침은 사용자가 주요 권고를 쉽게 발견하고 적용할 수 있도록 해야 한다. 예를 들면, 임상가와 환자가 지침의 권고를 효율적으로 사용하기 위해서 쉽게 알아볼 수 있는 요약본이나 교육 자료가 제공되어야 한다. 또한 재정과 비용에 대해서도 제시해야 한다. 특정 수술을 받은 환자는 1주 동안 입원하여 물리치료를 받아야 한다고 권고하고 있는 진료지침이라면 입원 기간의 증가 또는 감소에 따른 영향을 제시하고 가정방문 물리치료와 비용을 비교하여 제시해야 한다.

최근 진료지침 실행에 대한 평가가 증가하고 있다.[9] 지침 실행의 평가 또는 감사를 위한 검토기준을 제시해야 한다. 예를 들면, 노인의 낙상 예방에 관한 진료지침에서 다학제 진료 환경의 의무기록 검토를 통해 평가할 수 있는 최선의 기준을 제시해야 한다.

(3) 진료 환경에서 진료지침 사용 (Using Clinical Practice Guidelines in Clinical Practice)

지침 사용자가 지침에 세부적인 권고 제시가 부족하여 실망하는 경우가 종종 있다. 예를 들면, 미국정형외과학회(AAOS)에서 개발한 뼈관절염치료에 대한 진료지침에서 유산소운동을 권고강도 A라고 하였으나 운동 방법이나 운동 강도에 대한 내용은 제시하지 않았다. 넙다리네갈래근의 근력 증강 운동은 권고강도 B라고 하였으나 역시 체중부하 또는 비체중부하 상태에서 해야 하는지에 대한 내용은 제시하지 않았다.

지침에 세부적인 권고가 부족한 세 가지 주요 이유는 다음과 같다:

1. 모든 지침이 완벽한 것은 아니다. 일반적으로 근거를 요약하여 특정 상태를 가진 대부분의 환자에게 적용할 수 있는 권고를 제시한다.
2. 연구 근거의 부족으로 인해 권고가 일반적이거나 또는 제한적일 수 있다. 다학제 지침에서는 물리치료와 관련된 흔한 임상질문에 대한 세부적인 권고가 상대적으로 적다. 물리치료와 관련된 연구의 근거가 증가하고 있으나 임상질문과 이용 가능한 근거 사이에는 항상 격차가 있을 수 있다.
3. 합의과정을 거쳐 도출되는 권고안에서는 세부적인 권고가 적을 수 있다. 다양한 분야의 이해당사자가 참여하여 개발한 지침에서는 일반적인 권고안에는 여러 이해당사자가 쉽게 동의할 수 있으나 세부적인 권고안에는 동의를 끌어내는 것이 쉽지 않다.

대부분의 지침은 권고안을 제시하고 있어 지침 사용자가 특정 임상질문에 대한 근거를 쉽게 찾을 수 있도록 도와준다. 또한 지침은 진료 환경에서 필요한 자세한 정보를 제공하는 일차 연구를 확인할 수 있는 중요한 자료원이다. 예를 들면, Logerstedt 등[10]의 "Knee Pain and Mobility Impairments: Meniscal and Articular Cartilage Lesions"라는 진료지침에서 반달연골손상 환자의 여러 가지 임상질문에 대한 최선의 근거를 제공하고 있어 반달연골손상 환자의 진료에 대한 새로운 지식을 얻을 수 있다. 이 지침에서 반달연골손상 환자의 넙다리네갈래근의 근력 증가에 신경근육전기자극(NMES) 사용을 권고강도 B로 제시하고 권고 도출에 사용한 일차 연구를 연결하고 있어 가장 효과적인 전기자극 방법에 대한 자세한 추가 정보를 얻을 수 있다.

심층 탐구 8-1.

권고안 도출(Turning evidence into recommendations)

진료지침은 임상 질문에 대한 근거를 파악하고 평가한 후 전체 근거를 종합하여 권고안을 도출하고 권고 등급을 결정하는 복잡한 과정을 거쳐 개발한다. 지침에 포함된 임상 연구는 연구 설계(연구 종류, 질), 결과 측정, 참가자 특성, 결과가 다양하다. 개별 연구의 질을 평가하고 효과 크기를 결합하는 체계적 고찰 과정을 거쳐 합의방법론으로 권고안을 도출한다. 지침의 사용자는 근거를 권고로 전환시키는 과정이 다양하다는 점을 인식하는 것이 중요하다.

전형적인 지침은 연구 근거의 질⑴과 권고 강도⑵를 제시한다. 일반적으로 연구의 질은 로마숫자로 표시하고 권고 강도는 로마자 알파벳으로 표시한다. 지침마다 근거 수준과 권고 등급의 기준과 표현이 다르다.[역자 주 3] 미국 물리치료협회 정형물리치료학회에 발표된 Logerstedt 등(2010)의 진료지침[10]과 사례 8-1에서 검색한 미국정형외과학회(AAOS)의 진료지침[7]에서 모두 I-V의 근거 수준을 사용했다(표 8-4).

물리치료와 관련된 지침에서는 이 방법을 많이 사용하고 있다. 그러나 최근에는 GRADE (Grading of Recommendations Assessment, Development, and Evaluation) 방법의 사용이 증가하고 있다.[11] GRADE 방법은 숫자나 알파벳 대신 근거수준과 권고강도를 서술한다(표 8-5).

[역자 주 3]

근거 수준(level of evidence, LOE)은 현재까지의 근거로 해당 개입 효과에 대해 확신하는 정도이다. 연구의 질과 효과 크기로 결정하며 일반적으로 로마숫자로 표시한다. 권고 강도(strength of recommendation, SOR)는 권고 대상 환자에서 개입을 시행하였을 때 원하는 결과가 원하지 않는 결과보다 많이 발생할 것으로(혹은 적게 발생할 것으로) 확신하는 정도를 말한다. 근거수준, 이득과 위해의 저울질, 가치와 선호도, 비용의 네 가지를 고려하여 결정하며 일반적으로 로마자 알파벳으로 표시한다. 지침마다 근거 수준과 권고 등급의 기준과 표현이 다르기 때문에 진료지침 사용자는 해당 지침에서 사용하는 근거 수준과 권고 등급의 기준을 확인하는 것이 중요하다.

표 8-4. 두 개의 진료지침에서 사용한 근거수준(Part I)

검색한 진료지침:

* Logerstedt DS, Snyder-Mackler L, Ritter RC, Axe MJ. Knee pain and mobility impairments: meniscal and articular cartilage lesions. *J Orthop Sports Phys Ther.* 2010;40(6):A1-A35.

* Richmond J, Hunter D, Irrgang J, et al. Treatment of osteoarthritis of the knee (nonarthroplasty). *J Am Acad Orthop Surg.* 2009;17(9):591-600.

PART 1 : 근거 수준

두 개의 진료지침에서 비슷한 기준을 사용하여 근거수준을 정의하였다:

수준	정의
I	낮은 질의 무작위비교시험, 진단연구, 전향적 연구에서 얻은 근거
II	낮은 질의 무작위비교임상시험, 진단연구, 전향적 연구에서 얻은 근거 (부적절한 무작위배정, 눈가림 부족, 80% 이하의 추적관찰, 한 진단기준 및 기준검사 등)
III	환자군 연구 또는 후향적 연구에서 얻은 근거
IV	사례연구에서 얻은 근거
V	전문가 의견에서 얻은 근거

계속

표 8-4. 두 개의 진료지침에서 사용한 권고 등급(Part 2) - 계속

PART 2 : 권고강도			
Logerstedt et al 2010[10] 전체적 근거의 누적에 기초한 권고 도출:		Richmond et al 2009[7] 표준방법을 사용한 투표에 기초한 권고 도출:	
등급	**권고 지지 근거수준**	**권고강도**	**권고 지지 근거수준**
A 강한 근거	근거 수준 I 또는 II에서 얻은 근거. 최소한 수준 I 연구가 1개 이상 포함되어야 한다	A *권고*	수준 I 근거
B 중등도 근거	1개의 질 높은 무작위비교임상시험 또는 다수의 수준 II 연구에서 얻은 근거	B *제안*	수준 II 또는 III 근거
C 약한 근거	1개의 수준 II 또는 다수의 수준 II-IV 연구에서 얻은 근거	C *선택*	수준 IV 또는 V 근거
D 상반된 근거	결론이 일치하지 않는 높은 질의 연구에서 얻은 근거	I *비권고 또는 반대*	없거나 또는 상반된 근거
E 이론적 근거 기초 근거	동물실험이나 시체 연구를 통해 얻은 개념, 원리, 기전에서 얻은 다수의 근거		
F 전문가 의견	전문가의 경험에서 얻은 근거		

표 8-5(1). GRADE 체계에서 사용하는 근거수준[11]

GRADE 체계에서는 근거수준을 다음과 같이 정의하였다:

설명	정의
높음 질 (high quality)*	추후 연구로 효과의 추정값에 대한 확신 정도가 바뀔 가능성은 매우 낮다.
중등도 질† (moderate quality)	추후 연구로 효과 추정값의 확신 정도에 중요한 영향을 미칠 것이며 추정값이 바뀔 수도 있다.
낮음 질 (low quality)	추후 연구는 효과 추정치의 확신 정도에 중요한 영향을 미칠 가능성이 매우 크며 추정치가 바뀔 가능성이 높다.
매우 낮음 질 (very low quality)	효과에 대한 어떤 추정도 불확실하다.

*무작위임상시험은 높음으로 간주하지만 연구들의 제한점이나 일관성에 따라 하양 조절할 수 있다.
†관찰 연구는 낮음으로 간주한다. 환자군 연구는 매우 낮음으로 간주한다.

표 8-5(2). GRADE 체계에서 사용하는 권고등급[11] - 계속

GRADE체계에서는 다음의 기준 항목을 저울질하여 권고등급을 강한 권고와 약한 권고로 구분하였다.

기준	강한 권고	약한 권고
1. 근거의 질	높은 질	낮은 질
2. 이득과 유해의 저울질	이득이 유해보다 명백하게 큼	이득과 유해의 차이가 작음
3. 환자의 가치와 선호도	변이와 불확실성이 낮음	변이와 불확실성이 큼
4. 비용	낮은 비용	높은 비용

요약 / SUMMARY

높은 질의 진료지침은 환자의 관점을 포함한 여러 이해당사자를 고려하여 근거의 요약을 제공한다. 진료지침은 연구문헌의 체계적 고찰에 기초하여 근거를 제공한다. 진료지침은 특정 임상질문에 대한 관리 계획을 진료 현장에 활용할 수 있도록 전문가에 의해 개발된다. 엄격하게 개발된 진료지침을 사용하면 독자가 개별 일차 연구에 대한 비판적 평가 과정을 거치지 않아도 된다. 진료지침은 여러 가지 방법으로 출판되기 때문에 다양한 검색 전략이 필요하다. 진료지침은 NGC, PEDro, PubMed에서 검색하는 것이 효율적이다.

표 8-6 진료지침의 비판적 평가 점검목록을 참고한다.

표 8-6. 진료지침의 비판적 평가 점검목록 (AGREE II 도구)[8]

영 역	항 목	평 가
	Part A: 적용성	
범위와 목적	1. 진료지침의 전반적인 목적이 구체적으로 서술되어 있다.	__ 예 __ 아니오
	2. 진료지침에서 다루고자하는 임상질문들이 구체적으로 서술되어 있다.	__ 예 __ 아니오
	3. 진료지침을 적용할 인구집단이 구체적으로 서술되어 있다.	__ 예 __ 아니오
	Part B: 질 **Part C: 결과 해석**	
이해당사자의 참여	4. 진료지침 개발 그룹은 모든 관련 전문가 집단을 포함하고 있다.	__ 예 __ 아니오
	5. 진료지침을 적용할 환자의 관점과 선호도를 고려했다.	__ 예 __ 아니오
	6. 진료지침의 목표 사용자가 분명하게 기술되어 있다.	__ 예 __ 아니오
개발의 엄격성	7. 근거의 검색에 체계적인 방법이 사용되었다.	__ 예 __ 아니오
	8. 근거 선택의 기준이 분명하게 서술되어 있다.	__ 예 __ 아니오
	9. 근거 자료의 강도와 한계가 분명하게 서술되어 있다.	__ 예 __ 아니오

계속

표 8-6. 진료지침의 비판적 평가 점검목록 (AGREE II 도구)[8] - 계속

영역	항목	평가
	10. 권고안 도출 방법이 분명하게 서술되어 있다.	___ 예 ___ 아니오
	11. 건강상의 편익, 부작용, 위험 요인이 권고안 도출시 고려되었다.	___ 예 ___ 아니오
	12. 권고안과 이를 뒷받침하는 근거를 명확하게 연결 지을 수 있다.	___ 예 ___ 아니오
	13. 진료지침은 출판 전에 외부 전문가들에 의한 검토 과정이 있었다.	___ 예 ___ 아니오
	14. 진료지침의 갱신 절차가 제시되어 있다.	___ 예 ___ 아니오
편집의 독립성	15. 재정후원단체의 의견이 진료지침의 내용에 영향을 주지 않았다.	___ 예 ___ 아니오
	16. 진료지침 개발에 참여한 구성원들의 이해관계가 기록되어 있고 그 내용이 언급되어 있다.	___ 예 ___ 아니오
	Part D: 중요도	
표현의 명확성	17. 권고안은 구체적이며 모호하지 않다.	___ 예 ___ 아니오
	18. 임상 상태나 건강 관리하기 위한 다양한 대안이 분명하게 표현되어 있다.	___ 예 ___ 아니오
	19. 주요 권고안은 쉽게 확인할 수 있다.	___ 예 ___ 아니오
	20. 진료지침의 적용을 지원하는 도구를 제시하고 있다.	___ 예 ___ 아니오
적용성	21. 진료지침은 이를 실행하는데 있어 장애요인과 촉진요인을 서술하고 있다.	___ 예 ___ 아니오
	22. 진료지침은 권고안이 의료현장에서 실제 사용될 수 있도록 도와주는 조언과 도구를 제시하고 있다.	___ 예 ___ 아니오
	23. 권고안을 적용할 때 발생할 수 있는 비용 문제를 고려하였다.	___ 예 ___ 아니오
	24. 진료지침은 수행 정도에 대한 감독 및 평가 기준을 제시하고 있다.	___ 예 ___ 아니오

[역자 주 4]

- 1점 (전혀 동의 안함)
  항목별로 AGREE II 평가 도구와 관련된 정보가 전혀 없거나 또는 그 개념이 매우 부족하게 보고되고 있는 경우에는 1점을 부여한다.
- 7점 (매우 동의함)
  보고서의 질이 매우 우수하면서, 명백하게 제시되어 있는 모든 기준과 고려사항을 충족하는 경우에는 7점을 부여한다.
- 2점부터 6점까지
  AGREE II 도구 항목별로 제시된 모든 기준이나 고려사항들을 충족하지 못하는 경우에 2점부터 6점 사이의 점수를 부여할 수 있다. 진료지침 내용의 질과 완성도에 따라서 점수를 매기게 된다. 평가 기준에 더 부합되는 진료지침일수록 그리고 제시하고 있는 고려사항들을 충족하는 경우 일수록 높은 점수를 부여한다. 각 항목별 '평가 방법' 설명서에는 항목별 평가 기준과 특별히 고려해야하는 사항들이 자세히 제시되어 있다.

- 영역별 점수의 산출
  영역별 점수는 해당 영역에 포함되어 있는 개별 평가 항목의 점수를 합한 총점을 해당 영역에서 받을 수 있는 초고 점수에 대한 백분율로 환산한 지표를 사용한다.

$$\frac{\text{영역별 취득 총점} - \text{영역별 가능한 최저 점수}}{\text{영역별 가능한 최고 점수} - \text{영역별 가능한 최저 점수}} \times 100$$

예 : 1. 1명이 평가한 범위와 목적 (3항목) 영역 점수
영역별 취득점수 : 항목 1 (3점), 항목 2 (5점), 항목 3 (5점), 총 13점
영역별 가능한 최고 점수 : 7(매우 동의함) × 3 (평가 항목) = 21
영역별 가능한 최저 점수 : 1(전혀 동의 안함) × 3(평가 항목) = 3
(13−3)/(21−3) = (10/18) × 100 = 56%

1. 4명이 평가한 범위와 목적 (3항목) 영역 점수
영역별 취득점수 : 항목 1 (16점), 항목 2 (18점), 항목 3 (18점), 총 52점
영역별 가능한 최고 점수 : 7(매우 동의함) × 3 (평가 항목) × 4(명) = 84
영역별 가능한 최저 점수 : 1(전혀 동의 안함) × 3(평가 항목) = 3(명) = 12
(52−12)/(84−12) = (41/72) × 100 = 56%

복 습 문 제

1. NGC (www.guideline.gov)에서 관심이 있는 진단과 치료에 관한 진료지침을 검색하시오. 제한 시간은 20분입니다. 얼마나 찾았습니까?

2. PEDro(www.pedro.org.au)와 PubMed(www.pubmed.org) 데이터베이스에서도 위와 같은 진료지침을 검색하시오. 검색 결과를 서로 비교해 보시오.

3. 검색한 진료지침 중 하나를 선택하여 표 8-3 목록을 사용하여 점검하시오. 표 8-6의 진료지침의 AGREE 평가도구를 사용하여 지침의 질을 평가하고 결과를 요약하시오.

4. 선택한 진료지침에서 연구 근거의 질을 평가하기 위해 사용한 방법을 설명하시오.

5. 선택한 진료지침에서 권고등급을 결정하기 위해 사용한 방법을 설명하시오.

6. 선택한 진료지침 (질이 높다면) 또는 이 장에서 소개한 Logerstedt 등[10]의 진료지침을 구하여 사용해 보시오. 진료지침의 권고를 진료에 적용하면 환자 관리가 향상됩니다.

7. 진료에 적용할 진료지침에서 권고를 확인하시오. 다음으로 권고를 지지한 일차 연구를 확인하고 전문을 구하시오. 일차 연구에 권고를 환자에게 적용하기 위한 중요하고 자세한 정보가 기술되어 있는지 확인하시오.

자가 평가 답 (ANSWERS TO SELF-TESTS)

자가평가 8-1

검색 데이터베이스	검색 전략	결과
NGC www.guideline.gov **PEDro database** www.pedro.org.au **PubMed** www.pubmed.gov	검색 상자: • "knee osteoarthritis" and "exercise" • Abstract and title: knee osteoarthritis and exercise • Method: practice guideline • Date: since 2005 핵심 단어: • "Knee osteoarthritis" • "Exercise" 제한 검색: • "Practice guidelines" • "Last 5 years"	

참고문헌 / REFERENCES

1. Collaboration TA. Appraisal of Guidelines for Research and Evaluation (AGREE) Instrument. www.agreecollaboration.org Published 2001. Accessed September 3, 2010.
2. Agency for Healthcare Research. Clinical practice guidelines archive Web site. www.ahrq.gov/clinic/cpgarchv.htm
3. Orthopaedic Section of the American Physical Therapy Association. ICF project. www.orthopt.org/ICF.php
4. PEDro Web site. www.pedro.fhs.usyd.edu.au/ Accessed March 26, 2008.
5. National Collaborating Centre for Chronic Conditions. Osteoarthritis. The care and management of osteoarthritis in adults. London, England: National Institute for Health and Clinical Excellence (NICE); 2008:22 p. Clinical Guideline no. 59.
6. Zhang W, Moskowitz RW, Nuki G, et al. OARSI recommendations for the management of hip and knee osteoarthritis. Part II: OARSI evidence-based, expert consensus guidelines. *Osteoarthritis and Cartilage.* 2008;16:137–162.
7. Richmond J, Hunter D, Irrgang J, et al. Treatment of osteoarthritis of the knee (nonarthroplasty). *J Am Acad Orthop Surg.* 2009;17:591–600.
8. AGREE Next Steps Consortium. *The AGREE II Instrument* [Electronic version]. http://www.agreetrust.org. Published 2009. Accessed Septermber 3, 2010.
9. Brouwers M, Kho ME, Browman GP, et al; AGREE Next Steps Consortium. AGREE II: advancing guideline development, reporting and evaluation in healthcare. *Can Med Assoc J.* 2010. doi:10.1503/cmaj.090449.
10. Logerstedt DS, Snyder-Mackler L, Ritter RC, et al. Knee pain and mobility impairments: meniscal and articular cartilage lesions. *J Orthop Sports Phys Ther.* 40:A1–A35.
11. Atkins D, Eccles M, Flottorp S, et al. Systems for grading the quality of evidence and the strength of recommendations I: critical appraisal of existing approaches the GRADE Working Group. *BMC Health Serv Res.* 2004;4:38.

9 대체 설계의 비판적 평가
Appraising Studies With Alternative Designs

자가 점검 / PRE-TEST

그림 9-1을 보고 1과 2의 질문에 답하시오.

1. 그림 9-1의 A와 B는 무엇을 의미하는가?
2. 데이터의 그림에서 어떤 결론을 이끌어 낼 수 있는가?
3. 단일사례연구의 어떤 특성이 무작위 임상시험과 다른가?
4. 질적 연구와 양적 연구의 주요한 차이는 무엇인가?
5. 질적 연구는 어느 유형의 임상질문에 최선의 답을 제공하는가?

학습목표 / CHAPTER-AT-A-GLANCE

이 장을 학습한 후 다음 사항을 할 수 있어야 한다:

- 단일사례 연구의 장점과 단점을 설명한다.
- 단일사례 연구의 적용성, 질, 결과를 평가한다.
- 질적 연구의 목적을 설명한다.
- 질적 연구의 적용성, 질, 결과를 평가한다.

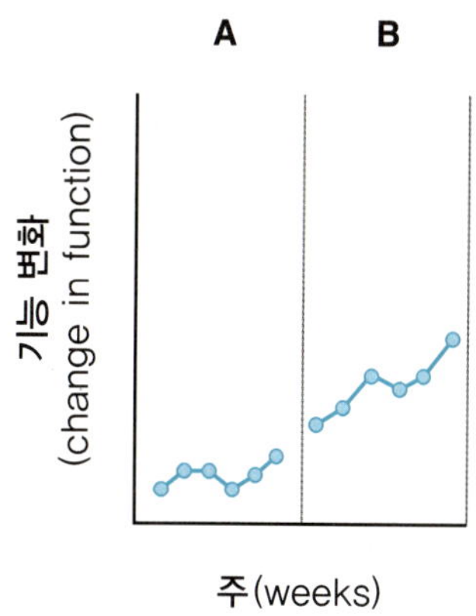

그림 9-1. 단일사례 연구의 예. (A)는 기본선 단계이고, (B)는 개입 단계이다.

1. 개요 / Introduction

이 장에서는 대체 연구 설계(alternative design)인 단일사례 연구와 질적 연구에 대해 다룬다. 물리치료 분야에서 단일사례 연구와 질적 연구는 많지 않지만 임상의사결정을 위해 유용하다(그림 9-2). 앞장에서 설명한 평가 개념의 대부분을 단일사례연구[1]에 적용할 수 있기 때문에서 이 장에서는 깊이 다루지 않는다. 질적 연구의 평가에 사용하는 다양한 개념은 자세하게 다룬다.

2. 단일사례 연구 / Single-Subject Reserarch

단일사례 연구(single-case research: SSR)의 이해는 연구의 평가와 임상질문에 대한 답을 구하는 능력을 향상시킨다. 경우에 따라서는 엄격한 단일사례 연구의 결과를 무작위임상시험 결과보다 더 직접적으로 환자에게 적용 할 수 있다. 전형적인 단일사례 연구 설계(single-subject design: SSD)는 한 명의 대상자 또는 단일집단을 대상으로 한다. 개입을 시작하기 전인 기본선 단계에서 관심 변수를 반복 측정하여 자료를 수집한다. 기본선 기간은 수 일 또는 수 주 동안 진행할 수 있다. 예를 들면, 기본선 기간인 1주일 동안 참가자를 트레드밀(treadmill)에서 걷게 하면서 보행 특성을 매일 측정한다. 안정된 기본선이 확립되면 개입 단계로 이행한다. 이 단계에서는 처치를 제공하고 보행 특성을 반복 측정하여 자료를 수집한다. 치료 기간 동안 변수의 변화를 기본선 기간과 치료 종료 후 기간과 비교한다. 단일사례 연구는 한 명의 참가자를 대상으로 시행하지만 많은 정보를 제공한다.

사례 연구(case study)는 단일사례 연구와 달리 통제된 단일사례 연구가 아니기 때문에 두 용어를 동일하게 사용하지 않아야 한다. 사례 연구는 통제된 조작이나 어떠한 실험적 통제를 하지 않고 단일 환자나 소수의 환자에게 개입 후 특정한 특성을 측정하여 체계적으로 보고한다. 사례 연구는 체계적 통제, 치료의 평가가 부족하지만 임상의사결정에 도움이 될 수도 있다.

사례 연구는 체계적 통제, 치료의 평가가 부족하지만 임상의사결정에 도움이 될 수도 있다.

1) 연구 설계와 기호 / Example Designs and Notation

연구 기호(research notation)를 사용하면 전반적인 연구 설계를 쉽게 파악할 수 있다. 단일사례연구에서 사용하는 연구 기호는 무작위임상시험에서 사용하는 기호와 다르다(3장 참조). 그림 9-3부터 그림 9-6까지 단일사례연구의 설계에 따른 기호의 예를 들었다. 다음 문자는 단일사례연구의 단계를 지정하는 데 사용한다:

A = 기본선 또는 치료 철회 단계
B = 개입 단계
C, D 등 = 비교 개입 단계

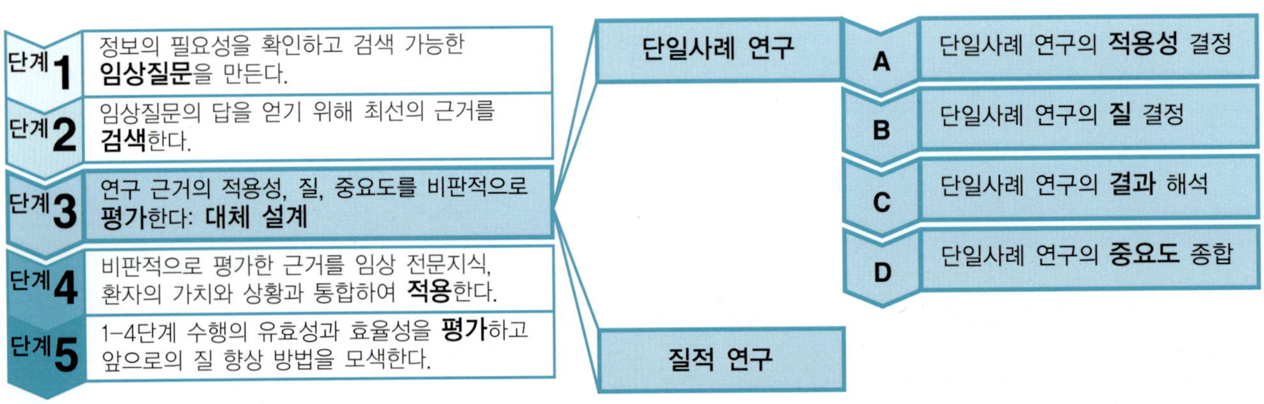

그림 9-2. 단일사례 연구의 평가.

예 1. A–B 설계:

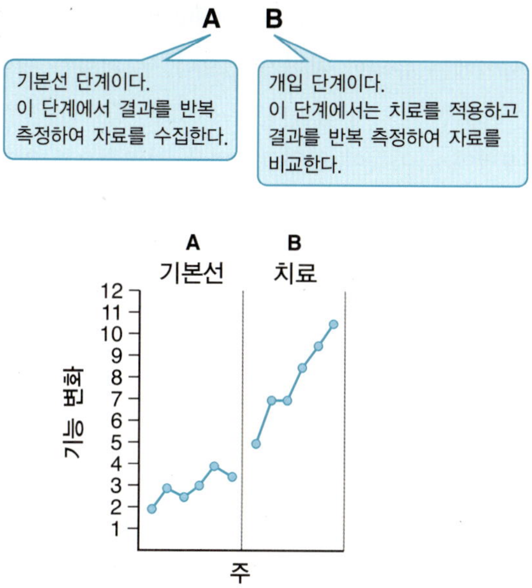

그림 9–3. A–B설계. 기본선 단계 (A)에서 변수를 측정하고 개입 단계 (B)에서 측정한 변수를 비교한다. 이 설계는 기본선 단계에서 치료에 영향을 줄 수 있는 "사건" 발생이 예상되지 않는 경우와 개입 단계에서 자연 회복 또는 성숙과 같은 변화가 예상되지 않는 경우에 적절하다.

2) 다중 단일사례 연구 / Combining Multiple SSR Studies

(1) 무작위임상시험 (RCTs)

단일사례 연구 설계에서 무작위임상시험을 수행할 수 있다.[2] 복수의 단일사례를 군으로 간주한다. 참가자들의 특성이 유사해야 한다. 한 대상자를 무작위로 치료 A에 배정하고 다음 대상자를 대체 또는 비교 치료 B에 배정한다. 같은 문제를 가진 여러 대상자에게 효과가 있는지를 평가한다. 이 연구 설계의 장점은 각 대상자로부터 여러 결과를 측정할 수 있다. 기본선 단계에서 관심 결과의 자연적인 변동을 반복 측정하고 치료 반응의 변이와 경향을 파악한다.

(2) 교차 배치 무작위임상시험 (RCT With Crossover)

단일사례 연구에서 교차배치 설계(crossover design)를 사용할 수 있다. 한 대상자를 무작위로 첫 번째 개입 단계에 배정하여 A 치료를 시행하고, 결과를 측정한 후 다음 두 번

예 2. A–B–A 설계:

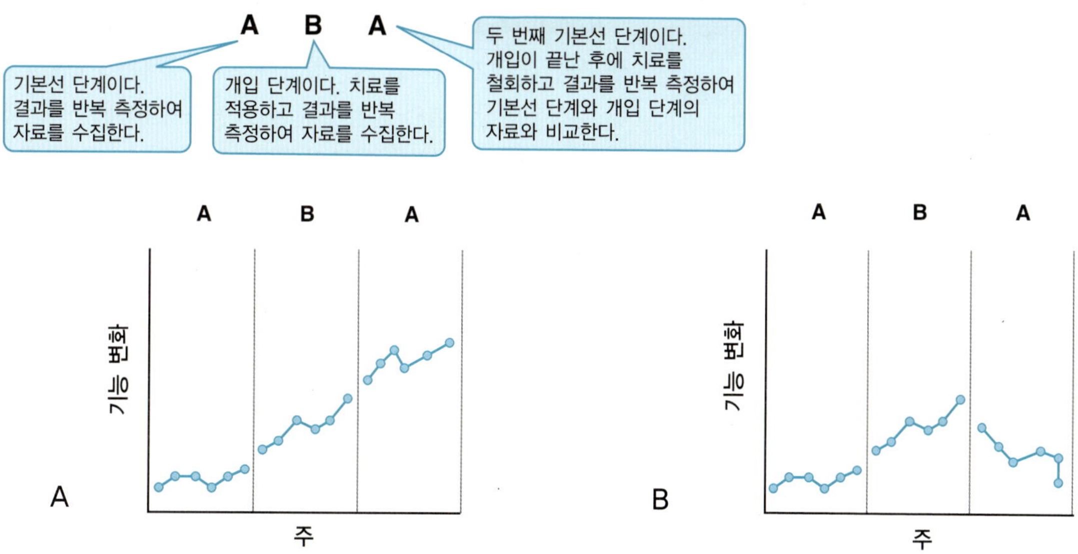

그림 9–4. A–B–A설계. 기본선 단계 (A)와 개입 단계 (B)에서 변수를 측정하고 치료를 철회하고 두 번째 기본선 단계에서 변수를 측정하여 기본선 단계와 개입 단계의 자료와 비교한다. 이 설계는 개입 단계 후 치료를 철회할 수 있는 경우에 적절하다. 예를 들면, 개입 단계 (B) 에서 부목 적용으로 관절 운동범위가 증가하면 두 번째 기본선 단계에서 부목을 제거하고 관절 운동범위를 측정하여 비교한다. 치료 철회 후 치료에 의해 상태 변화가 지속적으로 유지되거나(그림 9–4, 왼쪽 두 번째 A) 또는 기본선 단계로 되돌아 올 수 있다(그림 9–4, 오른쪽 두 번째 A). 두 번째 기본선 단계의 결과가 개입 단계와 비슷한 수준이 유지되면 치료를 종결한다.

예 3. A-B-A-B 설계:

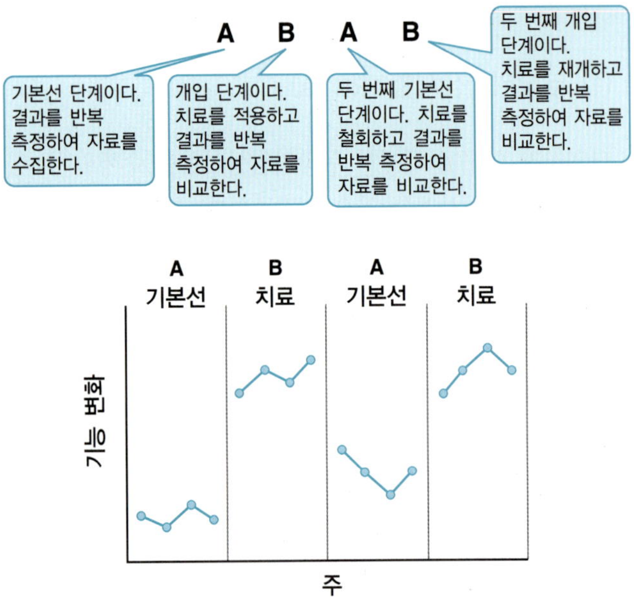

그림 9-5. A-B-A-B설계. 치료를 철회하고 두 번째 기본선 단계의 결과가 첫 번째 기본선 단계의 결과와 비슷한 수준을 유지하면 두 번째 개입을 적용한 후 결과를 측정하여 비교한다. 두 번째 개입의 결과가 첫 번째 개입의 결과와 비슷하다면 치료의 효과를 확실하게 규명할 수 있다.

예 4. A-B-A-C-A 설계:

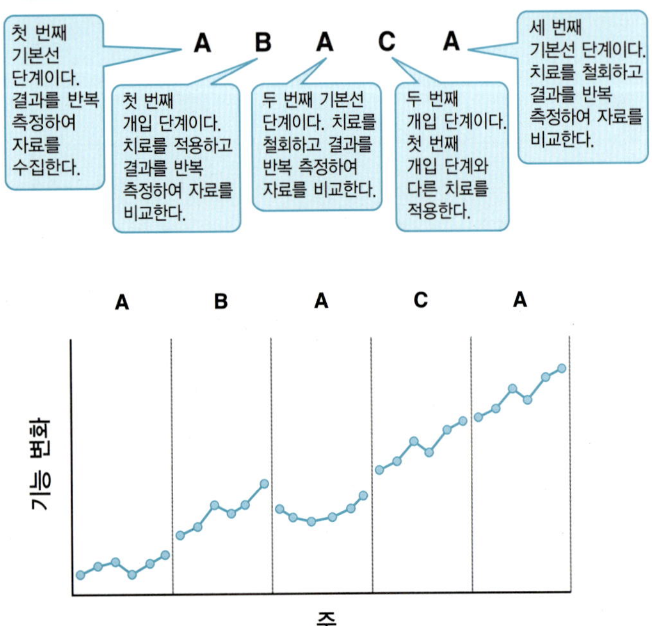

그림 9-6. A-B-A-C-A설계. 첫 번째 개입의 효과와 두 번째 개입의 효과를 측정한다. 이 설계는 두 치료를 연속적으로 적용할 때 이득이 예상되는 경우에 적절하다. 예를 들면, 첫 번째 치료에서는 물리치료사가 도수치료를 시행하고 두 번째 치료는 가정 운동프로그램을 제공할 수 있다.

째 개입 단계에 배정하여 B치료를 시행하고 결과를 측정한다. Kluzik 등[3]은 5명의 뇌성마비 어린이를 한 가지 치료와 두 가지 치료에 교차배치하는 설계방법을 사용하였다. 두 치료 사이에는 유의한 차이가 없으나 두 치료를 병행했을 때에는 유의한 차이가 있었다. 두 치료를 병행한 경우에 10명 중 9명에서 이득이 있었고 1명은 점진적으로 악화되었다. 향후 연구와 치료 권고를 위해 좋지 않은 결과에 기여할 수 있는 특정한 특성을 분석하였다.

Romeiser-Logan 등[1]이 14개 항목으로 구성된 단일사례 연구의 질 평가 목록을 제시하였다. 여기에서는 3장에서 다룬 무작위임상시험의 점검 질문을 변형하여 10개 항목의 점검목록으로 단일사례 연구의 질을 평가한다(표 9-1).

3. 단일사례 연구의 비판적 평가 / Appraising SSR Designs

1) 단일사례 연구의 적용성 평가 (A) / Part A: Determining Applicability of SSR

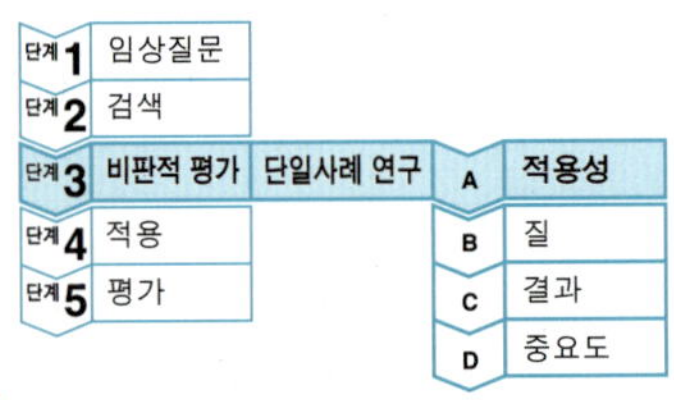

Romeiser-Logan 등[1]이 14개 항목으로 구성된 단일사례 연구의 질 평가 목록을 제시하였다. 여기에서는 3장에서 다룬 무작위임상시험의 점검 질문을 변형하여 10개 항목의 점검목록으로 단일사례 연구의 질을 평가(appraising)한다(표 9-1).

질문 1: 연구 목적이 임상질문과 관련이 있나?

질문 2: 연구의 대상자가 환자와 충분히 유사한가?

질문 3: 포함 기준과 제외 기준이 명확하게 제시되고, 포함 기준이 환자에게 부합되는가?

근거중심치료(EBP)는 많은 수의 대상자를 포함하는 개입 연구에 기반을 둔다. 많은 수의 대상자가 참여하는 무작위비교임상시험의 주요한 장점은 실제로 존재하는 치료 효과의 차이가 발견될 가능성이 높다는 점이다. 그러나 표본의 크기가 크면 대상자 간 변이가 발생하는 단점이 있으며 이에 따라 실제로 존재하는 치료 효과를 발견하기 어려울 수 있다. 기본선 단계와 개입 단계의 결과를 비교하는 단일사례연구는 대상자 자신이 대조군이 되기 때문에 변이가 문제되지 않는다.

무작위임상시험의 또 다른 문제점은 환자군에서 얻은 연구 결과를 개별 환자에게 적용해야 한다는 점이다. 무작위임상시험에 참가한 대상자의 특성이 환자와 다를 수 있다. 무작위임상시험 대상자의 특성이 나의 환자와 유사할 수 있지만 임상의사결정에 도움이 될지는 확신하기 어려운 경우도 있다. 단일 환자를 대상으로 하는 단일사례연구의 치료 반응이 무작위임상시험 대상자의 치료 반응보다 강력하지 않다.

2) 단일사례 연구의 질 평가 (B) / Part B: Determining the Quality of SSR

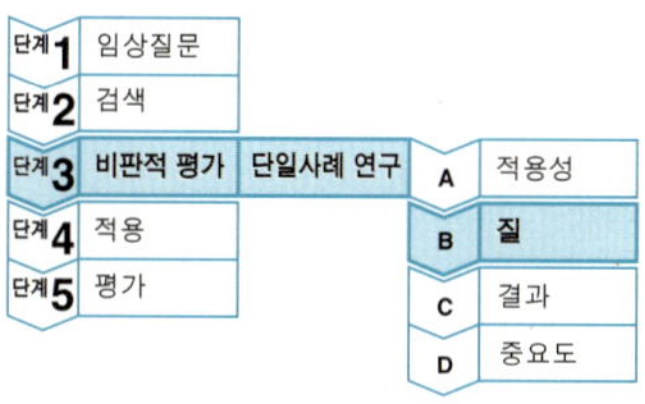

단일사례연구(SSR)의 질 평가는 무작위임상시험의 질 평가 기준과 유사하다. 결과 측정의 타당도와 신뢰도가 확보되어야 하고 결과에 영향을 줄 수 있는 요인이 통제되어야 한다. 연구를 시작하기 전에 개입 계획을 세우고 계획에 따라 엄격하게 연구를 수행해야 한다. 엄격한 통제는 대상자의 결과에 영향을 줄 수 있는 개입 이외의 요인을 감소시키고 연구 결과가 치료에 의한 효과임을 보장할 수 있다. 연구 설계 방법과 관계없이 실험 과정의 통제는 연구의 질을 좌우한다.

(1) 측정 (Measurement)

질문 4: *결과 측정은 임상질문과 관련이 있고, 임상적으로 실제적인 방법으로 측정하였나?*

단일사례 연구에서는 단일 대상자로부터 개입을 시작하기 전에 수 일 또는 수 주 동안 반복 측정하여 관심 결과를 수집한다. 반복 측정 자료로 자연 변동을 파악한다. 예를 들면, 연구의 일차 결과가 강도(strength)라면 수 일 또는 수 주 동안 반복 측정하여 대상자의 강도의 자연 변동을 파악할 수 있다. 무작위비교임상시험에서는 일반적으로 기본선을 한 번만 측정하며, 측정 변수가 안정되어 있고 정확하게 관심 변수를 나타내고 있는 것으로 가정한다. 강도 측정의 예에서 비정상적으로 강도가 약하거나 강한 날에 측정을 한 경우에도 기본선으로 간주한다. 많은 대상자가 참여하는 군 연구 설계에서는 비정상적으로 강도가 약한 날에 측정한 자료와 비정상적으로 강도가 강한 날에 측정한 자료가 누적되어 균형을 유지할 수 있다.

단일사례 연구에서 중요하게 고려해야 할 사항은 반복 측정이 대상자의 수행능력에 영향을 줄 수 있다는 점이다. 반복 측정으로 대상자의 수행 능력이 긍정적이거나 부정적인 방향으로 변화할 수 있다. 예를 들면, 균형을 반복 측정하면 균형 능력이 향상 될 수 있다.

질문 5: *평가자는 눈가림이 되었나?*

단일사례 연구에서 평가자 눈가림이 잘 이루어지지 않을 수 있다. 연구는 엄격하게 진행되어야 한다. 대상자를 치료하는 치료사는 결과를 측정하지 않아야 한다. 치료에 참여하지 않은 다른 치료사가 연구가 종료되는 시점까지 독립적으로 결과를 측정해야 한다.

(2) 개입 (Intervention)

질문 6: *개입은 임상적으로 실현할 수 있나?*

단일사례 연구에서 개입은 대상자에게 특이적이어야 한다. 대상자 특성과 특정 개입에 대해 자세히 기술되어 있어야 연구 결과가 나의 환자에게 적합한지 또한 현재의 진료 환경에서 적용할 수 있는지 결정할 수 있다. 대부분 비교임상시험에서는 모든 대상자에게 유사한 용량으로 표준 치료를 시행하고 결과를 측정하지만, 단일사례 연구에서는 대상자 개인에 적합한 치료를 시행하고 결과를 체계적으로 측정한다.[2] 이러한 연구는 경비와 시간이 많이 들지만 개별 환자에 맞는 정보를 제공할 수 있다.

질문 7 : *계획된 개입 이외에 다른 요인이 환자 결과에 기여할 수 있나?*

단일사례 연구는 엄격하게 통제해야 한다. 연구 기간 동안의 결과에 영향을 줄 수 있는 모든 가능한 기여 요인을 감시하고 통제해야 한다.

3) 단일사례 연구의 결과 해석 (C)

/ Part C: Interpreting Results of a Single-Subject Research Study

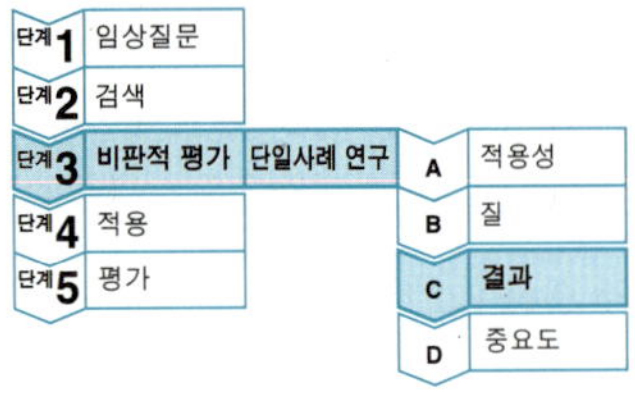

단일사례 연구의 결과는 무작위임상시험과 유사한 방법으로 평가할 수 있다. 단일사례 연구 논문은 표에 대상자의 인구학적 및 임상적 특징과 환자의 결과 측정 자료를 제시한다. 표에서 연구 대상자, 대상자 선정 이유, 개입 방법, 결과 측정 등의 내용을 확인해야 한다.

질문 8 : 자료를 시각적 분석 및 통계 분석을 시행했나?

단일사례 연구의 보고서에는 A–B–A 등과 같은 연구 기호를 사용하여 설계 방법을 설명하고 단계에 따른 자료를 제시한다. 결과는 그림과 통계량으로 제시해야 한다. 단일사례 연구의 자료는 시각적 분석과 통계 분석이 필요하다(그림 9–7, 9–8).

(1) 결과의 시각적 점검 (Visual Inspection of Results)

시각적 분석 방법은 단일사례 연구에서 가장 많이 사용되는 통계 분석 방법이다. 시각적으로 경향을 결정하고 설명하기 위해 경향선 분석을 사용한다. 경향선 (celeration line) 접근은 자료의 양적 경향 분석에 흔히 사용하는 방법이다. 경향선의 방향, 수준, 기울기의 값으로 결과를 해석한다. 경향선은 기본선 단계의 시작부터 각 단계에 연장된 최선의 적합 선이다.[4,5] 경향선 접근법은 자료가 선형 함수에 적합하다는 것을 전제로 하고 있다. 경향선은 자료의 증가와 감소 경향을 설명하는데 도움이 된다. X축을 A와 B 단계로 구분하고 Y축에 측정한 자료를 배열한다. 기본선 단계에서 각각의 시점마다 대표값을 구하여 직선을 그은 다음 개입 단계 (B) 부분까지 선을 연장하여 경향선을 그린다(그림 9–8). 개입 단계의 자료를 기본선 단계의 자료와 시각적으로 비교하여 해석한다.

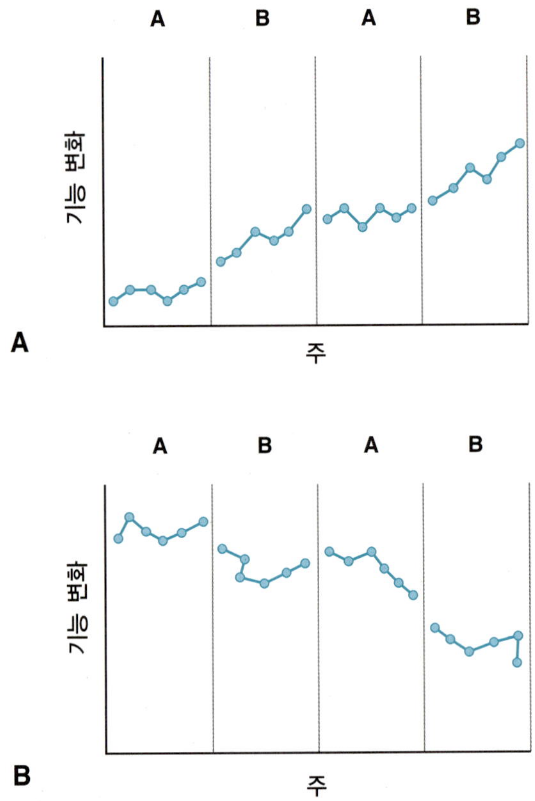

그림 9–7. 그림에서 변수 자료의 증가와 감소 경향을 보여주고 있어 각 단계에서 자료의 변동과 경향을 시각적으로 점검할 수 있다. 그림 9–7A는 변수 자료가 증가하는 경향을 보이고, 그림 9–7B는 변수 자료가 감소하는 경향을 보이고 있다.

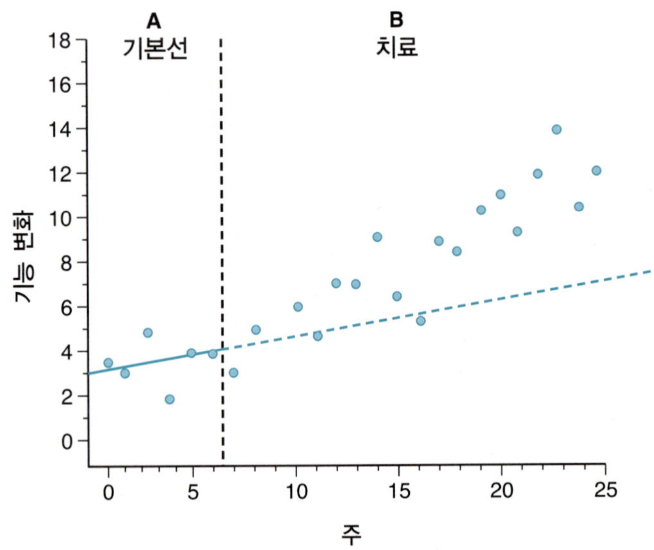

그림 9–8. 경향선은 기본선 단계 (A)의 평균을 구해 직선을 그어 개입 단계 (B) 부분까지 연장한 선이다.

경향선의 기울기는 자료의 시각적 해석에 도움이 된다. 기울기의 방향과 가파른 정도로 자료의 증가 또는 감소 속도와 양을 파악할 수 있다. 기울기는 기본선 단계에서 한 지점의 자료 값을 다른 지점의 자료 값으로 나누어 계산한다.

예를 들면, 기본선 1일째의 값을 기본선 6일째의 값으로 나눈다. 1일째 값이 2이고, 6일째 값이 4라면 기울기는 0.5가 된다. 기울기는 기본선 단계 동안의 변화 정도를 나타낸다. 또한 기울기로 연구의 시작부터 종료까지 모든 단계에서 결과의 변화 현상을 시각적으로 확인할 수 있다.

(2) 결과의 통계적 분석 (Statistical Analysis of Results)

질문 9 : 개입 단계 자료에서 기본선 단계 자료의 경향을 제거하였나?

① 자료의 경향제거와 계열 종속성

단일사례 연구의 장점 중 하나는 기본선 단계와 개입 단계, 치료 철회 단계에서 결과를 반복 측정한다. 기본선 단계에서 반복 측정하여 변수의 자연 변동을 파악할 수 있다. 연구 기간 동안 자연 변동이 예상되기 때문에 개입 단계에서 경향 제거(detrending)를 해야 한다. 개입 단계에서 자연 변동을 제거한 다음 경향이 남아 있으면 치료의 결과라고 볼 수 있다. 자료의 경향을 제거하는 방법이 여러 가지 있다.[6,7] 단일사례 연구의 평가에서 경향을 제거했는지 확인해야 한다.

앞에서 언급한 바와 같이 반복 측정은 잠재적인 결점이 있다. 동일한 대상자에게 반복적으로 측정하면 대상자의 수행 능력이 향상되거나 약화될 수 있다. 또한 개입 단계에서 측정한 변수가 기본선 단계에 일어났던 행동이 종속될 수 있다. 이러한 현상을 *계열 종속성(serial dependency)*이라고 한다. 동일 대상자에서 한 시점에서의 측정값이 다음 시점에서의 측정값과 양의 상관관계를 가질 때 *자기상관(autocorrelation)* 또는 계열상관이 있다고 말한다. 측정한 자료를 이용해 자기상관계수를 계산할 수 있다. 통계 분석을 하기 전에 자료의 경향을 제거하고 계열 종속성을 분석해야 한다.[역자 주 1]

[역자 주 1]
자기상관계수가 2에 가까우면 자기상관이 없고, 0 이나 4에 가까우면 자기상관이 있다. 자기상관가 통계적으로 유의하면 시각적 분석만 해야 한다. 자기상관관계가 없으면 자료의 통계 분석을 시작할 수 있다.

② 2 표준편차 띠

2 표준편차(2 standard deviation: SD) 방법은 경향선 접근 방법과 함께 변화의 유의성을 확인할 수 있는 통계분석 방법이다.[4,8] 2 표준편차방법은 자료가 정규 분포해야 하고 자기상관관계가 없어야 한다.[4] 기본선 자료의 평균값과 표준편차를 구한 후, 기본선 기간의 평균을 중심으로 +2 SD와 −2 SD의 2 표준편차 띠(2 SD band)를 설정하여 개입 단계에 측정한 자료의 변화가 통계적으로 유의한지를 검증하는 방법이다. 측정 자료가 정규분포한다고 가정하므로 개입 단계 동안에 두 시점 이상의 자료가 2 표준편차 띠의 밖에 나타나면 치료 개입이 통계적으로 유의한 효과를 보인다고 해석한다(그림 9–9).

단일사례연구에서 통계 검정은 2 표준편차 방법 이외에 경향선 분석과 C 통계를 사용한다.[4,9] 거듭 강조하지만, 단일사례연구의 평가에서 자료의 시각적 분석과 함께 적절한 통계분석이 이루어졌는지 확인하는 것이 중요하다.

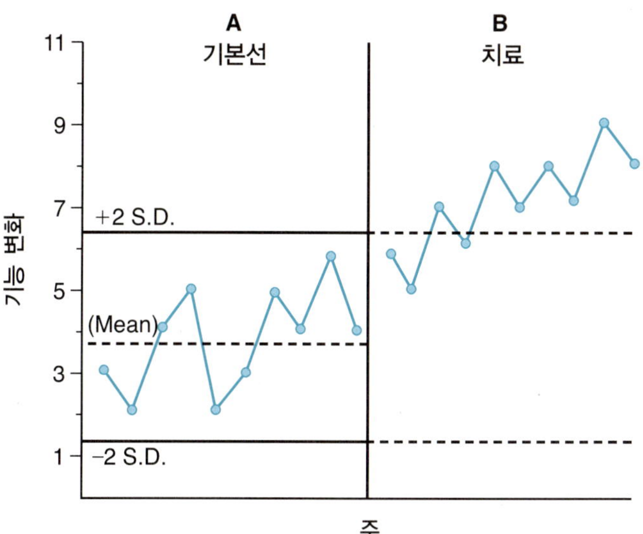

그림 9–9. 2 표준편차 띠 방식. 개입 단계에서 두 시점 이상의 자료가 +2 SD에서 벗어났기 때문에 변화가 통계적으로 유의하다.

4) 단일사례 연구의 중요도 평가 (D) / Part D: Summarizing the Clinical Bottom Line

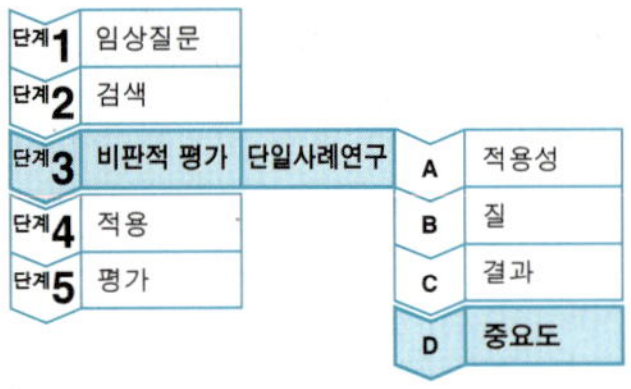

*질문 10 : **결과 측정이 나의 환자에게 임상적으로 중요하고 의미가 있나?***

모든 연구 유형과 마찬가지로 단일사례 연구의 결과도 환자의 관점에서 임상적으로 가치가 있어야 한다. 앞장에서 설명했듯이 연구 결과가 통계적으로 유의하지만, 임상적으로 유의하지 않을 수 있다. 연구 설계와 관계없이 연구 결과가 개별 환자에게 임상적으로 의미가 있다면 결과를 나의 환자에게 적용할 수 있다. 통제된 단일사례 연구는 치료 방법 간의 효과 차이를 구별할 수 있는 효율적이고 임상적으로 타당한 연구 설계 방법이다. 단일사례 연구는 특정 환자의 치료 효과를 측정하기 위한 편리하고 효과적인 실험 설계이며 무작위임상시험과 마찬가지로 엄격하게 수행해야 한다. 시간이 필요하지만, 체계적인 정보를 얻기 위해 진료 환경에서 수행할 수 있는 연구 방법이다.

4. 단일사례 연구 요약 / Summary of SSR

단일사례 연구는 임상의사결정에 기여할 수 있는 비교임상시험을 대체할 수 있는 방법이다. 대상자의 수, 연구 설계, 통계 분석 방법이 다른 단일사례연구는 비교임상시험의 평가 문항을 변형하여 평가한다. 연구 설계에 관계없이 모든 연구는 엄격하게 통제되어야 한다. 단일사례연구는 시간이 필요하지만 대부분의 진료 환경에서 수행할 수 있다.

표 9-1. 단일사례 연구의 적용성과 질 평가 점검목록을 참고 한다.

5. 질적 연구 / Qualitative Research

질적 연구(qualitative research)는 경험, 문화, 사회적/정서적 건강 문제에 초점을 맞추고 있다. 질적 연구는 일상생활에서 개인, 집단 또는 문화 집단이 경험하고 있는 과정의 이해를 도모한다. 질적 연구의 설계와 결과는 양적 연구와 명확하게 다르다. 질문의 성격에 따라 질적 연구 또는 양적 연구의 결과를 사용해야 한다.

표 9-1. 단일사례 연구의 적용성과 질 평가 점검목록

질문	예 / 아니오
1. 연구 목적이 임상질문과 관련이 있나?	
2. 연구의 대상자가 환자와 충분히 유사한가?	
3. 포함 기준과 제외 기준이 명확하게 제시되고, 포함 기준이 환자에게 부합되는가?	
4. 결과 측정은 임상질문과 관련이 있고, 임상적으로 실제적인 방법으로 측정하였나?	
5. 평가자는 눈가림이 되었나?	
6. 개입은 임상적으로 실현할 수 있나?	
7. 계획된 개입 이외에 다른 요인이 환자 결과에 기여할 수 있나?	
8. 자료를 시각적 분석 및 통계 분석을 시행했나?	
9. 개입 단계 자료에서 기본선 단계 자료의 경향을 제거하였나?	
10. 결과 측정이 나의 환자에게 임상적으로 중요하고 의미가 있나?	

Rosenbaum[10]은 무작위임상시험은 실험설계는 우수하지만 뇌성마비와 같은 신경장애에서 포괄적인 큰 질문의 답을 제공하지 못한다고 하였다. 또한 무작위임상시험이 있기 때문에 또한 최선의 설계 방법을 사용하기 때문에 "큰" 질문에 답을 구하기 위해 무작위임상시험을 찾는 것은 바람직하지 않다고 하였다.

질적 연구의 목적 중 하나는 가설을 생성하는 것이다.[11] 가설을 세우고 검정하는 양적 연구와는 대조적이다. 표 9-2에 질적 연구와 양적 연구의 차이를 비교하여 제시하였다. 양적 연구는 가설을 검정하고 통계적 추리를 한다. 물리치료에서 중요한 주제에 대해 가설을 생성하는 데 충분한 이론적 개발이 되지 않은 경우도 있을 수 있다. 예를 들면, Tyson과 De Souza[12]는 재활 과정을 적절하게 정의하고 설명하기 위한 모델이 부족하다고 했다. 그들은 재활 과정을 정의하기 위해 물리치료사 초점집단을 대상으로 질적 연구를 수행하여 재활 과정의 정의를 검증 가능한 모델로 개발하여 일반화하였다.

질적 연구의 결과를 진료에 적용하기 위해서는 평가를 해야 한다. 질적 연구에서는 연구 설계 방법이나 질문의 종류가 다르기 때문에 적용성, 질, 결과, 중요도를 평가하지 않았다. 질적 연구는 7가지 항목의 점검목록을 사용하여 평가한다(표 9-3).

6. 질적 연구의 비판적 평가 / Appraising Qualitative Research

- 단계 1 임상질문
- 단계 2 검색
- 단계 3 비판적 평가 — 질적 연구
- 단계 4 적용
- 단계 5 평가

질문 1: 연구 목적이 임상질문과 관련이 있나?

다른 모든 연구와 마찬가지로 연구의 목적이 임상 질문과 관련이 있어야 한다. 환자 또는 환자 인구집단에 대한 임상 아이디어를 개발할 수 있으며 질적 연구는 이 과정에서 임상 추론을 지원할 수 있다.

1) 질적 연구의 설계 / Qualitative Research Designs

질문 2: 질적 접근 방법은 적절한가?

질적 연구에서는 문화기술, 현상학, 근거 이론, 전기, 사례 연구 등 5가지 연구 방법을 사용한다. 양적 연구와 마찬가지로 연구 질문에 가장 적합한 연구 방법을 선택한다. 흔히 사용하는 방법은 현상학, 문화기술, 근거 이론이다.

표 9-2. 질적 연구와 양적 연구의 비교

질적 연구	양적 연구
가설 생성; 경험의 이해	가설 검정; 인과 관계 확립
설계 : 문화기술, 현상학, 근거 이론, 전기, 사례 연구	설계 : 무작위임상시험, 환자군연구, 코호트연구, 단일사례연구
표본 : 특정 목적에 따라 선택, 표본 크기가 작고 연구의 질문과 과정에 의해 결정한다	표본 : 무작위 선정, 표본 크기가 중요하고 연구 전에 결정한다
방법 : 개별 또는 초점집단 심층 면담, 설문 조사, 참가자 관찰, 문서 분석; 요인 통제가 중요하지 않다	방법 : 다양하지만, 엄격하게 통제되어야 한다
자료 유형 : 경험의 심층 기술, 현장 노트, 기록, 문서; 통계 분석 없음	자료 유형 : 통계 분석을 위한 정량적 자료

(1) 현상학 연구 (Phenomenology)

현상학 연구은 경험을 연구하는데 유용하다. Bendez[13]는 뇌졸중환자를 대상으로 현상학적 연구를 수행하였다. 뇌졸중 후 첫 1년간 15명의 뇌졸중 환자를 면담하고 환자 치료에 참여했던 보건의료전문가의 의무기록을 검토했다. 면담을 통해 운동조절능력 상실, 피로 및 재발에 대한 두려움이 주요한 관심으로 확인되었으나 재활 과정의 의무기록에는 이러한 문제가 무시되어 있고 주로 기능과 훈련에 대한 기록에 초점을 맞추고 있었다. 현상학 연구는 환자로부터 살아 있는 정보를 제공받아 경험을 해석하고 이해하는데 사용한다. 질적 연구를 통해 양적 연구나 치료과정에서 얻을 수 없는 환자의 경험에 대한 정보를 얻을 수 있다.

(2) 문화기술 연구 (Ethnology)

문화기술 연구 연구는 일반적으로 인류학적 연구 질문에 사용한다. 이 연구 설계는 재활 과정에서 일상생활 유형, 태도, 신념 등을 포함한 집단 행동에 대한 연구에 사용할 수 있다. Kirk-Sanchez[14]는 엉덩관절 골절이 있는 쿠바계 미국인을 대상으로 활동 제한과 관련된 요인에 대한 연구를 수행했다. 골절 회복 과정에서 설문 조사와 함께 집중적인 면담을 통해 활동 제한과 관련된 정신사회적 결정 요인으로 사회적 지원이 영향을 주고 있다고 하였다.

(3) 근거 이론 (Grounded Theory)

근거 이론은 이론을 구축하거나 확인하기 위해 사용한다. 연구자는 주어진 인생 경험의 핵심 과정에 초점을 맞추고 이론적 모델을 개발한다. 근거이론 설계는 정량적 연구로 검정할 수 있는 가설을 제시할 수 있다. Gustafsson 등[15]은 만성 통증 연구에 근거 이론 설계를 사용하였다. 이 연구는 만성 통증이 있는 16명의 여자를 대상으로 비구조화 면담을 수행하여 재활 과정을 시작할 때는 수치심을 느끼나 점차 존중으로 변화한다는 이론의 검증을 제안하였다. 재활 과정을 경험한 만성 통증 환자의 현실에서의 이론적 관점을 제공하고 있다.

질문 3: 표본 선택 전략은 명확하게 정의되고 정당화되었나?

질적 연구는 특정 주제에 대한 현상을 파악하고 규명하기 때문에 무작위로 대상자를 선정하지 않고 작은 수의 참가자를 선택하여 특정 주제에 대해 심층적으로 접근한다. Petursdottir 등[16]은 뼈관절염 환자의 운동 경험에 대한 연구를 수행하였다. 이 연구에서 뼈관절염과 운동을 경험한 12명의 참가자가 연구 질문에 적합하다고 판단하여 유의표본(purposive sampling)으로 결정했다. 모든 참가자는 5년 이상 관절염을 앓았으며 나이는 50세 이상이었고, 대화가 가능했으며 연구에 동의하였다. Lyons과 Tickle-Degnen[17]도 파킨슨병 환자의 사회적 과제를 탐구하기 위해 파킨슨병을 진단받은 2명의 남자와 2명의 여자를 유의표본으로 선택하였다. 질병의 진행과 함께 다양한 문제가 나타날 것이라고 예상했다. 두 예에서 연구의 특정 목적에 부합하는 정보를 가진 특정 인구, 문화, 경험을 바탕으로 참가자를 선택하였다.

질문 4: 자료 수집 방법을 자세하게 기술하였나?

질적 연구는 엄격하게 수행하고 보고해야 한다. 자료의 수집과 분석에 사용한 방법을 자세하게 보고해야 한다. 삼각측정을 포함한 다양한 자료 수집 방법을 사용하여 연구가 엄격하게 진행되어야 한다.

삼각측정(triangulation)은 문제를 식별하기 위해 다양한 관점을 사용하는 방법이다.[18] 예를 들면, 세 가지 다른 전문분야에서 참가자를 면담하거나 초점집단 심층 면담, 기록 검토와 같은 세 가지 방법으로 조사한다. 삼각측정 방법은 다른 관점에서 자료를 수집하기 때문에 질적 연구의 결과를 강화시킨다.

질문 5: 연구자가 자료 분석에 어떤 방법을 사용했고, 어떤 질 관리 방법을 사용하였나?

연구자는 연구의 질문에 대한 참가자의 기여를 적절하게 표현하고 검증 방법을 제시해야 한다.[18] 연구자는 참가자의 면담 해석의 예비 초안을 공유하고 참가가의 추가 의견에 따라 개정할 수 있다.

***질문 6:* 연구 결과가 연구의 질문과 관련이 있나? 결과는 신뢰할 수 있나?**

***질문 7:* 결론의 도출은 결과에 의해 정당화할 수 있나? 특히 결과를 얻기 위한 대체 설명이 있나?**

질적 연구의 결과는 연구의 전반적인 목표에 따라 검토되어야한다. 주제에 관련된 자료는 대상자가 말한 용어로 표현해야 하며 대상자마다 확인해야 한다. 질적 연구는 종종 탐구해야 할 가설을 제시하시 때문에 양적 연구에서 가설을 검증해야할 경우가 있다.

7. 질적 연구 요약 / Summary of Qualitative Research

질적 연구는 경험, 문화, 사회적/정서적 건강 문제에 초점을 맞추고 있다. 질적 연구는 일상생활에서 개인, 집단 또는 문화 집단이 경험하고 있는 *과정*의 이해를 강조한다. 질적 연구와 양적 연구는 모두 물리치료사의 진료에 있어 임상질문에 대한 답을 제시한다. 연구 설계는 고려하고 있는 연구 질문에 적합해야 한다. 질적 연구에서 재활 과정과 관련하여 개인과 집단의 일상생활의 경험에서 나오는 많은 정보를 얻을 수 있다. 표 9-3의 점검 목록을 참고한다.

표 9-3. 질적 연구의 비판적 평가 점검 목록

	예	아니오
1. 연구 목적이 임상질문과 관련이 있나?		
2. 질적 접근 방법은 적절한가? 고려 사항 : • 경험 또는 관점을 이해하거나 조명하였나?		
3. 표본 선택 전략은 명확하게 정의되고 정당화되었나? 고려 사항 : • 표본 추출 (대상 및 환경) 방법은 적절하게 설명되었나? • 임상 질문과 관련이 있는 개인과 환경을 대상으로 연구를 수행했나? • 대상의 특성이 정의되었나? • 일부 참가자를 선택하지 않은 이유를 명료하게 기술하였나?		
4. 자료 수집 방법을 자세하게 기술하였나? 고려 사항 : • 적절한 자료원을 사용하여 연구하였나? • 독자가 비뚤림 존재 여부를 결정할 수 있을 정도로 자료 수집 방법을 충분히 상세하게 기술하였나? • 한 가지 이상의 자료 수집 방법을 사용하였나? (예: 삼각측정법) • 신뢰할 수 있고 독립적으로 검증 가능한 방법으로 자료를 수집하였나? (예: 오디오 테이프, 비디오 테이프, 현장 노트) • 관찰 상황의 범위를 기술하였나? (예: 다른 시간)		
5. 연구자가 자료 분석에 어떤 방법을 사용했고, 어떤 질 관리 방법을 사용하였나? 고려 사항 : • 자료에서 얻은 개념과 주제는 무엇인가? • 한 명 이상의 연구자가 분석을 수행하였나? 해석의 차이는 어떤 방법으로 해결하였나? • 부정적 결과 또는 서로 다른 결과를 무시하지 않고 충분하게 설명했나?		
6. 연구 결과가 연구의 질문과 관련이 있나? 결과는 신뢰할 수 있나?		
7. 결론의 도출은 결과에 의해 정당화할 수 있나? 특히 결과를 얻기 위한 대체 설명이 있나?		

출처 : Critical Appraisal Skills Programme (CASP), Public Health Resource Unit, Institute of Health Science, Oxford.
Greenhalgh T. Papers that go beyond numbers (qualitative research). In: Dept. of General Practice, University of Glasgow. *How to Read a Paper. The Basics of Evidence Based Medicine.* London, England: BMJ Publishing Group; 1997.

복 습 문 제

1. 비교임상시험에 비해 단일사례연구의 장점 한 가지를 설명하시오.
2. 단일사례연구에 비해 비교임상시험의 장점 한 가지를 설명하시오.
3. 단일사례연구에서 시각적 점검만으로 충분하지 않은 이유를 설명하시오.
4. 어느 상황에서 질적 연구를 선택하는가?

참고문헌 / REFERENCES

1. Romeiser-Logan LR, Hickman RR, Harris SR, et al. Single-subject research design: recommendations for levels of evidence and quality rating. *Dev Med Child Neurol.* 2008;50:99–103.
2. Størvold GV, Jahnsen R. Intensive motor skills training program combining group and individual sessions for children with cerebral palsy. *Pediatr Phys Ther.* 2010;22:150–159
3. Kluzik J, Fetters L, Coryell J. Quantification of control: a preliminary study of effects of neurodevelopmental treatment on reaching in children with spastic cerebral palsy. *Phys Ther.* 1990;70:65–68.
4. Ottenbacher KJ. *Evaluating Clinical Change. Strategies for Occupational and Physical Therapists.* Baltimore, MD: Williams & Wilkins; 1986.
5. White OR, Haring NG. *Exceptional Teaching.* 2nd ed. Columbus, OH: Charles E. Merrill; 1980.
6. Campbell JM. Statistical comparison of four effect sizes for single-subject designs. *Behav Modif.* 2004;28:234–246.
7. Allison DB, Faith MS, Franklin RD. Antecedent exercise in the treatment of disruptive behavior: a meta-analytic review. *Clin Psychol.* 1995;2:279–303.
8. Miller EW, Combs SA, Fish C, et al. Running training after stroke: a single-subject report. *Phys Ther.* 2008;88:511–522.
9. Tryon WW. A simplified time-series analysis for evaluating treatment interventions. *J Appl Behav Anal.* 1995;15:423–429.
10. Rosenbaum P. The randomized controlled trial: an excellent design, but can it address the big questions in neurodisability? *Dev Med Child Neurol.* 2010;52:111.
11. Giacomini MK, Cook DJ. Users' guides to the medical literature: XXIII. Qualitative research in health care A. Are the results of the study valid? Evidence-Based Medicine Working Group. *JAMA.* 2000;284:357–362.
12. Tyson SF, DeSouza LH. A clinical model for the assessment of posture and balance in people with stroke. *Disabil Rehabil.* 2003;25:120–126.
13. Bendz M. The first year of rehabilitation after a stroke—from two perspectives. *Scand J Caring Sci.* 2003;17:215–222.
14. Kirk-Sanchez NJ. Factors related to activity limitations in a group of Cuban Americans before and after hip fracture. *Phys Ther.* 2004;84:408–418.
15. Gustafsson M, Ekholm J, Ohman A. From shame to respect: musculoskeletal pain patients' experience of a rehabilitation programme, a qualitative study. *J Rehabil Med.* 2004;36:97–103.
16. Petursdottir U, Arnadottir SA, Halldorsdottir S. Facilitators and barriers to exercising among people with osteoarthritis: a phenomenological study. *Phys Ther.* 2010;90:1014–1025.
17. Lyons KD, Tickle-Degnen L. Dramaturgical challenges of Parkinson's disease. *Occup Ther J Res.* 2003;23:27–34.
18. Giacomini MK, Cook DJ. Users' guides to the medical literature: XXIII. Qualitative research in health care B. What are the results and how do they help me care for my patients? Evidence-Based Medicine Working Group. *JAMA.* 2000;284:478–482.

10 결과 측정 연구의 비판적 평가

Appraising Research Studies of Outcome Measures

자가 점검 / PRE-TEST

1. 결과 측정 연구에서 흔히 보고되는 세 가지 이상의 심리측정 특성에 대해 설명하시오.
2. 결과 측정 연구의 적용성 평가에서 고려해야 하는 두 가지 중요한 사항을 설명하시오.
3. 결과 측정 신뢰도 연구의 두 가지 종류를 설명하시오.
4. 신뢰도 연구의 질을 평가에서 고려해야하는 두 가지 중요한 설계 특징을 설명하시오
5. 결과 측정 타당도 연구의 두 가지 종류를 설명하시오.
6. 결과 측정 타당도 연구에서 기준 관련 연구의 질을 평가할 때 고려해야 하는 중요한 연구 설계 특징을 설명하시오.

학습목표 / CHAPTER-AT-A-GLANCE

이 장을 학습한 후 다음 사항을 할 수 있어야 한다:

- 결과 측정의 심리측정 특성을 설명한다.
- 결과 측정의 심리측정 특성 평가에 사용하는 연구 종류를 설명한다.
- 결과 측정의 신뢰도, 타당도, 임상적 의의 연구를 평가한다.
- 결과 측정의 신뢰도, 타당도, 임상적 의의 연구의 결과를 해석한다.

1. 개요 / Introduction

이 장에서는 결과 측정 연구의 비판적 평가에 대해 다룬다. 결과 측정은 환자와 환자의 경과에 대한 정보를 제공한다. 시간의 흐름에 따른 환자의 상태와 경과를 파악하기 위해 적절한 결과 측정을 선택해야 한다. 진료 현장에서 사용하는 결과 측정의 심리측정 특성은 일련의 연구를 통해 개발되고 검증받아왔다. **심리측정 특성**(psychometric properties)은 신뢰도, 타당도, 임상적 의의를 포함하는 결과 측정의 내재적 특성이다(그림 10-1). 결과 측정의 심리측정 특성의 개발과 평가에 사용하는 연구의 이해는 진료 환경에서 결과 측정의 선택과 수행 능력을 향상시킨다.

이 장에서는 결과 측정의 특징을 정의하고 진료 환경에서 사용하는 질문지와 수행 측정에 대해 설명한다. 특정 연구에서 사용한 결과 측정에 대한 내용보다는 결과 측정 연구의 적용성, 타당도, 임상적 유용성을 판단하기 위한 평가 과정에 초점을 맞춘다. 표 10-6, 10-8, 10-9에 제시한 점검목록으로 결과 측정의 신뢰도, 타당도, 임상적 의의에 대한 연구를 평가한다.

2. 결과 측정의 종류 / Types and Utility of Outcome Measures

1) 결과 측정 / What Is an Outcome Measure?

결과 측정 (outcome measure)은 환자의 상태를 평가하기 위해 연구의 시작, 중간, 종료 시점에 측정한 특성 또는 질이다. 결과 측정은 (1) 질문지와 (2) 수행 측정의 두 가지 범주로 구분한다. 질문지는 치료사가 직접 면접하여 작성하거나 환자가 독립적으로 작성한다. 질문지는 미리 설정된 점수체계에 따라 환자의 답에 점수를 부여한다. 수행에 기초한 측정은 환자에게 설정된 운동이나 과제를 수행하도록 하고 과제 수행 완료 시간 등과 같은 객관적 측정이나 정상 또는 비정상 반응과 같은 질적 평가를 하여 점수를 부여한다.

그림 10-2는 흔히 사용하는 결과 측정 도구이다. 오스웨스트리장애지수(ODI)[1]는 허리통증과 관련된 장애를 평가하기 위해 일련의 질문을 사용한다(그림 10-2A). 버그균형척도

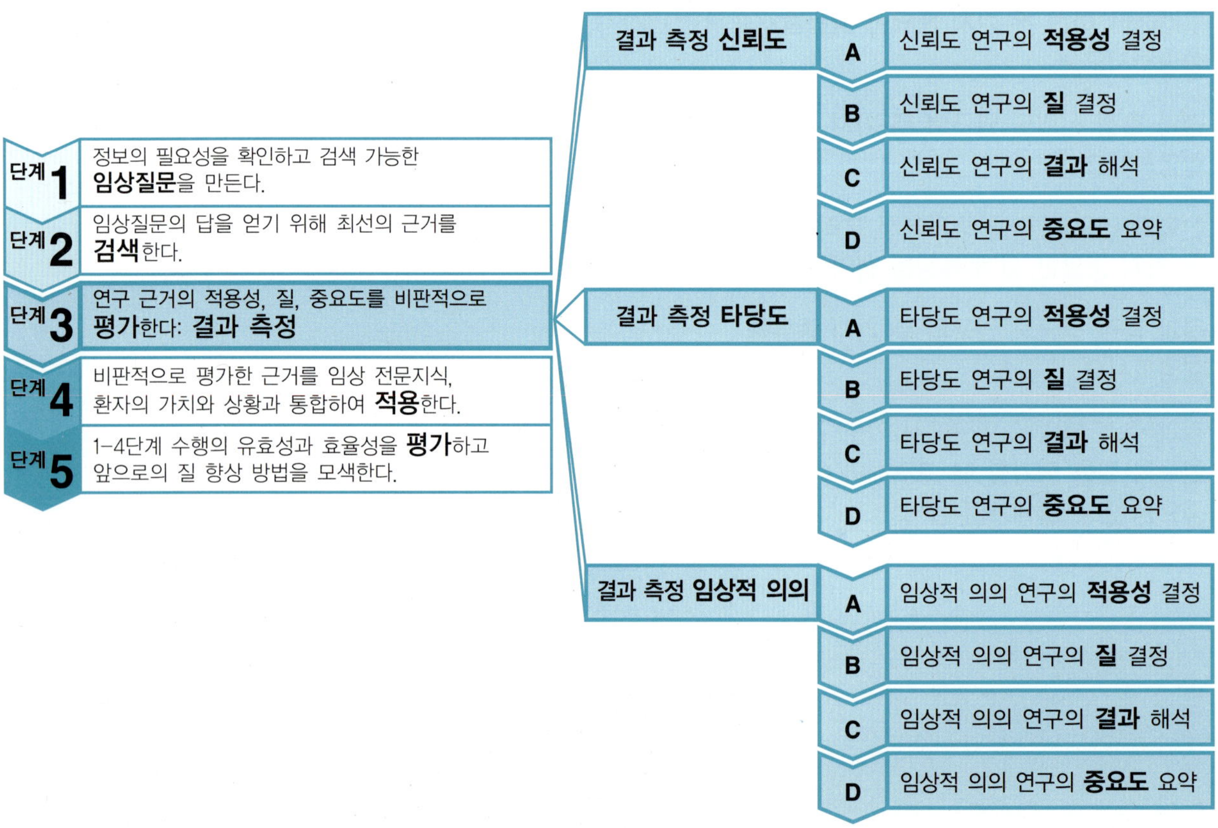

그림 10-1. 결과 측정의 신뢰도, 타당도 및 임상적 의의 연구의 평가.

(BBS)[2]는 수행에 기초한 균형 측정 도구이다 (그림 10-2B). 오스웨스트리장애질문지는 환자가 질문지에 답을 하여 결과를 측정하고, 버그균형척도는 환자에게 주어진 과제를 연속적으로 수행하도록 하고 치료사가 결과를 측정한다.

결과 측정은 국제기능장애건강분류 (ICF)의 요소인 신체 구조와 기능, 활동, 참여의 범주로 분류할 수 있다(2장 참조). 표 10-1는 물리치료에서 사용하는 결과 측정의 유형과 ICF 요소의 특징의 예이다.

개정된 부록

부록 1.

수정 오스웨스트리 장애질문지 (허리통증)

지난 1-2 주일 이내에 '전형적 통증 /기능제한'이 있었는지 아래 질문에서 '최선의 답'을 **한 개**만 선택하시오.
만약 두 질문 사이에서 선택이 애매할 때는 **높은 점수의 질문을 선택**하십시오.

항목 1-통증강도
- □ 통증이 전혀 없었다. (0 점)
- □ 통증이 매우 약하였다. (1 점)
- □ 통증이 중등도였다. (2 점)
- □ 통증이 약간 심하게 있었다. (3 점)
- □ 통증이 매우 심하게 있었다. (4 점)
- □ 통증이 최악으로 있었다. (5 점)

항목 2-개인관리
- □ 큰 통증 없이 정상적으로 자신을 돌볼 수 있다.
- □ 자신을 정상적으로 돌볼 수 있으나 매우 통증이 있다.
- □ 통증으로 자신을 돌보는데 느리고 조심스럽다.
- □ 약간의 도움이 필요하나 대부분 자신을 돌볼 수 있다.
- □ 모든 면에서 자신을 돌보는데 매일 도움이 필요하다.
- □ 옷을 입거나 씻을 수 없고 침대에서 지내야 한다.

항목 3-들기
- □ 통증 없이 무거운 물건을 들을 수 있다.
- □ 무거운 물건을 들 수 있으나 통증이 있다.
- □ 통증 때문에 바닥에서 무거운 물건을 들어 올릴 수 없으나, 책상 위 등 편한 자세에서는 들어 올릴 수 있다.
- □ 통증 때문에 바닥에서 무거운 물건을 들어 올릴 수 없으나, 책상 위 등 편한 자세에서는 가볍거나 중간 무게의 물건은 들어 올릴 수 있다.
- □ 매우 가벼운 물건만 들 수 있다.
- □ 전혀 물건을 들거나 운반할 수 없다.

항목 4-걷기
- □ 통증으로 걷는데 지장이 없다.
- □ 통증으로 1.6 ㎞ 이상 걸을 수 없다.
- □ 통증으로 400 m 이상 걸을 수 없다.
- □ 통증으로 100 m 이상 걸을 수 없다.
- □ 지팡이나 목발을 사용해서만 걸을 수 있다.
- □ 대부분의 시간을 침대에서 보내고 화장실은 기어서 간다.

항목 5-앉기
- □ 어떤 의자에도 앉아 있고 싶은 만큼 앉아 있을 수 있다.
- □ 편안한 의자에 앉아 있고 싶은 만큼 앉아 있을 수 있다.
- □ 통증으로 1시간 이상 앉아 있을 수 없다.
- □ 통증으로 30분 이상 앉아 있을 수 없다.
- □ 통증으로 10분 이상 앉아 있을 수 없다.
- □ 전혀 앉아 있을 수 없다.

항목 6-서기
- □ 통증 없이 원하는 만큼 서 있을 수 있다.
- □ 원하는 만큼 서 있을 수 있으나 통증이 있다.
- □ 통증으로 1시간 이상 서 있을 수 없다.
- □ 통증으로 30분~1시간 이상 서 있을 수 없다.
- □ 통증으로 10분 이상 서 있을 수 없다.
- □ 통증으로 전혀 서 있을 수 없다.

항목 7-잠자기
- □ 통증으로 잠을 깨는 일이 없다.
- □ 통증으로 때때로 잠을 깬다.
- □ 통증으로 6시간 이상 잘 수가 없다.
- □ 통증으로 4시간 이상 잘 수가 없다.
- □ 통증으로 2시간 이상 잘 수가 없다.
- □ 통증으로 전혀 잘 수가 없다.

항목 8-사회생활
- □ 통증 없이 정상적으로 사회생활을 한다.
- □ 정상적 사회생활을 하나 약간의 통증이 있다.
- □ 통증이 사회생활에는 별 문제가 없으나 스포츠같은 좀 더 활동적인 것은 제한된다.
- □ 통증이 사회생활을 제한하고 자주 외출을 못한다.
- □ 통증이 집안의 활동도 제한한다.
- □ 통증으로 사회생활을 전혀 하지 못한다.

항목 9-여행
- □ 통증 없이 어느 곳이든지 여행할 수 있다.
- □ 어느 곳이든지 여행할 수 있으나 통증이 있다.
- □ 통증으로 2시간 이상의 여행은 힘들다.
- □ 통증으로 2시간 이상의 여행은 힘들다.
- □ 통증으로 1시간 이상의 여행은 힘들다.
- □ 통증으로 1시간 이상의 여행은 힘들다.
- □ 통증으로 30분 이상의 여행은 힘들다.
- □ 통증으로 치료 받으러 가는 것을 제외하고는 여행이 힘들다.

항목 10-직업/가사 활동
- □ 통증 없이 가사와 직업 활동을 한다.
- □ 정상적인 가사와 직업 활동으로 통증이 증가하지만 필요한 모든 활동을 수행할 수 있다.
- □ 대부분의 가사/직업 활동은 수행할 수 있지만, 통증으로 인해 육체적으로 힘든 일(들기, 진공청소기 사용 등)은 어렵다.
- □ 통증으로 인해 가벼운 일 이외에는 하지 못한다.
- □ 통증으로 인해 가벼운 일도 하지 못한다.
- □ 통증으로 인해 가사와 직업 활동을 하지 못한다.

그림 10-2A. 수정 오스웨스트리장애질문지. *출처 : Fritz & Irrgang. The Chartered Society of Physiotherapy, from Fairbanks JCT, Couper J, Davies JB, et al. The Oswestry Low Back Pain Disability Questionnaire. Physiotherapy. 1980;66:271-273.*

계속

버그균형척도(Berg Balance Test)

사용법 : 각 과제를 설명하고 지시하십시오. 각 항목에서 가장 낮은 반응 항목에 표시하시오. 환자는 보조 장비를 사용할 수 없습니다.

1. 앉은 자세에서 일어나기
지시: 될 수 있으면 손을 사용하지 않고 일어나시오
- □ 4 손을 사용하지 않고 일어서서 안정적으로 서 있을 수 있다
- □ 3 손을 사용하여 스스로 설 수 있다
- □ 2 몇 번 시도한 후에 손을 사용하여 일어설 수 있다
- □ 1 일어서거나 안정적으로 서 있기 위해 최소한의 도움이 필요하다
- □ 0 일어서기 위해 중등도 또는 최대한의 도움이 필요하다

2. 지지없이 서 있기
지시: 아무 것도 잡지 않고 2분 동안 서 있으시오
- □ 4 안전하게 혼자서 2분 동안 서 있을 수 있다
- □ 3 옆에서 지켜봐 주면 2분 동안 서 있을 수 있다
- □ 2 잡지 않고 30초 동안 서 있을 수 있다
- □ 1 몇 번 시도한 후에 잡지 않고 30초 동안 서 있을 수 있다
- □ 0 도움 없이는 30초 동안 서 있을 수 없다

** 만약, 대상자가 도움 없이 2분 동안 서 있을 수 있다면 3번 항목이 모두 가능하므로 이 항목에 4점을 주고, 4번 항목을 검사한다.

3. 의자의 등받이에 기대지 않고 바르게 앉기
지시: 2분 동안 팔짱을 낀 채로 등받이에 기대지 않고 앉으시오
- □ 4 2분 동안 안전하고 안정적으로 앉아 있을 수 있다
- □ 3 옆에서 지켜봐 주면 2분 동안 앉아 있을 수 있다
- □ 2 30초 동안 앉아 있을 수 있다
- □ 1 10초 동안 앉아 있을 수 있다
- □ 0 도움 없이는 10초 동안 앉아 있을 수 없다

4. 선 자세에서 앉기
지시: (의자에) 앉으시오
- □ 4 손을 최소한으로 사용하여 안전하게 앉을 수 있다
- □ 3 뭔가를 붙들어야 천천히 앉을 수 있다
- □ 2 다리 뒷부분을 의자에 기대고 천천히 앉을 수 있다
- □ 1 혼자 앉기도 하지만 털썩 주저 앉는다
- □ 0 도움을 받아야 앉을 수 있다

5. 의자에서 의자로 이동하기
지시: 다른 의자로 옮겨 앉았다가 다시 원래 의자로 돌아와 앉으시오. (축 이동을 위하여 의자 2개를 준비한다. 팔걸이가 있는 의자와 팔걸이가 없는 의자를 준비한다. 의자 2개를 서로 "ㄷ" 자 모양으로 배열하고 한 발을 축으로 옮겨 앉기가 가능하게 한다.)
- □ 4 손을 최소한으로 사용하여 안전하게 옮겨 앉을 수 있다
- □ 3 손을 사용해야 안전하게 옮겨 앉을 수 있다
- □ 2 옆에서 지켜봐 주거나 말로 지시를 해야 옮겨 앉을 수 있다
- □ 1 한 사람의 도움이 있어야 옮겨 앉을 수 있다
- □ 0 안전을 위해 옆에서 지켜봐 주거나 도움을 줄 두 사람이 필요하다

6. 두 눈 감고 잡지 않고 서 있기
지시: 두 눈을 감고 10초 동안 서 있으시오
- □ 4 10초 동안 안전하게 서 있을 수 있다
- □ 3 옆에서 지켜봐 주면 10초 동안 서 있을 수 있다
- □ 2 2~3초 동안 서 있을 수 있다
- □ 1 눈을 감고 안정적으로 서 있을 수는 있으나 3초를 유지할 수 없다
- □ 0 넘어지는 것을 방지하기 위해 도움이 필요하다

7. 두 발 모으고 잡지 않고 서 있기
지시: 두 발을 모으고 아무 것도 잡지 말고 서 있으시오
- □ 4 혼자서 두 발을 모으고 안전하게 1분 동안 서 있을 수 있다
- □ 3 옆에서 지켜봐 주면 혼자서 두 발을 모으고 안전하게 1분 동안 서 있을 수 있다.
- □ 2 혼자서 두 발을 모으고 설 수 있으나 30초 동안 유지할 수 없다
- □ 1 두 발을 모으는 데에 도움이 필요하나 15초 동안 서 있을 수 있다
- □ 0 두 발을 모으는 데에 도움이 필요하며 15초 동안 서 있을 수 없다

8. 서 있는 자세에서 앞으로 팔을 뻗쳐 내밀기
지시: 팔을 90°로 올리시오. 손가락을 펴고 할 수 있을 만큼 최대로 앞으로 뻗으시오(검사자는 팔이 90°일 때 손가락 끝에 자를 둔다. 손을 앞으로 뻗을 때 손끝이 자에 닿지 않도록 한다. 대상자가 최대로 앞으로 기울였을 때 손가락 끝이 이동한 거리를 측정한다. 몸통의 회전을 피하기 위해 가능하면 두 팔을 들도록 한다)
- □ 4 25cm 이상 자신 있게 앞으로 뻗을 수 있다
- □ 3 12.5cm 이상 안전하게 앞으로 뻗을 수 있다
- □ 2 5cm 이상 안전하게 앞으로 뻗을 수 있다
- □ 1 앞으로 뻗을 수 있으나 옆에서 지켜봐 주는 것이 필요하다
- □ 0 넘어지지 않기 위해 도움이 필요하다

9. 서 있는 자세에서 바닥에 있는 물건 집어 올리기
지시: 발 앞에 놓여 있는 물건(신발/슬리퍼)을 집어 올리시오
- □ 4 안전하고 쉽게 신발을 집어 올릴 수 있다
- □ 3 감독 하에 신발/슬리퍼를 집어 올릴 수 있다
- □ 2 집어 올릴 수는 없으나 균형을 유지하여 신발 근처 2.5-5cm까지 손이 닿는다
- □ 1 집어 올릴 수 없으며, 집으려고 시도하는 동안 옆에서 지켜봐 주어야 한다
- □ 0 집으려는 동작을 시도할 수 없다. 균형을 잃거나 넘어지지 않기 위해 도움이 필요하다

10. 서 있는 자세에서 (왼쪽과 오른쪽으로) 뒤돌아보기
지시: 몸을 왼쪽으로 돌려 뒤에 있는 물체를 보시오. 오른쪽으로 반복하시오 (검사자는 물체를 들고 뒤에 서서 "이 물건을 보시오" 하며 몸통 회전을 유도한다)
- □ 4 양쪽으로 뒤돌아 볼 수 있으며, 체중이동이 잘 된다
- □ 3 한쪽으로만 뒤돌아 볼 수 있고, 다른 한쪽으로 볼 때는 체중이동이 적게 나타난다
- □ 2 옆 방향으로 비스듬히 돌릴 수 있으나 균형은 잘 유지한다
- □ 1 뒤돌아보기를 할 때 옆에서 지켜봐 주어야 한다
- □ 0 균형을 잃거나 넘어지지 않도록 하기 위해 도움이 필요하다

11. 제자리에서 360도 회전하기
지시: 몸을 한 방향으로 완전히 돌고 잠시 후 반대 방향으로 완전히 도시오.
- □ 4 4초 이내에 양쪽 방향으로 360° 돌 수 있다
- □ 3 4초 이내에 한 방향으로만 360° 돌 수 있다
- □ 2 느리지만, 안전하게 360° 돌 수 있다
- □ 1 몸을 돌릴 때 옆에서 지켜봐 주거나 말로 지시를 해 주어야 한다
- □ 0 몸을 돌릴 때 도움이 필요하다

12. 일정한 높이의 발판 위에 발을 교대로 놓기
지시: 발판 위에 교대로 발을 바꾸어 올려 놓으시오. 각 발이 발판에 4회 닿을 때까지 계속하시오.
- □ 4 혼자 안전하게 서서 20초 내에 교대로 발을 8회 올려놓을 수 있다
- □ 3 혼자 서서 20초 이상 걸려 교대로 발을 8회 올려놓을 수 있다
- □ 2 도움 없이 교대로 발을 4회 올려놓을 수 있다
- □ 1 최소한의 도움을 받아 교대로 발을 2회 이상 올려놓을 수 있다
- □ 0 발 교대 놓기를 시도할 수 없다. 넘어지지 않도록 하기 위해 도움이 필요하다

13. 한 발 앞에 다른 발을 일자로 두고 서 있기
지시: 한 발을 다른 발 앞에 일자로 놓으시오. 만약 할 수 없다면, 정상 보폭만큼 벌려서 발 길이 이상 발을 앞으로 내딛고 서시오.
- □ 4 혼자 발을 일자로 놓고 30초 동안 유지할 수 있다
- □ 3 혼자 발 길이 이상 발을 앞으로 내딛고 30초 동안 유지할 수 있다
- □ 2 혼자 약간 발을 앞으로 내딛고 30초 동안 유지할 수 있다
- □ 1 발을 내딛기 위해 도움이 필요하나 15초 동안 유지할 수 있다
- □ 0 발을 내딛거나 서 있는 동안 균형을 잃는다

14. 한 발로 서 있기
지시: 아무 것도 잡지 않고 한 발로 서 있으시오.
- □ 4 혼자 한 발을 들고 10초 이상 서 있을 수 있다
- □ 3 혼자 한 발을 들고 5~10초 동안 서 있을 수 있다
- □ 2 혼자 한 발을 들고 3초 이상 서 있을 수 있다
- □ 1 한 발을 들려고 시도하며, 3초를 유지할 수 없지만 서 있을 수 있다
- □ 0 한발 서기를 시도할 수 없거나 넘어지지 않도록 하기 위해 도움이 필요하다

총점 : __________ (최대 = 56점)

그림 10-2B. 버그균형척도. *출처 : Berg KG, Wood-Dauphinee SL, Williams JI, et al. Measuring balance in the elderly: validation of an instrument. Can J Public Health. 1992;83(suppl 2):7-11.*

표 10-1. 결과 측정의 종류

결과 측정	방법	측정 내용	ICF 수준
노인우울척도 (GDS)[8]	질문지	노인의 우울 선별	신체 기능
간이정신상태검사 (MMSE)[26]	수행	인지 기능	신체 기능
활동 특이적 균형 자신감 척도 (ABC Scale)[27]	질문지	균형 자신감	활동
10-m 보행검사 (10MWT)[28]	수행	보행 속도	활동
소아수행능력평가도구 (PEDI)[29]	질문지	소아 기능 수행 능력	활동
목장애지수 (NDI)[4]	질문지	생활 참여에 목통증의 영향	참여
오스웨스트리 장애질문지 (ODQ)[14]	질문지	생활 참여에 허리통증의 영향	참여

ICF : 국제기능장애건강분류(International Classification of Functioning, Disability and Health).

GDS : Geriatric Depression Scale, MMSE : Mini-Mental State Examination, ABC Scale : Activities-Specific Balance Confidence Scale, 10MWT : 10-Meter Walk Test, PEDI : Pediatric Evaluation of Disability Inventory, NDI : Neck Disability Index, ODQ : Oswestry Disability Questionnaire

2) 진료 환경에 유용한 결과 측정 / What Makes an Outcome Measure Useful in the Clinic?

결과 측정이 임상적으로 유용하기 위해서는 진료 환경에서 적용할 수 있고 심리측정 특성의 질이 높아야 한다. 신뢰도, 타당도, 임상적 의의에 대해 정의하고 예로 설명한다.

- **신뢰도는 결과 측정의 일관성의 정도이다.** 예를 들면, 두 명의 치료사가 같은 날 버그균형척도로 동일한 환자의 균형을 측정하여 비슷한 값을 얻었다면 측정자간 신뢰도(inter-rater reliability)가 확보된다(4장 참조).
- **타당도는 결과 측정이 측정 대상의 특성을 얼마나 정확하게 측정할 수 있는지의 정도를 나타내는 지표이다.** 예를 들면, 환자의 목통증이 참여 능력에 미치는 영향을 평가하기 위해 목장애지수(NDI)[4]를 사용한다면 목장애지수가 실제로 참여 능력을 평가할 수 있는지 알아야 한다. 즉, **내용 타당도**(content validity)가 있는지 파악해야 한다.
- **임상적 의의는 결과 측정이 치료사와 환자에게 중요한 정보를 제공하는 능력이다.** 예를 들면, 10 m 보행검사를 사용하여 치료 전 후에 보행 속도를 측정했다면, 보행 속도의 향상이 진료 환경에서 환자의 능력 개선과 관계가 있는지 확인해야 한다.

결과 측정의 심리측정 특성은 신뢰도, 타당도, 임상적 의의이다. 따라서 신뢰도, 타당도, 임상적 의의의 평가 과정을 나누어 설명한다.

3. 결과 측정 신뢰도 연구 / Studies That Assess Outcome Measure Reliability

1) 신뢰도 연구의 종류 / Types of Reliability and Terms Associated With Reliability Studies

신뢰도(reliability)는 일정한 시간 간격을 두고 동일한 조건으로 반복 측정했을 때 측정자와 측정도구에 의한 측정값의 일관성의 정도이다. 결과 측정의 신뢰도 연구에서 여러 가지 설계방법을 사용한다. 4 종류의 신뢰도와 연구 설계에 대해 설명한다. 먼저 측정 자체의 일관성을 정량적으로 평가하는 **내적 일치도**와 **검사-재검사 신뢰도**에 대해 다루고, 다음으로 정량적으로 평가하는 **측정자내** 신뢰도와 **측정자간** 신뢰도에 대해 다룬다.[5]

(1) 내적 일치도 (Internal Consistency)

내적 일치도는 동일한 측정 대상에서 척도의 항목 간 결과가 일관되게 반영되는 정도이다. 예를 들면, 14개 항목으로 이루어진 버그균형척도는 균형이라는 한 구성 개념을 측정하기 위해 사용한다. 척도의 항목 간 내적 일치도를 검정하기 위해 크론바하 알파(Cronbach α)를 흔히 사용한다. 크론바하 알파 계수의 범위는 0에서 1이다. 0은 항목 간 상관관계가 없어 내적 일치도가 없고 1은 강한 상관관계가 있어 내적 일치도가 완벽하다. 일반적으로 0.7 이상일 때 신뢰도가 있다고 판단한다. 0.9 이상일 경우 항목 간 과도한 상관관계를 시사한다.[6]

버그균형척도에 대한 신뢰도 연구에서 크론바하 알파 계수가 노인의 경우 0.83, 뇌졸중 환자의 경우 0.97로 나타나 항목 간 내적 일치도가 높게 나타났다.[7] 노인과 뇌졸중 인구집단에서 균형을 평가하는 14개 항목이 모두 매우 비슷한 구성 개념으로 이루어졌음을 시사한다. 크론바하 알파 계수 0.97은 뇌졸중 환자에게는 균형을 측정하는 항목들이 너무 비슷하여 뇌졸중 환자의 균형 측정에는 더 간단한 측정 도구에 대한 연구의 필요성을 제시하고 있다.

표 10-2는 인지 기능 측정의 내적 일치도가 낮은 경우와 높은 경우의 예이다. 검사 1에서 A 환자와 B 환자는 세 가지 항목의 점수가 일관성이 없어 내적 일치도가 낮다. 그러나 검사 2에서 A 환자는 세 가지 항목이 모두 4-5점으로 높은 경향을 보이고 B 환자는 0-2점으로 낮은 경향을 보여 내적 일치도가 높다.

표 10-2. 결과 측정의 맞은 내적 일치도와 높은 내적 일치도의 가상의 예

인지검사 1 낮은 내적 일치도			인지검사 2 높은 내적 일치도		
	환자 A	환자 B		환자 A	환자 B
항목 1	5	0	항목 1	5	0
항목 2	1	5	항목 2	5	1
항목 2	4	2	항목 2	4	2

항목 점수 : 0 = 기능 낮음, 5 = 기능 높음

(2) 검사-재검사 신뢰도 (Test-Retest Reliability)

검사-재검사 신뢰도는 측정하려고 하는 특성의 변화를 경험하지 못한 환자에게 측정을 반복했을 때 결과가 유사하게 나타나는 반복성이다. 예를 들면, 월요일과 금요일 사이에 환자의 균형이 변화하지 않았다면 월요일에 측정한 결과와 금요일에 다시 측정한 결과가 같아야 한다. 검사-재검사 신뢰도 연구에서는 한 측정자가 동일한 대상자의 결과를 일정한 시간 간격을 두고 2회 이상 측정한다. 연구의 참가자는 시간 경과에도 측정 특성이 같거나 비슷하게 유지될 수 있어야 한다. 수행 측정에서는 치료사가 측정자가 되지만 질문지 측정에서는 환자 자신이 측정자가 된다. 측정 결과를 통계분석을 하여 신뢰도의 정도를 파악한다.

표 10-3은 검사-재검사의 낮은 신뢰도와 높은 신뢰도의 가상의 예이다. 균형자신감검사 1은 시간 경과에 따른 자신감의 변화가 크기 때문에 검사-재검사 신뢰도가 낮다. 균형자신감검사 2는 시간 경과에 따른 자신감의 변화가 거의 없어 검사-재검사 신뢰도가 높다.

(3) 측정자내 신뢰도 (Intra-Rater Reliability)

측정자내 신뢰도는 같은 평가자가 동일한 환자의 결과를 측정했을 때 결과가 동일하게 나타나는 일치도의 정도이다. 같은 평가자가 치료의 시작과 종료 시점에 결과를 측정하여 비교하기 때문에 측정자내 신뢰도는 중요하다.

표 10-3. 검사-재검사 신뢰도가 낮고 높은 가상의 예

	월요일	수요일	금요일
균형자신감검사 1 : 낮은 검사-재검사 신뢰도			
참가자 1	80	92	75
참가자 2	25	45	65
균형자신감검사 2 : 높은 검사-재검사 신뢰도			
참가자 1	85	87	83
참가자 2	34	34	31

항목 점수 : 0 = 자신감 없음, 100 = 자신감 완벽,

측정자내 신뢰도 연구에서는 측정자가 동일한 대상자의 결과를 일정한 시간 간격을 두고 2회 이상 측정하여 신뢰도를 평가한다. 몇 몇 연구에서는 측정자내 신뢰도와 검사–재검사 신뢰도를 같은 것으로 취급하기도 한다. 검사–재검사 신뢰도는 측정 자체에만 관련이 있지만 측정자내 신뢰도는 측정자의 측정 기술까지 포함한다. 따라서 높은 질의 측정자내 신뢰도 연구에서는 여러 명의 측정자로부터 측정자내 신뢰도를 평가한다.

표 10–4는 측정자내 신뢰도가 낮고 높은 가상의 예이다. 두 명의 치료사가 2회에 걸쳐 10 m 보행검사를 시행했다. 치료사 1이 측정한 보행속도는 전 후 차이가 크기 때문에 측정자내 신뢰도가 낮다. 치료사 2가 측정한 보행속도는 전 후 차이가 작아 측정자내 신뢰도가 높다.

(4) 측정자간 신뢰도 (Inter-Rater Reliability)

측정자간 신뢰도는 서로 다른 평가자가 동일한 대상자에게 측정한 결과가 유사하게 나타나는 반복성이다. 측정자간 신뢰도는 진료환경에서 중요하다. 특정한 측정이 측정자간 신뢰도가 높다는 것을 알고 있으면, 자신이 측정한 결과를 동료가 측정한 결과와 확신을 가지고 비교할 수 있다. 예를 들면, 무릎 관절전치환술 환자에게 1주간 물리치료를 시행하고 무릎 굽힘 운동범위를 측정한 결과 90° 였다. 그러나 동료가 측정한 범위는 100° 였다. 이와 같은 차이가 왜 일어나는지를 결정하는데 측정자간 신뢰도 연구가 필요하다. 관절운동범위측정의 측정자간 신뢰도에 관한 연구를 찾아 검토하고 동료들과 측정 기술을 비교하여 측정 기술을 향상시킬 수 있다.

측정자간 신뢰도 연구에서는 두 명 이상의 측정자가 동일한 환자를 대상으로 측정한다. 평가자 간 측정값을 비교하여 평가자간 신뢰도를 결정한다. 측정자간 신뢰도가 낮은 경우에는 측정값의 변동이 크고, 신뢰도가 높은 경우에는 측정값의 변동이 작다.

표 10–5는 측정자간 신뢰도가 낮고 높은 가상의 예이다. 두 명의 치료사가 축구 선수를 대상으로 운동 능력을 측정하였다. 치료사 A는 검사 때 마다 비디오 촬영을 하였고, 치료사 B는 영상을 관찰하여 평가하였다. 운동 능력 측정 1에서는 치료사 A와 B의 점수 차이가 15–30점으로 측정자간 신뢰도가 낮다. 운동 능력 측정 2에서는 치료사 A와 B의 점수 차이가 0–4점으로 측정자간 신뢰도가 높다.

2) 결과 측정 신뢰도 연구의 비판적 평가 / Appraising the Quality of Studies of an Outcome Measure's Reliability

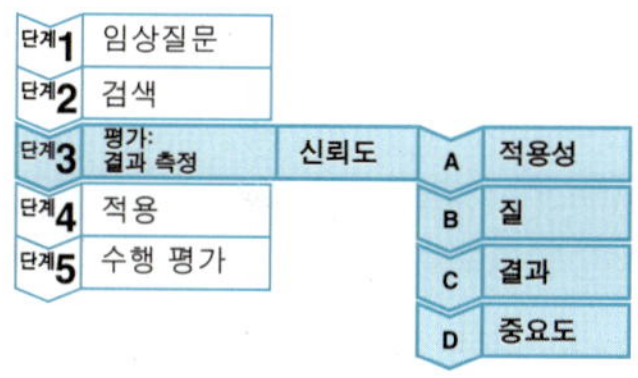

앞에서 근거중심치료(EBP)의 5단계 중 3단계인 비판적 평가에 대해 다루었다. 이 절에서는 결과 측정 신뢰도 연구의 적용성 평가, 질 평가, 결과 해석, 중요도 평가로 나누어 설명한다. 10가지 항목의 점검목록으로 측정 신뢰도 연구를 평가한다(표 10–6).

표 10–4. 측정자내 신뢰도가 낮고 높은 가상의 예

	치료사 1 낮은 측정자내 신뢰도			치료사 2 높은 측정자내 신뢰도		
	1일	2일	차이	1일	2일	차이
환자 1	15 s	10 s	–5 s	15 s	13 s	–2 s
환자 2	20 s	15 s	+5 s	25 s	27 s	+2 s
환자 3	30 s	20 s	–10 s	31 s	29 s	–2 s

결과 측정 : 10 m 보행검사의 보행속도

표 10-5. 측정자간 신뢰도가 낮고 높은 가상의 예

	운동 능력 측정 1 낮은 측정자간 신뢰도			운동 능력 측정 2 높은 측정자간 신뢰도		
	치료사 A	치료사 B	차이	치료사 A	치료사 B	차이
환자 1	50	70	20	60	64	4
환자 2	80	65	15	70	69	1
환자 3	20	50	30	50	50	0

결과 측정 : 축구 선수의 운동 능력
점수 : 0 = 매우 낮은 운동 능력, 100 = 매우 높은 운동 능력.
■치료사 A는 검사를 수행하고 비디오 영상을 촬영하였다.
■치료사 B는 비디오 영상을 보고 점수를 주었다.

표 10-6. 결과 측정 신뢰도 연구의 비판적 평가 점검목록

질문	예/아니오	설명
1. 연구 목적이 임상질문과 관련이 있나 ?	___ 예 ___ 아니오	연구 목적이 임상질문과 관련이 없다면 적용할 수 없다.
2. 포함 기준과 제외 기준이 명확하게 제시되고, 포함 기준이 환자에게 부합되는가?	___ 예 ___ 아니오	연구 참가자(환자)와 측정자(치료사)의 포함 기준과 제외 기준이 진료 환경과 유사해야 한다. 그렇지 않다면 연구 결과를 진료 환경에 적용하기 어렵다.
3. 결과 측정은 임상질문과 관련이 있고, 임상적으로 실제적인 방법으로 측정하였나?	___ 예 ___ 아니오	측정 방법을 진료 환경에 적용할 수 있는지 고려해야 한다. 측정자의 검사 숙련 정도도 고려해야 한다.
4. 연구의 대상자가 환자와 충분히 유사하고, 진료 환경에서 유사한 결과를 경험할 것이라는 기대를 정당화할 수 있나?	___ 예 ___ 아니오	포함 기준과 제외 기준(질문 2) 이외에 연구 참가자와 치료사가 진료 환경과 유사해야 한다.
5. 연구 참가자 수와 측정자 수는 얼마나 되나? 연구의 표본 크기는 충분한가?	___ 예 ___ 아니오	충분한 표본 크기는 결과에 영향을 주는 무작위 오차의 기회를 감소시킨다. 표본 크기를 결정한 계산 방법을 제시한 연구는 질이 높다.
6. 참가자는 결과 측정의 모든 범위를 평가할 수 있을 정도로 충분히 다양한가?	___ 예 ___ 아니오	신뢰도 연구는 계획된 검사에 부합하는 광범위한 대상자가 포함되어야 한다. 예를 들면, 초등학교 어린이의 학교 활동 참여 능력을 측정하려 한다면 모든 나이의 초등학생과 모든 범위의 활동 참여 능력이 포함되어야 한다.
7. 참가자의 특성이 안정되어 있나?	___ 예 ___ 아니오	연구 참가자의 특성이 같거나 비슷하게 유지되어야 한다. 특성이 변화하면 신뢰도가 정확하지 못하게 된다. 예를 들면, 요실금 환자를 대상으로 일정한 시간 간격을 두고 중증도를 측정하려고 할 때 약물 투여로 인해 중증도가 변화되면 결과 측정의 신뢰도 연구에 잘못된 결과를 가져온다.

계속

표 10-6. 결과 측정 신뢰도 연구의 비판적 평가 점검목록 - 계속

질문	예/아니오	설명
8. 각각의 측정은 일관성있는 방법으로 시행되었나?	___ 예 ___ 아니오	전 · 후 측정 방법이 다르면 결과 측정의 신뢰도는 정확하지 못하다. 치료 만족도에 대한 설문지 조사의 신뢰도 연구라고 가정해보자. 첫 평가는 환자가 조용한 방에서 비공개적으로 설문지를 작성하고, 다음 평가는 환자에게 전화를 걸어 공개적으로 설문지 조사를 했다면 환자의 답이 달라질 수 있고 검사-재검사의 신뢰도 추정이 부정확해질 수 있다.
9. 측정자는 이전의 측정 결과에 눈가림되었나?	___ 예 ___ 아니오	측정자는 이전의 측정 결과를 모르고 있어야 한다. 혈압측정에 대한 측정자간 신뢰도 연구를 가정해보자. 한 측정자는 다른 측정자가 측정한 혈압을 모르고 있어야 한다. 눈가림이 되지 않으면 신뢰도 결과가 정확하지 못하다.
10. 측정과 측정 사이의 시간 간격은 적절하게 유지되었나?		측정과 측정 사이의 시간 간격이 적절하게 유지되어야 한다. 시간 간격이 너무 짧으면 이전 측정이 측정자와 참가자에게 영향을 주어 신뢰도가 부정확해진다. 도수근력검사에 대한 측정자내 신뢰도 연구를 가정해보자. 만약 첫 측정을 하고 1분 후, 다음 측정을 했다면 측정자가 첫 측정한 근력을 알 수 있고 또한 참가자가 피로에 의해 근력이 감소될 수 있다. 이 경우 측정자의 기억에 의해 신뢰도가 *과대 추정*될 수 있거나 환자의 피로로 인해 신뢰도가 *과소 추정*되어 결과 해석에 오류를 일으킬 수 있다.

(1) 신뢰도 연구의 적용성 평가 (A)
(Part A: Determining Applicability of a Reliability Study)

신뢰도 연구의 적용성 평가도 다른 연구의 적용성 평가와 비슷하다. 여기에서는 4가지 항목의 점검목록(질문 1-4)으로 신뢰도 연구의 적용성을 평가한다(표 10-6).

(2) 신뢰도 연구의 질 평가 (B)
(Part B: Determining the Quality of a Reliability Study)

신뢰도 연구의 질 평가에 사용하는 질문은 4장에서 언급한 개입 연구의 평가 질문과는 다르다. 표 10-6의 점검목록 중 질문 5-10을 사용하여 평가한다.

(3) 신뢰도 연구의 결과 해석 (C)
(Part C: Interpreting the Results of a Reliability Study)

검사-재검사 신뢰도, 측정자내 신뢰도, 측정자간 신뢰도는 척도와 비교방법에 따라 피어슨 상관계수(r), 급내상관계수(ICC), 스피어만 상관계수 (ρ), 카파(κ) 등의 통계방법으로 결과를 해석한다. 표 4-1에 신뢰도 검사에 사용하는 통계 분석 방법과 해석 기준을 제시했다.

(4) 신뢰도 연구의 중요도 평가 (D)
(Part D: Summarizing the Clinical Bottom Line)

결과 측정의 신뢰도 연구는 측정 방법을 진료 환경에 적용할 때 충분히 신뢰할 수 있는지 여부에 대한 정보를 제공한다. 진료 환경에서 높은 질의 연구에 사용된 측정 방법을 사용하면 측정의 신뢰도가 향상된다. 결과 측정 연구에서는 누구든지 측정을 재현할 수 있도록 방법을 자세하게 기술해야 한다. 측정을 정확하게 재현하지 못하고 변형시켜 사용하면 신뢰도가 낮아질 수 있다.

4. 결과 측정 타당도 연구 / Studies That Assess Outcome Measure Validity

이 책의 전체에 걸쳐 연구의 평가 과정에 *타당도*라는 용어를 사용했다. 연구의 타당도는 연구의 *질*을 나타내는 지표로 연구의 결과가 얼마나 정확한지를 의미한다. 이 절에서는 결과 측정의 *타당도*에 대해서 다룬다. 결과 측정의 타당도는 측정방법이 얼마나 정확하게 측정할 수 있는지의 정도를 나타내는 지표이다.

1) 타당도의 종류 / Types of Validity

측정의 타당도란 측정하고자 하는 특성을 얼마나 잘 측정하는지에 관한 것이다. 예를 들면, 노인의 우울증을 선별하기 위해 노인우울척도(GDS)[8]를 선택하려고 한다고 하자. 노인 환자의 우울증 위험을 판단하기 위해 이 도구를 사용하기 전에 먼저 이 도구가 우울증의 측정에 타당한지 알아야 한다. 이 도구가 실제로 노인 환자의 우울증을 선별할 수 있는지 여부를 판단하기 위해 이 도구의 타당도 연구를 찾아서 확인해야 한다. 타당도는 **내용 타당도**, **기준 타당도**, **구성 타당도** 등 여러 종류가 있다.[9–11]

따라서 *결과 측정 타당도*의 종류에 따라 연구 설계를 달리한다. 표 10-7에 타당도의 종류와 이에 따른 연구 설계 방법을 요약하였다.

(1) 내용 타당도 (Content Validity)

내용 타당도는 측정하고자 하는 특성을 얼마나 정확히 측정하였는지의 정도를 나타내는 지표이다. 예를 들면, 허리통증과 관련된 활동 제한의 측정에 대한 내용 타당도 연구에서는 허리통증에 영향을 줄 수 있는 모든 활동을 측정하여 해당 분야의 전문가 위원회에서 측정도구의 적합성을 검토하고 내용 타당도를 확립한다. 각각의 전문가가 결과 측정에 측정하려고 하는 모든 관심 특성이 포함되어 있는지, 또한 관계가 없는 특성이 결과 측정에 포함되어 있는지 확인한다. 전문가와 개발자가 내용 타당도가 만족할 정도로 확립되었다고 확신할 때까지 수정한다.

비공식적으로 평가한 내용 타당도를 표면 타당도라 한다. **표면 타당도**(face validity)는 해당 분야의 비전문가들이 조사 항목을 간략하게 검토하여 얻은 결과를 바탕으로 한 비공식적인 내용 타당도이다. 진료 현장에서 환자의 치료 만족도를 측정하려고 한다면, 질문지를 개발하여 환자에게 만족도를 조사할 수 있다. 이 경우에는 현재와 이전의 환자에게 조사를 하여 질문지가 환자 만족도를 충분히 측정할 수 있는지 파악하기 위해 표면 타당도를 확인해야 한다.

■ 자가 평가 10-1.

내용 타당도(understanding content validity)

허리통증과 관련된 활동 제한 평가를 위한 새로운 측정도구의 내용 타당도를 평가하기 위해 전문가 위원회에 참석했다. 허리통증 환자에서 측정해야 하는 다섯 가지 활동의 목록을 작성하시오.

보행 성인	보행 아동	휠체어 사용 성인
1.	1.	1.
2.	2.	2.
3.	3.	3.
4.	4.	4.
5.	5.	5.

세 인구집단에 한 측정 방법의 내용 타당도를 평가할 수 있다고 생각하나 아니면 인구 집단별로 나누어서 평가해야 하나?
이 장의 끝에 있는 답과 비교해보시오.

(2) 기준 타당도 (Criterion Validity)

기준 타당도는 측정 결과를 이미 타당성이 입증된 기존의 기준 측정 방법의 결과와 비교하는 타당도이다. 측정 결과를 기준검사 또는 참고표준과 비교한다. **기준검사**(gold standard)는 실제로 관심 특성의 측정을 거의 완벽하게 측정할 수 있는 방법으로 타당도를 가진 기준이다. 예를 들면, 관절경검사는 무릎의 앞십자인대(ACL) 파열을 평가하는 기준검사이다. 버그균형척도(BBS)는 균형을 평가하는 기준검사로 널리 사용되고 있다.[12]

기준검사가 없는 경우에는 **참고표준**(reference standard)을 사용한다. 기준 타당도 연구에서는 새로운 측정 도구를

표 10-7. 타당도의 종류와 연구 설계

종류	연구 설계	질문
내용 타당도	전문가 위원회	측정에 모든 중요한 구성 요소가 포함되었나?
표면 타당도	비공식 전문가	측정하려고 하는 모든 특성을 측정하였나?
기준 타당도	타당성이 확립된 기존의 기준 측정과 비교 ■ 기준검사 : 거의 완벽한 검사 ■ 참고표준 : 기준검사에 근접한 검사	타당도가 확립된 다른 측정과 비교하였나?
동시 타당도	동일 시점에 기준검사 또는 참고표준과 비교	동일 시점에 기준검사 또는 참고표준과 상관관계를 검정하였나?
예측 타당도	시간 경과 후 기준검사 또는 참고표준과 비교	시간 경과 후에 기준검사 또는 참고표준과 상관관계를 검정하였나?
구성 타당도	이론적 구성 개념을 측정하고 검증	설계된 측정의 이론적 구성 개념을 구현하고 있나?
알려진 집단 타당도	측정 결과를 알려진 집단과 비교	측정 결과가 알려진 집단과 다르게 나타나는가?
수렴 타당도	유사한 특성을 서로 다른 방법으로 측정하여 상관관계 분석	유사한 특성의 측정 결과가 수렴되는가?
변별 타당도	다른 특성을 측정하여 상관관계 분석	다른 특성의 측정 결과가 수렴되지 않는가?

기준검사나 참고표준과 비교하여 정당화한다. 예를 들면, George 등[13]은 허리통증 환자에게 일상 활동의 두려움을 측정하기 위한 새로운 설문지를 개발하여 타당도가 정립된 오스웨스트리설문지(Oswestry Disability questionnaire: ODS)[14]의 척도를 참고표준으로 비교하여 타당도를 평가하였다. 저자는 두 선행 연구[15,16]에서 오스웨스트리설문지와 비교하여 정당화하였다.

기준 타당도는 동시 타당도와 예언 타당도로 세분화할 수 있다. **동시 타당도**(concurrent validity)는 현재의 동일 시점에 측정한 결과와 기준 측정 방법으로 측정한 결과를 비교한다. 상관계수가 높을수록 동시 타당도가 높다. **예측 타당도**(predictive validity)는 측정 결과가 미래의 결과를 예측하는 정도를 의미하며 상관계수로 추정한다. 상관계수가 높을수록 예측 타당도가 높다. 예를 들면, 낙상과 상관관계가 높은 새로운 균형 측정 도구가 있다고 하자. 현 시점에 균형을 측정하여 1년 이내 낙상을 예측할 수 있다면 예측 타당도가 있다.

(3) 구성 타당도 (Construct Validity)

구성 타당도(construct validity)는 추상적 특성이나 개념을 이론적으로 개념화한 구성 개념을 얼마나 잘 측정하였는지를 평가하는 지표이다. 가장 복잡한 타당도이다. 먼저 평가하고자 하는 구성 개념을 기술한 이론 모델을 제시하고 측정이 실제로 구성 개념을 평가했는지 여부를 확인하기 위한 일련의 연구를 수행한다. 구성 타당도는 알려진 집단 타당도,

수렴 타당도, 변별 타당도로 평가한다.

알려진 집단 타당도(known-groups validity)는 서로 다른 특성을 가진 두 군을 선정하고 동일한 방법으로 측정하여 결과의 차이가 다르게 나타나는지를 비교하여 타당도를 구하는 방법이다. 예를 들면, 무릎 안정성을 평가하기 위해 앞십자인대 손상이 있는 사람과 없는 사람에게 결과를 측정하여 비교한다. 손상이 있는 사람과 없는 사람의 측정 결과가 추리통계에서 유의한 차이가 있어야 타당도가 확립된다.

수렴 타당도(convergent validity)는 유사한 특성이나 개념을 서로 다른 방법으로 측정했을 때 측정 결과가 얼마나 관계가 있는지의 정도를 나타내는 지표이다. 상관관계가 높을 때 수렴 타당도가 높다. 반면에 **변별 타당도**(discriminant validity)는 서로 다른 특성이나 개념을 측정했을 때 측정 결과가 얼마나 관계가 있는지의 정도를 나타내는 지표이다. 상관관계가 낮을 때 변별 타당도가 높다. 예를 들면, 근력과 지구력은 높은 상관관계가 없을 것으로 기대된다. 이때 특정 측정 방법으로 근력과 지구력을 측정한 결과 상관관계가 낮다면 변별 타당도가 정당화된다.

2) 결과 측정 타당도 연구의 비판적 평가 / Appraising the Applicability of Studies of an Outcome Measure's Validity

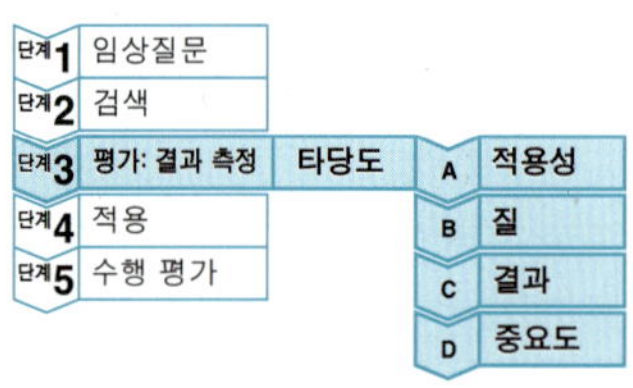

이 절에서는 결과 측정 타당도 연구의 평가를 적용성 평가, 질 평가, 결과 해석, 중요도 평가로 나누어 설명한다. 11가지 항목의 점검목록으로 측정 타당도 연구를 평가한다 (표 10-8).

(1) 타당도 연구의 적용성 평가 (A)
(Part A: Determining Applicability of a Validity Study)

타당도 연구의 적용성 평가는 앞서 다룬 신뢰도 연구의 적용성 평가와 같다. 4가지 항목의 점검목록(질문 1-4)으로 타당도 연구의 적용성을 평가한다 (표 10-8). 논문을 읽고 연구 목적, 참가자(환자와 측정자), 결과 측정 방법이 임상 질문과 충분히 비슷한지 결정해야 한다.

(2) 타당도 연구의 질 평가 (B)
(Part B: Determining the Quality of a Validity Study)

질 평가에서 가장 중요한 점은 타당도의 종류에 따라 점검해야 한다. 표 10-8에 타당도의 종류에 따른 점검 질문을 제시하였다.

(3) 타당도 연구의 결과 해석 (C)
(Part C: Interpreting the Results of a Validity Study)

검사-재검사 신뢰도, 측정자내 신뢰도, 측정자간 신뢰도는 척도와 비교방법에 따라 피어슨 상관계수(r), 급내상관계수(ICC), 스피어만 상관계수 (ρ), 카파(κ) 등의 통계방법으로 결과를 해석한다. 표 4-1에 신뢰도 검사에 사용하는 통계분석 방법과 해석 기준을 제시했다. 타당도 연구에서 가장 흔히 사용하는 통계분석 방법은 스피어만 상관계수 (ρ)이다. 표 4-1에 해석 기준을 제시했다.

기준 타당도 연구에서는 결과 측정과 기준검사 또는 참고표준의 상관계수를 보고한다. 예측 타당도에서는 현 시점에 측정한 결과와 시간 경과 후 측정한 결과의 상관계수를 보고한다. 수렴 타당도와 변별 타당도는 타당도가 확립된 다른 측정 방법과 상관관계를 평가한다. 수렴 타당도에서는 양의 상관관계가, 변별 타당도에서는 음의 상관관계가 있어야 한다. 마지막으로 알려진 집단 타당도에서는 추리통계를 사용하여 타당도를 평가한다. 예를 들면, 호흡기능을 평가하는 측정 도구라면 침대에 누워만 있는 환자, 의자차 사용 환자, 보행 환자의 세 군간 통계적으로 유의한 차이($p<0.05$)가 있어야 타당도가 확립된다.

(4) 타당도 연구의 중요도 평가 (D)
(Part D: Summarizing the Clinical Bottom Line)

결과 측정의 타당도 연구는 측정 방법을 진료 환경에 적용할 때 충분히 타당성이 있는지 여부에 대한 정보를 제공한다. 바꾸어 말하면 측정하고자 하는 실제 특성을 정확하게 측정할 수 있는지 여부를 말해준다. 환자 결과 측정을 통해 환자의 상태 또는 경과를 해석하기 전에 결과 측정 자체의 타당도을 확인해야 한다.

표 10-8. 결과 측정 타당도 연구의 비판적 평가 점검목록

질문	설명
적용성은 모든 종류의 결과 측정 연구에 유사하게 적용한다.	
1. 연구 목적이 임상질문과 관련이 있나?	연구 목적이 임상질문과 관련이 없다면 적용할 수 없다.
2. 포함 기준과 제외 기준이 명확하게 제시되고, 포함 기준이 환자에게 부합되는가?	연구 참가자(환자)와 측정자(치료사)의 포함 기준과 제외 기준이 진료 환경과 유사해야 한다. 그렇지 않다면 연구 결과를 진료 환경에 적용하기 어렵다.
3. 결과 측정은 임상질문과 관련이 있고, 임상적으로 실제적인 방법으로 측정하였나?	측정 방법을 진료 환경에 적용할 수 있는지 고려해야 한다. 측정자의 검사 숙련 정도도 고려해야 한다.
4. 연구의 대상자가 환자와 충분히 유사하고, 진료 환경에서 유사한 결과를 경험할 것이라는 기대를 정당화할 수 있나?	포함 기준과 제외 기준(질문 2)이외에 연구 참가자와 치료사가 진료 환경과 유사해야 한다.
내용 타당도	
내용 타당도의 평가는 표면 타당도와 전문가 위원회의 평가를 포함한다.	
5. 전문가들은 다양한 관점에서 결과 측정에 포함될 특성을 확인하였나?	전문가 위원회의 목적은 모든 측면에서 관련된 특성을 포함시키는 것이다. 다양한 전문가 참여가 중요하다.
6. 연구자는 전문가의 의견에 따라 체계적으로 자료를 수집하였나?	연구자는 투명한 표면 타당도의 확립을 위해 자료 수집과 분석 등 모든 과정을 자세히 보고해야 한다.
기준 타당도와 구성 타당도	
기준 타당도는 측정 결과를 타당성이 입증된 측정과 비교하여 타당도를 확립한다. **구성 타당도**는 추상적인 특성 또는 개념을 측정하여 타당도를 확립한다.	
7. 저자는 기준검사 또는 참고표준의 타당도를 충분히 검토했나?	기준검사 또는 참고표준의 타당도가 강하지 않으면 연구의 내적 타당도가 떨어진다.
8. 측정자는 다른 측정 결과에 눈가림되었나?	측정자가 다른 측정자 또는 기준검사의 결과를 알지 못해야 한다. 비뚤림을 최소화하는데 중요하다.
9. 모든 참가자는 두 가지 측정을 모두 받았나?	모든 참가자는 결과 측정과 기준검사 또는 참고표준 검사를 받아야 한다. 한 가지 측정만 받으면 비뚤림이 발생한다.
10. 측정 시점은 적절하였나?	측정 시점은 연구의 목적에 따라 적절하게 이루어져야 한다. 동시 타당도, 수렴 타당도, 변별 타당도는 동시에 측정해야하고 예측 타당도는 시간 간격을 두고 측정해야 한다.
11. 알려진 집단 타당도 연구에서 특성이 명백하게 다르게 나타났나?	연구 시작 전에 두 군의 속성 차이를 제시해야 하고 측정 후 두 군의 차이를 밝혀야 한다. 만일 측정한 특성이 두 군간 차이가 없다면, 타당도를 확립할 수 없다.

■ 자가 평가 10-2.

측정 타당도 연구의 종류 구분 연습

다음 초록(abstract)을 읽고 어느 종류의 타당도 연구인지 설명하시오.

Abstract 1

Objectives: To determine the convergent validity of the 12-item Short-Form Health Survey, version 2 (SF-12v2), with 36-Item Short-Form Health Survey, version 2 (SF-36v2), in patients with spinal disorders, and to determine other key factors that might further explain the variances between the 2 surveys.

Design: Cross-sectional study.

Setting: Orthopedic ambulatory care.

Participants: Eligible participants (N=98; 24 with cervical, 74 with lumbosacral disorders) who were aged 18 years and older, scheduled to undergo spinal surgery, and completed the SF-36v2.

Interventions: Not applicable.

Main Outcome Measures: SF-36v2 and SF-12v2 (extracted from the SF-36v2).

Results: The 2 summary scores, physical and mental component scores (r range, .88-.97), and most of the scale scores (r range, .81-.99) correlated strongly between the SF-12v2 and SF36-v2, except for the general health score (cervical group, r=.69; lumbosacral group, r=.76). Stepwise linear regression analyses showed the SF-12v2 general health scores (cervical: beta=.61, P<.001; lumbosacral: beta=.68, P<.001) and the level of comorbidities (cervical: beta=-.37, P=.014; lumbosacral: beta=-.18, P=.039) were significant predictors of the SF-36v2 general health score in both groups, whereas age (beta=.32, P<.001) and smoking history (beta=-.22, P=.005) were additional predictors in the lumboscacral group.

Conclusions: SF-12v2 is a practical and valid alternative for the SF-36v2 in measuring health of patients with cervical or lumbosacral spinal disorders. The validity of the SF-12v2 general health score interpretation is further improved when the level of comorbidities, age, and smoking history are taken into consideration.

Type of Validity Studied and Why: Abstract 1 describes a study that measures construct validity. The authors report that convergent validity was assessed by determining if the new test (SF-12v2) measures the same construct as the established test (SF-36v2).

Lee CE, Browell LM, Jones DL. Measuring health in patients with cervical and lumbosacral spinal disorders: is the 12-item short-form health survey a valid alternative for the 36-item short-form health survey? Arch Phys Med Rehabil. 2008 May;89(5):829-33.

Abstract 2

In the era of life-prolonging antiretroviral therapy, chronic fatigue is one of the most prevalent and disabling symptoms of people living with HIV/AIDS, yet its measurement remains challenging. No instruments have been developed specifically to describe HIV-related fatigue. We assessed the reliability and construct validity of the HIV-Related Fatigue Scale (HRFS), a 56-item self-report instrument developed through formative qualitative research and designed to measure the intensity and consequences of fatigue as well as the circumstances surrounding fatigue in people living with HIV. The HRFS has three main scales, which measure fatigue intensity, the responsiveness of fatigue to circumstances and fatigue-related impairment of functioning. The functioning scale can be further divided into subscales measuring impairment of activities of daily living, impairment of mental functioning and impairment of social functioning. Each scale demonstrated high internal consistency (Cronbach's alpha=0.93, 0.91 and 0.97 for the intensity, responsiveness and functioning scales, respectively). The HRFS scales also demonstrated satisfactory convergent validity when compared to other fatigue measures. HIV-Related Fatigue Scales were moderately correlated with quality of nighttime sleep (rho=0.46, 0.47 and 0.35) but showed only weak correlations with daytime sleepiness (rho=0.20, 0.33 and 0.18). The scales were also moderately correlated with general mental and physical health as measured by the SF-36 Health Survey (rho ranged from 0.30 to 0.68 across the 8 SF-36 subscales with most >0.40). The HRFS is a promising tool to help facilitate research on the prevalence, etiology and consequences of fatigue in people living with HIV.

Pence BW, Barroso J, Leserman J, Harmon JL, Salahuddin N. Measuring fatigue in people living with HIV/AIDS: psychometric characteristics of the HIV-related fatigue scale. AIDS Care. 2008;20, 829-37.

5. 결과 측정의 임상적 의의 연구 / Studies That Assess an Outcome Measure's Clinical Meaningfulness

1) 임상적 의의 연구의 종류 / Types of Clinical Meaninfulness

결과 측정은 타당도와 신뢰도가 있어야 하고 환자에게 임상적으로 의의가 있는 변화를 해석하는데 도움이 되어야 한다. 이 절에서는 임상적 의의(clinical meaningfulness)와 관련이 있는 개념인 바닥 효과와 천정 효과, 최소 검출가능 변화, 반응도, 최소 임상적 중요 차이에 대해 다룬다.

(1) 바닥 효과와 천장 효과 (Floor and Ceiling Effects)

바닥 효과(floor effect)와 **천장 효과**(ceiling effect)는 측정 결과가 하한선이나 상한선에 있어 측정의 범위를 벗어난 현상으로 측정 도구의 범위가 부족하다는 것을 의미한다. 예를 들면, 성인을 대상으로 점수 범위가 0–10점인 측정 도구로 운동조절기능을 측정한다고 하자. 점수가 높을수록 기능이 좋다. 세 군의 운동 조절 점수가 그림 10–3처럼 나타났다.

1. 뇌졸중 환자군(persons with stroke)
2. 건설 노동자군(construction workers)
3. 음악가군(musicians)

뇌졸중환자군은 다수가 최소 점수(0)를 얻어 점이 바닥에 모여 있다. 바닥 효과의 예이다. 음악가군은 다수가 최대 점수(10)를 얻어 점이 꼭대기에 모여 있다. 천장 효과의 예이다. 건설노동자군은 일부가 최대 점수(10)를 얻었으나 점수가 비교적 여러 점수대에 분포하고 있어 바닥 효과나 천정 효과를 보이지 않고 있다. 따라서 이 평가 도구는 건설 노동자에게는 적합하지만 뇌졸중 환자나 음악가에게는 적합하지 않다.

바닥 효과와 천정 효과에 대한 연구가 많지 않다. 그러나 규모가 큰 연구에서는 바닥 효과와 천정 효과 현상이 흔히 나타난다. 연구를 평가할 때는 점수 분포를 시각적으로 점검하여 바닥 효과와 천정 효과가 있는지 점검해야 한다. 유용한 측정은 바닥 효과와 천정 효과가 없어야 한다.

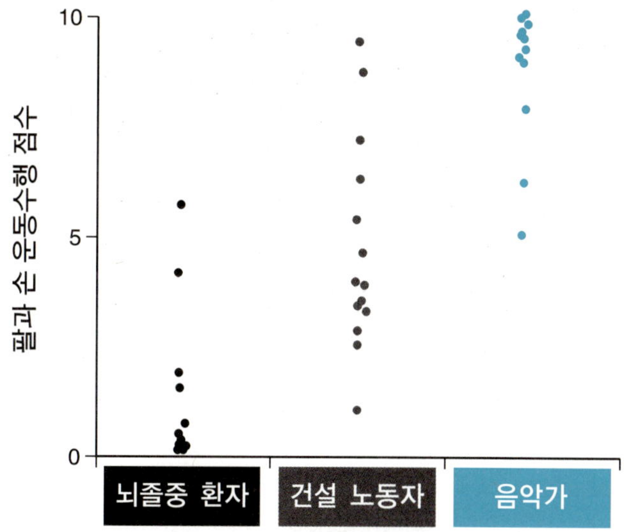

그림 10–3. 세 군의 운동조절 점수 분포이다. 뇌졸중 환자에게는 바닥효과가 보이고, 음악가에게는 천정효과를 보이고 있다.

(2) 최소 검출가능 변화 (Minimal Detectible Change)

최소 검출가능 변화 (minimal detectible change: MDC)는 결과 측정이 예상되는 측정 오류와 변동을 초과하는 변화의 최소 양이다.[17] 예를 들면, 환자의 보행능력을 측정하기 위해 5일 동안 매일 6분보행검사(6MWT)[18]를 했다면 보행거리의 변동이 있을 것이다 (예: 1일=149 m, 2일=160 m, 3일=155 m, 4일=149 m, 5일=152 m). 이때 환자의 실제 변화를 파악하기 위해 측정값이 자연 변동을 초과하는 최소 변화 즉, MDC를 알아야 한다.

MDC는 검사–재검사 신뢰도와 표준편차를 사용하여 구한다. MDC는 질 높은 검사–재검사 신뢰도 연구에서 구해야 한다. 검사–재검사 신뢰도와 변동이 환자 인구집단마다 다르기 때문에 환자 인구집단마다 MDC를 계산해야 한다. 예를 들면, 6분 보행검사의 MDC는 알츠하이머병 환자는 36 m[19], 파킨슨병 환자는 27 m[20], 파킨슨병 환자는 36 m[19], 만성폐쇄폐질환 환자는 53 m[21]라는 보고가 있다. 따라서 파킨슨병 환자의 보행 거리가 40 m 변화하였다면 이 인구집단의 자연 변동인 27 m를 넘는다. 반면 만성폐쇄폐질환 환자의 보행 거리가 40 m 변화하였다면, 이 인구집단의 자연 변동인 53 m를 넘지 못한다.

(3) 반응도와 최소 임상적 중요 차이 (Responsiveness and Minimal Clinically Important Difference)

반응도(responsiveness)는 변화가 있을 때 변화를 정확하게 검출하는 측정 능력이다. 반응도 연구는 시간 경과에 따라 변화가 예상되는 참가자를 모집하여 변화 정도를 측정하여 환자 특성의 개선 여부를 판단한다. 반응도를 측정하는 한 가지 방법은 **최소 임상적 중요 차이**(minimal clinically important difference: MCID)이다. 최소 중요 차이 (minimal important difference: MID)라고도 한다. MCID는 환자가 이득이 있다고 인식하는 최소한의 변화이다.[22] MCID는 "얼마나 변화해야 임상적으로 의의가 있는가"라는 질문에 답을 준다.

MCID는 외부기준과 비교하는 방법을 많이 사용하고 이 방법이 타당성이 높다. 외부기준을 사용하면 환자의 관점에서 임상적 의의가 있는 변화를 탐지할 수 있다. 흔히 사용하는 외부기준은 15점으로 구성된 전체변화 (global rating of change: GROC)척도이다. GROC척도의 범위는 −7 (매우 크게 악화)에서 +7 (매우 크게 개선)까지 이다. +7에서 +3까지를 개선으로 간주하고 −3에서 −7까지를 악화로 간주한다.[23] 외부기준을 사용하여 환자의 관점에서 MCID를 결정한다(심층 탐구 10−1). 경우에 따라서는 환자의 관점에서 MCID를 결정하지 못할 때도 있다. 이 경우에는 이상적이지 않지만 치료사나 환자의 가족의 관점에서 MCID를 결정할 수 있다.

MCID 연구의 적용성 평가에서 중요한 점은 여러 상황을 고려해야 한다는 점이다. MCID는 특정 인구집단에 따라 다르기 때문에 MCID를 적용할 때에는 질병의 종류와 중증도, 나이 등을 고려하여 판단해야 한다.

MCID의 중요도는 크기와 유의도로 해석한다. MCID는 측정 오류와 변동에 기초한 MDC보다 커야 한다. 예를 들면, 만성폐쇄폐질환 환자의 6분보행검사의 MCID가 54 m라는 보고가 있다.[24] Brooks 등[21]의 연구에서 만성폐쇄폐질환 환자의 MDC는 53 m였다. 이들 보고에 따른다면 만성폐쇄폐질환 환자는 적어도 54 m 이상 개선되어야 임상적 의의가 있다. 그림 10−4에 MDC와 MCID의 차이와 해석 기준을 제시하였다.

통계적 유의성과 임상적 유의성은 다르다. 통계적 유의성은 군간 차이를 추리통계로 검정한다 (4장 참조). 통계적 유의성은 표본 크기와 표준편차와 같은 변동량에 영향을 받는다. 반면 MCID는 개인 또는 집단이 경험한 변화가 임상적으로 중요한지 아닌지를 나타낸다. 만성폐쇄폐질환 환자에게 1주일 동안 3회 치료를 제공한 군과 4회 치료를 제공한

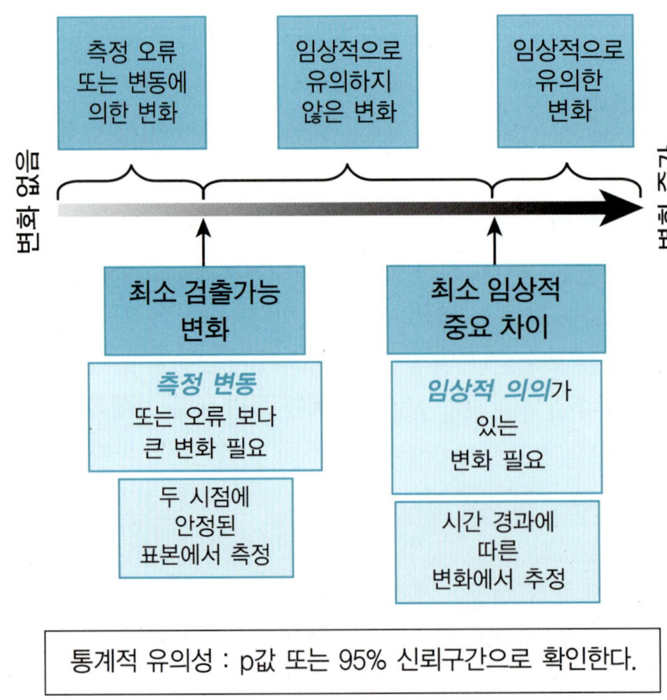

그림 10−4. 최소 검출가능 변화(MDC)와 최소 임상적 중요 차이(MCID)의 특징.

군의 6분보행검사를 가정해보자. 두 군의 6분보행거리 차이가 5 m이고 통계적으로 유의했다고 하자. 그러나 6분보행검사의 MCID가 54 m이기 때문에 5 m 차이는 임상적으로 의의가 없다. 즉, 두 군간 통계적으로 유의한 차이가 있더라도 임상적으로 유의하지 않기 때문에 주 4회 치료가 주 3회 치료보다 이득이 있다는 것을 정당화할 수 없다.

2) 결과 측정 임상적 의의 연구의 비판적 평가 / Appraising Studies That Assess an Outcome Measure's Clinical Meaningfulness

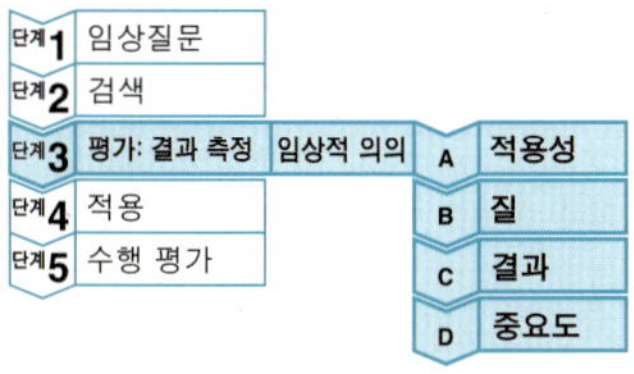

임상적 의의 연구(clinical meaningfulness study)의 평가는 연구의 종류에 따라 다르기 때문에 여기에서는 깊게 다루지 않고 적용성, 질, 결과 해석, 중요도 평가로 나누어 간단히 다룬다. 자세한 내용은 참고문헌을 참조하기 바란다.[17,23,25]

(1) 임상적 의의 연구의 적용성 평가 (A) (Part A: Determining Applicability of a Clinical Meaningfulness Study)

임상적 의의 연구의 적용성 평가도 다른 연구의 적용성 평가와 마찬가지로 연구의 대상자가 환자와 충분히 유사해야 한다. 임상적 의의는 환자의 관점에서 결정한다. 연구의 대상자가 환자와 유사할수록 관점이 비슷하다. 4가지 항목의 점검목록(질문 1–4)으로 적용성을 평가한다(표 10–9).

(2) 임상적 의의 연구의 질 평가 (B) (Part B: Determining the Quality of a Clinical Meaningfulness Study)

MDC 연구는 통계분석 방법을 제외하고 검사–재검사 신뢰도 연구와 연구 설계가 같기 때문에 표 10–6에 제시한 신뢰도 연구의 질 평가 점검목록을 사용하여 평가할 수 있다. MCID 연구의 질평가는 표 10–9에 제시한 점검목록을 사용하여 평가한다. 심층 탐구 10–1에 MCID 연구에 대해 자세히 설명하였다.

(3) 임상적 의의 연구의 결과 해석 (C) (Part C: Interpreting the Results of a Clinical Meaningfulness Study)

개인이 경험한 가장 낮은 점수와 가장 높은 점수의 분포를 파악하여 천장효과와 바닥효과가 있는지 여부를 평가한다. 천장효과와 바닥효과가 없어야 한다. MDC 연구는 95% 신뢰구간을 확인하여 유의성을 평가한다. 예를 들면, 100점 척도의 결과 측정에서 MDC 4, 95% 신뢰구간이 2~7이라면 4점 이상의 변화가 환자의 실제 변화이며 유의하다고 판단한다. 인구집단에서 95%가 2에서 7점 사이에 분포한다고 추정할 수 있다. MDC가 4점보다 작은 경우에는 자연 변동에 의한 변화로 간주한다.

MCID 연구에서도 결과 측정의 변화값을 보고한다. 그러나 MCID 연구에서는 최소 변화값은 환자에게 의미가 있는 최소 변화이다. MCID를 해석할 때 외부기준의 사용 여부를 고려해야 한다. 외부기준을 사용한 MCID는 타당도가 높다. MCID도 95% 신뢰구간을 확인하여 유의성을 평가한다. 예를 들면, VAS (100 mm) 측정에서 MCID −19.9, 95% 신뢰구간이 −21.1~−17.9라면 통증이 19.9 mm 이상 감소해야 환자에게 임상적 의의가 있다고 판단한다.

(4) 임상적 의의 연구의 중요도 평가 (D) (Part D: Summarizing the Clinical Bottom Line of a Clinical Meaningfulness Study)

임상적 의의 연구는 특정 결과가 진료 환경에 유용한지 여부에 대한 정보를 제공한다. 천장 효과와 바닥 효과는 측정방법이 환자의 특성을 충분히 측정할 수 있는 범위를 가지고 있는지 여부를 확인할 수 있다. MDC 연구는 치료에 의해 얼마나 변화해야 자연 변동의 범위를 넘는 환자의 실제 변화인지 확인할 수 있다.

MCID 연구는 심리측정 특성 범주 중 치료가 환자에게 의미있는 변화를 일으키는지 여부를 판단하는데 가장 유용한 연구이다. MCID 값은 환자, 보호자, 치료사 등 모든 이해당사자에게 치료에 의해 얼마나 변화해야 환자에게 임상적으로 유의한지 입증할 수 있다.

표 10-9. 결과 측정의 임상적 의의 연구의 비판적 평가 점검목록

질문	설명
적용성은 모든 종류의 결과 측정 연구에 유사하게 적용한다.	
1. 연구 목적이 임상질문과 관련이 있나?	연구 목적이 임상질문과 관련이 없다면 적용할 수 없다.
2. 포함 기준과 제외 기준이 명확하게 제시되고, 포함 기준이 환자에게 부합되는가?	연구 참가자(환자)와 측정자(치료사)의 포함 기준과 제외 기준이 진료 환경과 유사해야 한다. 유사하지 않다면 연구 결과를 진료 환경에 적용하기 어렵다.
3. 결과 측정은 임상질문과 관련이 있고, 임상적으로 실제적인 방법으로 측정하였나?	측정 방법을 진료 환경에 적용할 수 있는지 고려해야 한다. 측정자의 검사 숙련 정도도 고려해야 한다.
4. 연구의 대상자가 환자와 충분히 유사하고, 진료 환경에서 유사한 결과를 경험할 것이라는 기대를 정당화할 수 있나?	포함 기준과 제외 기준(질문 2)이외에 연구 참가자와 치료사가 진료 환경과 유사해야 한다.
바닥 효과와 천장 효과	
바닥 효과와 **천장 효과**는 환자군의 특성을 측정할 수 있는 범위의 부족을 반영한다.	
1. 결과 측정의 점수가 전체 범위에 분포되어 있나?	결과 측정이 바닥 효과나 천장 효과가 있는지 결정하기 위해 최대 점수와 최소 점수의 분포를 확인한다.
최소 검출가능 변화 (MDC)	
MDC는 결과 측정이 예상되는 측정 오류와 변동을 초과하는 변화의 최소양이다.[17] 검사-재검사 신뢰도 평가 점검목록을 사용하여 평가한다.	
최소 임상적 중요 차이 (MCID)	
MCID는 환자가 이득이 있다고 인식하는 최소한의 변화로 치료에 따른 변화를 정당화할 수 있다.[22]	
1. 연구 대상자 모집에 비뚤림을 최소화했나?	연구는 대상자 모집 방법을 기술해야 한다. 적격 기준을 충족하는 대상자를 모두 참여시키는 연속 모집이 가장 좋은 방법이다. 의미있는 변화를 이해하기 위해서는 참가자가 다양해야 하고 비뚤림이 없어야 한다.
2. 연구 기간 동안 변화를 경험할 것으로 예상되는 참가자를 모집하였나?	신뢰도 연구나 MDC 연구와 달리 MCID 연구에서는 참가자가 결과의 변화를 경험해야 한다. 참가자가 변화를 경험하지 못하면 유용한 결과를 얻을 수 없다.
3. 연구 기간은 참가자가 변화를 경험할 수 있을 정도로 충분하였나?	연구 기간 동안 의미있는 변화를 경험하지 못할 정도로 연구 기간이 충분하지 못하면 유용한 결과를 얻을 수 없다.
4. 연구의 표본 크기는 충분한가?	충분한 표본 크기는 결과에 영향을 주는 무작위 오차의 기회를 감소시킨다. 표본 크기를 결정한 계산 방법을 제시한 연구는 질이 높다.
5. 측정 방법은 신뢰할 수 있고 타당한가?	신뢰도와 타당도가 확립된 측정 방법을 사용해야 한다. 기준검사도 신뢰도와 타당도가 확립된 방법을 사용해야 한다. 연구도 신뢰할 수 있고 타당한 방법으로 수행했음을 증명해야 한다.
6. 측정자는 이전 측정 결과에 눈가림되었나?	측정자가 이전 측정 결과 또는 기준검사의 결과를 알지 못해야 한다. 비뚤림을 최소화하는데 중요하다.
7. 추적관찰은 충분하였나?	MCID 연구에서는 시간 간격을 두고 결과의 변화를 측정한다. 80% 이상이 연구를 마쳐야 한다.

심층 탐구 10-1.

최소 임상적 중요 차이 계산 / Derivation of MCID

MCID는 수신자조작특성곡선(ROC curve)에서 최적 절단값을 찾아 구한다.

다음과 같은 연구를 가상해보자:

목적 : 급성기 무릎관절전치환술 환자에서 10 ㎝ VAS의 MCID 결정

P : 수술 3일 이내의 무릎관절전치환술 환자 100명

I : 수술 후 20분 간 냉찜질 적용

O : VAS를 사용하여 치료 직후와 20분 후에 통증 강도 측정

외부기준 : GROC척도를 사용하여 치료 직후에 통증 변화 측정

GROC 척도의 범위는 −7 (매우 크게 악화)에서 +7 (매우 크게 개선)까지 이다.

- +7 ~ +3 : 개선
- +2 ~ −2 : 변화 없음
- −3 ~ −7 : 악화

결과:

VAS	
치료 전 평균(표준편차)	7.3 (1.9) ㎝
치료 후 평균(표준편차)	5.8 (1.9) ㎝
평균 변화	−1.5 ㎝
변화 범위	−3~+3 ㎝

GROC척도	대상자 수
개선 (+7 ~ +3)	58
변화 없음 (−2 ~ +2)	41
악화 (−7 ~ −3)	1

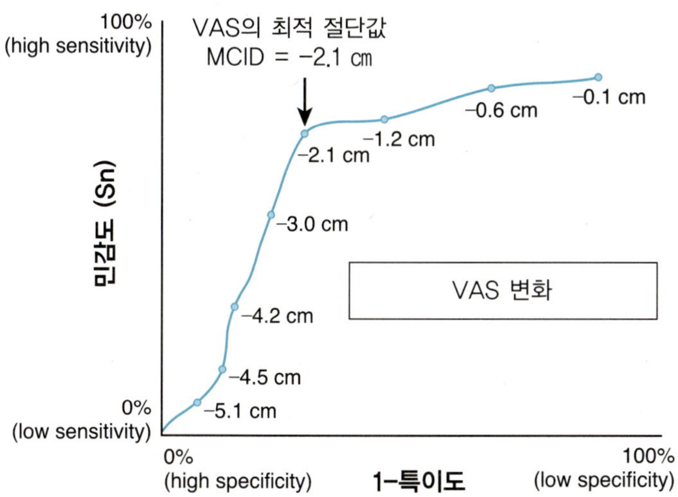

그림 10-5. ROC곡선에서 무릎관절전치환술 환자의 VAS 측정의 MCID를 찾는다. 곡선의 왼쪽 위 지점이 민감도와 특이도가 가장 높은 지점이다. −2.1 ㎝ 지점이 민감도와 특이도가 가장 높다. 따라서 VAS의 MCID는 −2.1 ㎝이다.

표 10-10의 2 × 2 분할표에서 외부기준인 GROC척도에서 개선된 개선되지 않은 대상자의 VAS 점수의 민감도와 특이도를 구한다. 각각 VAS의 민감도와 특이도의 절단값으로 ROC곡선을 그린 후 최적 절단값을 찾아 MCID를 결정한다(그림 10-5). 곡선의 왼쪽 상단 모서리 지점이 점수 변화의 민감도와 특이도가 최적인 지점이다. VAS 변화 −2.1 ㎝의 민감도가 81%(47/58), 특이도가 83%(34/42)로 최적 절단값이다. 무릎관절전치환술 환자에게 냉치료를 적용했을 때 VAS로 측정한 통증이 2.1 ㎝이상 감소해야 임상적으로 유의하다고 판단할 수 있다.

계속

심층 탐구 10-1. *-계속*

표 10-10. 2x2 분할표를 사용한 MCID 분석

GOLD STANDARO			
VAS 변화	개선 (+7~+3)	변화 없음(+2~-2)	악화 (-3~-7)
≥-2 cm (MCID 이상)	47	7	0
<-2 cm (MCID 이하)	11	34	1
계	58	41	1

요약 / SUMMARY

결과 측정은 시간 경과에 따른 변화를 정량화하기 위해 사용하는 도구 또는 방법이다. 치료 과정에서 환자가 경험한 변화를 측정하고 분석하기 위해 사용한다. 근거중심치료를 수행하는 치료사에게 결과 측정 연구의 질을 정확하게 평가하는 능력이 필요하다. 심리측정 특성은 결과 측정의 질을 설명하기 위해 사용한다. 이 장에서는 결과 측정의 심리측정 특성을 평가하기 위해 흔히 사용하는 연구 종류에 대해서 설명하였다. 신뢰도 연구는 내적 일치도, 검사-재검사 신뢰도, 측정자간 신뢰도, 측정자내 신뢰도를 파악하여 결과 측정의 일관성을 평가한다. 타당도 연구는 결과 측정이 실제로 측정하려고 하는 특성을 얼마나 정확하게 측정하는지에 대한 정보를 제공한다. 타당도 연구는 내용 타당도, 기준 타당도, 구성 타당도로 구분한다. 마지막으로 임상적 의의를 해석하고 진료 현장에 적용한다. 임상적 의의 연구는 결과 측정에 천장 효과 또는 바닥 효과가 존재하는지, 환자가 경험한 변화(반응도), 환자에게 나타난 실제 변화(MDC), 환자에게 의미있는 변화(MCID)에 대한 정보를 제공한다.

이 장에 전체에 걸쳐 결과 측정의 신뢰도, 타당도, 임상적 의의 연구의 적용성과 질 평가를 위한 점검 질문을 제시하였다(부록 참고). 연구 결과의 진료 현장 적용 여부를 결정하기 위해서는 연구의 비판적 평가 능력을 길러야 한다.

복 습 문 제

1. 환자에게 적절한 심폐물리치료를 제공하기 위해 환자에게 적용할 표준 측정을 선택하려고 한다. 이 환자에게 적절한 두 가지 결과 측정은 무엇인가?

2. 결과 측정에서 고려해야 하는 3가지 범주의 심리측정 특성은 무엇인가? 보행 속도 측정을 위한 10 m 보행검사의 예에서 설명하시오,

3. 결과 측정 신뢰도 연구의 적용성 평가에서 참가자와 치료사를 고려해야 하는 것이 왜 중요한가?

4. 입원일과 퇴원일에 심장혈관기능을 측정하는 검사-재검사 신뢰도 연구에서 문제가 되는 것은 무엇인가?

5. 결과 측정의 측정자간 신뢰도와 측정자내 신뢰도의 임상적 영향은 무엇인가?

6. 내용 타당도와 구성 타당도의 차이를 설명하시오. 내용 타당도 연구와 구성 타당도 연구의 질을 평가할 때 필요한 3가지 주요 질문은 무엇인가?

계속

복 습 문 제 - 계속

7. 최소 검출가능 변화 (MDC)와 최소 임상적 중요 차이 (MCID)의 차이를 설명하시오.

8. 임상적 중요 차이 (MCID) 연구 문헌을 찾아서 표 10-9의 점검목록으로 질을 평가하시오. 진료 현장에 적용할 수 있을 정도로 질이 충분히 높은지 판단하시오.

9. 결과 측정에서 바닥 효과 또는 천정 효과가 있는지 여부를 어떻게 판단하나?

자가 평가 답(ANSWERS TO SELF-TESTS)

자가 평가 10-1.

보행 성인	보행 아동	의자차 사용 성인
1. 운전하기	1. 학교에서 앉기	1. 의자에 앉기
2. 들기	2. 놀기(달리기)	2. 평지에서 앞으로 가기
3. 잠자기	3. 놀기(미끄럼)	3. 언덕 또는 보도에서 앞으로 가기
4. 걷기	4. 가방메기	4. 이동
5. 가사/정원일	5. 학교 스포츠	5. 잠자기

특성이 다른 세 인구 집단에서 한 측정 방법의 내용 타당도 평가가 어렵다. 만약 보행과 의자차 전진을 동일한 활동으로 간주한다면 두 성인 인구집단(보행과 의자차 사용자)을 결합할 수 있지만, 각 개인에게는 타당도가 떨어진다.

자가 평가 10-2.

초록 1은 수렴 타당도를 평가한 연구이다.
12항목 단축 서식 건강조사 (12-Item Short-Form Health Survey: SF-12)와 36항목 단축 서식 건강조사 (SF-36)를 사용하여 수렴 타당도를 비교하였다.

초록 2는 구성 타당도를 측정한 연구이다.
인간 면역결핍바이러스 관련 피로 척도 (HIV-Related Fatigue Scale: HRFS)와 SF-36를 사용하여 인간 면역결핍바이러스 관련 피로 측정의 수렴도를 평가하였다.

참고문헌 / REFERENCES

1. Fritz JM, Irrgang JJ. A comparison of a modified Oswestry Low Back Pain Disability Questionnaire and the Quebec Back Pain Disability Scale. *Phys Ther.* 2001;81:776–788.
2. Berg KO, Wood-Dauphinee SL, Williams JI, et al. Measuring balance in the elderly: validation of an instrument. *Can J Public Health.* 1992;83(suppl 2):7–11.
3. *International Classification of Functioning, Disability and Health: ICF.* Geneva, Switzerland: World Health Organization; 2001.
4. Vernon H, Mior S. The Neck Disability Index: a study of reliability and validity. *J Manipulative Physiol Ther.* 1991;14:409–415.
5. Karanicolas PJ, Bhandari M, Kreder H, et al. Evaluating agreement: conducting a reliability study. *J Bone Joint Surg Am.* 2009;91(suppl 3): 99–106.
6. Streiner DL, Norman GR. *Health Measurement Scales: A Practical Guide to Their Development and Use.* 4th ed. New York, NY: Oxford University Press; 2008.
7. Berg K, Wood-Dauphinee S, Williams JI. The balance scale: reliability assessment with elderly residents and patients with an acute stroke. *Scand J Rehabil Med.* 1995;27:27–36.
8. Yesavage JA, Brink TL, Rose TL, et al. Development and validation of a geriatric depression screening scale: a preliminary report. *J Psychiatr Res.* 1982;17:37–49.
9. McDowell I. *Measuring Health : A Guide to Rating Scales and Questionnaires.* 3rd ed. New York, NY: Oxford University Press; 2006.
10. Walters SJ. *Quality of Life Outcomes in Clinical Trials and Health-Care Evaluation: A Practical Guide to Analysis and Interpretation.* Hoboken, NJ: John Wiley & Sons; 2009.
11. Portney LG, Watkins MP. *Foundations of Clinical Research: Applications to Practice.* 3rd ed. Upper Saddle River, NJ: Pearson/Prentice Hall; 2009.
12. Whitney S, Wrisley D, Furman J. Concurrent validity of the Berg Balance Scale and the Dynamic Gait Index in people with vestibular dysfunction. *Physiother Res Int.* 2003;8:178–186.
13. George SZ, Valencia C, Zeppieri G Jr., et al. Development of a self-report measure of fearful activities for patients with low back pain: the fear of daily activities questionnaire. *Phys Ther.* 2009;89:969–979.
14. Fairbank JC, Pynsent PB. The Oswestry Disability Index. *Spine.* 2000;25:2940–2952; discussion.

15. Jensen TT, Asmussen K, Berg-Hansen EM, et al. First-time operation for lumbar disc herniation with or without free fat transplantation. Prospective triple-blind randomized study with reference to clinical factors and enhanced computed tomographic scan 1 year after operation. *Spine*. 1996;21:1072–1076.
16. Deyo RA, Battie M, Beurskens AJ, et al. Outcome measures for low back pain research. A proposal for standardized use. *Spine*. 1998;23:2003–2013.
17. Haley SM, Fragala-Pinkham MA. Interpreting change scores of tests and measures used in physical therapy. *Phys Ther.* 2006;86:735–743.
18. Steffen TM, Hacker TA, Mollinger L. Age- and gender-related test performance in community-dwelling elderly people: Six-Minute Walk Test, Berg Balance Scale, Timed Up & Go Test, and gait speeds. *Phys Ther*. 2002;82:128–137.
19. Ries JD, Echternach JL, Nof L, et al. Test-retest reliability and minimal detectable change scores for the timed "Up & Go" Test, the Six-Minute Walk Test, and gait speed in people with Alzheimer disease. *Phys Ther*. 2009;89:569–579.
20. Steffen T, Seney M. Test-retest reliability and minimal detectable change on balance and ambulation tests, the 36-item short-form health survey, and the unified Parkinson disease rating scale in people with parkinsonism. *Phys Ther.* 2008;88:733–746.
21. Brooks D, Solway S, Weinacht K, et al. Comparison between an indoor and an outdoor 6-minute walk test among individuals with chronic obstructive pulmonary disease. *Arch Phys Med Rehabil.* 2003;84:873–876.
22. Jaeschke R, Singer J, Guyatt GH. Measurement of health status. Ascertaining the minimal clinically important difference. *Control Clin Trials*. 1989;10:407.
23. Crosby R, Kolotkin R, Williams G. Defining clinically meaningful change in health-related quality of life. *J Clin Epidemiol*. 2003;56:395–407.
24. Redelmeier D, Guyatt G, Goldstein R. Assessing the minimal important difference in symptoms: a comparison of two techniques. *J Clin Epidemiol*. 1996;49:1215–1219.
25. Beaton DE, Bombardier C, Katz JN, et al. Looking for important change/differences in studies of responsiveness. *J Rheumatol.* 2001;28:400–405.
26. Folstein MF, Folstein SE, McHugh PR. "Mini-mental state." A practical method for grading the cognitive state of patients for the clinician. *J Psychiatr Res*.1975;12:189–198.
27. Powell LE, Myers AM. The Activities-Specific Balance Confidence (ABC) Scale. *J Gerontol A Biol Sci Med Sci*. 1995;50A:M28–34.
28. Tilson JK, Sullivan KJ, Cen SY, et al. Meaningful gait speed improvement during the first 60 days poststroke: minimal clinically important difference. *Phys Ther*. 2010;90:196–208.
29. Feldman AB, Haley SM, Coryell J. Concurrent and construct validity of the Pediatric Evaluation of Disability Inventory. *Phys Ther.* 1990;70:602–610.

11 최선의 근거중심치료를 위한 의사소통
Communicating Evidence for Best Practice

자가 점검 / PRE-TEST

1. 건강정보 활용능력은 무엇인가?
2. 물리치료에 대한 의사결정은 누가 하는가?
3. 질적 연구와 양적인 연구를 어떻게 지식 전환할 것인가?

학습목표 / CHAPTER-AT-A-GLANCE

이 장을 학습한 후 다음 사항을 할 수 있어야 한다:

- 비판적으로 평가한 근거를 임상 전문지식과 환자의 가치 및 상황과 통합한다.
- 환자의 건강정보 활용능력을 증진시킨다.
- 물리치료 의사결정 과정에서의 의사소통을 증진한다.
- 근거를 검색하고, 분류, 저장, 활용하는 문헌관리 기술을 증진한다.
- 비판적 평가 문헌(CAT)을 활용한다.

1. 개요 / Introduction

근거중심치료에서는 비판적으로 평가한 근거를 찾아서 의사결정권자와 공유하고 진료 환경에 적용할 수 있어야 한다(그림 11-1). 물리치료 환경에서 최선의 근거를 적용하는 과정을 예를 들면서 설명한다. 최선의 진료(best practice)를 위해 근거를 통합하는 과정의 요소 중 하나는 상호 의사소통(communication)이다. 물리치료의 의사결정권자(decision maker)는 물리치료사와 환자, 환자 가족, 다른 분야의 전문가, 관리자, 보험회사, 정책입안자 등이다. 의사결정에 참여하는 사람들은 서로 질문, 근거 사용 목적, 근거에 대한 이해능력이 다를 수 있기 때문에 적절한 의사소통이 필요하다.

2. 연구 근거, 임상 전문지식, 환자의 가치 및 상황의 통합 / Integration of Research, Clinical Expertise, and the Patients's Values and Circumstances

1) 건강정보 활용능력 / Health Literacy

"건강정보 활용능력(health literacy)"은 적절한 의사결정에 필요한 건강관리와 예방에 관련된 기본적인 정보를 이해하고 효과적으로 활용하는 능력이라고 정의할 수 있다. 건강에 관한 교육의 목적은 건강정보 활용능력을 높이는 것이다. 건강 교육이 효과적이기 위해서는 사회적, 교육적, 경제적 측면에서 현실성이 있어야 한다.[1]

단계 1	정보의 필요성을 확인하고 검색 가능한 **임상질문**을 만든다.
단계 2	임상질문의 답을 얻기 위해 최선의 근거를 **검색**한다.
단계 3	근거의 적용성과 질을 비판적으로 **평가**한다: **결과측정**
단계 4	**비판적으로 평가한 근거를 임상 전문지식, 환자의 가치 및 상황과 통합하여 적용한다.**
단계 5	1-4단계 수행의 유효성과 효율성을 **평가**하고 앞으로의 질 향상 방법을 모색한다.

그림 11-1. 근거중심치료(EBP)의 단계 4는 연구 근거, 임상 전문지식, 환자의 가치와 목표 및 기대와 통합하여 임상 환경에 적용하는 것이다.

물리치료사의 치료 목표 중 하나는 환자의 건강 정보 활용능력을 향상시키는 것이다. 환자 및 환자 가족과 효과적인 의사소통을 위해서 환자와 환자 가족이 치료사가 하는 말이나 제시한 자료를 이해하고 있는지, 제시한 권고의 가치에 대해 이해하고 있는지 파악해야 한다. 치료 중에 환자의 말을 주의 깊게 듣고 환자와의 의사소통이 성공적이었는지 확인하는 것이 필요하다. 환자에게 가정운동프로그램에 대해 말로 설명해 줄 수도 있고, 운동프로그램을 문서로 작성하여 제공할 수도 있고, 제시한 권고 사항이 얼마나 중요한지에 대해 구두로 강조할 수도 있다. 효과적인 의사소통을 위해 환자에게 문서로 작성한 운동프로그램이 좋은지 또는 그림이나 사진으로 작성한 프로그램이 좋은지 선택하도록 하고, 환자에게 권고 사항의 중요성을 말로 표현하도록 하여 이해 정도를 확인한다. 환자의 읽기 능력 수준을 고려하여 문서 지시사항을 제공해야 한다. 글을 읽을 수 없거나 제약이 있는 환자에게 문서로 작성한 지시사항을 제공했을 때 환자가 당황할 수 있으므로 세심한 주의가 필요하다. 따라서 효과적인 물리치료 관리를 위해 환자의 읽기와 이해 수준을 파악하는 것도 매우 중요하다.

하바드대학교 공중보건대학의 건강정보 활용능력 연구그룹의 누리집(www.hsph.harvard.edu/healthliteracy)에 개인과 사회 수준에 따라 건강 정보 활용능력을 향상시킬 수 있는 정보를 제공하고 있다. 환자와 환자의 목표와 관련하여 단순하고 보다 직접적인 용어 사용에 대한 권고 사항을 제공한다. 의사소통에서 간결성은 아주 중요한 요소이다. 환자와 의사소통에서 충분히 자세하고 명료하게 설명하되 간결해야 하고 환자를 압도하는 어렵고 장황한 설명은 삼가해야 한다. 치료계획에 대해서는 간결하고 구체적인 행동으로 반복하여 환자에게 분명하게 이해시키고 그 이해한 내용에 대해서는 다시 한 번 점검하도록 한다.

2) 의사결정권자와 의사소통 / Communication With Decision Makers for Physical Therapy

(1) 환자와 환자 가족 (Patients and Families)

의사결정 과정에 환자와 환자 가족이 참여해야 한다. 환자와 환자 가족은 최선의 진료를 위해 최신의 연구와 권고 정보를 제공받기를 원한다. 환자와 환자 가족은 다양한 정보원으로부터 물리치료에 대한 지식과 정보를 수집하기도 한다. 치료사는 환자가 수집한 근거의 출처가 되는 인터넷 누리집의 질, 미디어 또는 친구로 부터 치료가 성공적이었다고 소개받은 치료에 대해 출간된 연구의 질이나 근거의 질에 대해 토론을 할 필요가 있다.

의사소통 또한 다른 기술과 마찬가지로 많은 숙련이 필요하다. 물리치료에 익숙하지 않은 사람과 물리치료 정보에 대해 반복하여 의사소통을 연습하면 전달하고자 하는 의미를 구체화하는데 도움을 얻을 수 있고 환자 관리에 대한 답을 얻을 수 있을 것이다. 환자와 의사소통을 할 때 치료사는 환자의 질문에 대한 근거에 대해 간단하고 명료하게 설명해야 한다. 또한 근거의 출처가 출판된 임상 연구에 의한 것인지 또는 임상 경험에 의한 것인지 구분해야 한다. 환자에게 적용할 수 있는 근거를 찾아 개별 환자의 목표와 상황에 따라 해석해야 한다. 예를 들면, 목통증을 줄이기 위해 물리치료를 받고 싶어 하는 환자가 있다고 하자. 이 경우에 목통증의 근본적인 문제를 해결하는데 근력 증진과 운동범위 운동으로 좋은 자세정렬을 유지하는 것이 근거가 있지만 환자가 통증 완화에만 관심이 있다면 환자에게 통증을 완화시키기 위해 근력 증진과 운동범위 운동을 왜 해야 하는지에 대해 충분히 설명해야한다.

환자의 치료 목표에 초점을 맞추기 위해 환자의 말에 귀 기울이고 끊임없이 의사소통하여 관련 정보를 공유해야 한다. 환자에게 치료 목표가 무엇인지 분명하게 말 하라고 요청할 수도 있다. 환자가 직장 복귀를 할 수 있는지 질문할 경우 직장에서 업무에 필요한 동작을 확인하고 환자와 함께 치료 목표의 우선순위를 결정할 수 있다. 환자에게 권고 내용에 대해 요약 질문을 해서 환자의 치료 순응 정도와 이해 여부를 점검하도록 한다.

치료사가 최선의 근거를 찾고 비판적으로 평가하기 위해서는 많은 시간이 필요하다. 환자는 자신의 치료사가 치료 목표에 도달하는 방법을 알고 있고 권고하는 치료에 대한 근거를 확보하고 있기를 기대한다. 다음에 소개되는 표현으로 환자에게 말하도록 한다.

- "근거와 저의 임상 경험을 바탕으로 제시하는 바로는 ......"
- "최선의 치료에 대한 연구가 그다지 많지 않습니다만, 제 임상 경험과 환자분의 치료 목표를 같이 고려해본 결과 ......이 최선의 방법일 것 같습니다."
- "그렇습니다. 환자분의 치료목표에 부합하는 상당히 중요한 물리치료 연구가 있습니다. 환자분이 그 연구에 대해 더 자세히 살펴보기를 원하기 때문에, 도움을 얻을 수 있는 인터넷 누리집 주소를 몇 개 알려드리겠습니다. 이 사안에 대해서는 다음으로 미루고, 오늘 제가 제안하는 것은 바로 ......입니다."
- "......에 관한 출간된 연구 근거를 찾을 수 없었지만, 제 동료들과 상의를 해 보았고 제 임상 경험을 참고로, 저는 ......을 제안합니다."

(2) 진료 고객 (Consumers of Your Practice)

근거중심치료의 전문가로 평판을 얻게 되면 의사, 동료 치료사 그리고 지역사회 구성원으로부터 환자 의뢰를 많이 받게 된다. 일상적으로 다루는 주제에 대해 근거를 요약 정리하여 소식지나 인터넷 누리집을 통해 공유하면 진료를 더 향상시킬 수 있다. 의사결정에 참여하는 사람들과 의사소통 하는 것은 진료에 필요한 기술이다.

(3) 관리자, 재정 관리자, 정책입안자 (Managers, Funders, and Policy Makers)

관리자, 재정 관리자, 정책입안자도 물리치료 의사결정에 참여한다. 관리자는 질 높은 물리치료를 제공하는 프로그램의 개발과 유지를 원한다. 이들 의사결정권자는 치료사가 환자 진료에 연구 근거와 임상 전문지식을 사용하기를 원한다. 연구에서 얻은 근거를 실제 진료 환경에 적용하는 다양한 방법을 설명할 때 지식 전환(knowledge translation: KT)이라는 용어를 사용한다. 근거가 뒷받침되었을 때 지식중개가 효과적이다.[2] 지식중개자(knowledge broker: KB)는 근거를 뒷받침할 수 있는 변화의 작은 주역이며 진료 환경에서 치료 목표를 확인시켜 준다. 예를 들면, 대운동기능분류체계(Gross Motor Function Classification System: GMFCS)[3]에 대한 연구가 카나다의 지식중개연구팀에 의해 활발하게 보급되고 있다. 이 분류 체계는 뇌성마비 어린이의 특정 분류에 속하는 집단에 개입을 지원할 수 있는 기초가 되었다. 이 문헌의 근거는 물리치료를 변화시킨 우수한 사례이다.

의사 결정권자는 관리와 프로그램 유지에 가장 효과적인 비용에 대해서도 관심을 가지고 있다. 근거중심치료의 전문가로서 능력이 향상되면 근거로부터 획득한 대화능력이 증가하게 되어 물리치료 관련 의사결정권자와 의사소통 능력도 향상된다.[4,5]

3. 연구 근거의 요약과 문헌관리 기술 / Summarizing and Storing Research Evidence for Communication

정보통신기술의 발달은 근거중심치료의 효율적인 수행에 도움을 주고 있다. 여러 기관이나 전문 학술지에서 여러 가지 방법으로 근거를 요약하여 보급하고 있다. 개인 컴퓨터에서 접속하여 임상 질문에 따라 요약된 근거를 수집하고 저장했다가 필요할 때 진료 환경에 활용할 수 있다. 영국의 옥스포드 근거중심의학센터(Centre for Evidence-Based Medicine: CEBM)에서 요약한 근거를 제공한다. 누리집 주소는 www.cebm.net이다. 전문학술지(예: *Pediatric Physical Therapy* 등)나 저널클럽을 통해서도 요약한 근거를 제공한다. 효율적인 의사소통을 위해 근거를 효율적으로 검색하고 분류, 저장, 활용하는 문헌관리 기술이 필요하다.

1) 비판적 평가 문헌 / The Critically Appraised Topic

비판적 평가 문헌 (CAT)은 출판된 연구를 근거중심치료에서 사용하는 방법으로 비판적으로 평가하여 요약한 구조적 초록 형태의 문헌이다. CAT는 다음 항목을 포함한다.

- 임상질문 작성
- 연구 설계 방법과 자료 추출
- 연구의 질과 적용성 평가

일반적으로 임상의사결정과 관련된 근거를 1 쪽으로 요약하여 제공한다. CAT는 진료 환경에 효율적으로 활용할 수 있다. 모든 임상 질문에 대해 CAT가 제공되지 않는다. 근거중심치료의 전문가로서 스스로 CAT를 작성하여 저장하고 있다가 필요할 때 사용하는 것이 바람직하다. CAT 작성 형식은 다양하다. 여기에서 한 가지 양식으로 CAT 작성 방법을 설명하고 작성된 CAT의 예를 든다.

그림 11-2는 CAT 작성 양식의 한 예이다. 먼저 임상질문을 만들고 관련 연구를 찾아 질을 평가하여 결과를 요약한다. 대부분의 CAT 양식에서는 연구 설계와 평가(강점과 위협)를 요약한다. 연구의 질을 평가한 후 다음 과정으로 중요도를 결정한다. 임상적 가치를 결정하기 전에 연구의 결과 측정이 환자와 관련이 있는지, 결과 측정을 받아들일 수 있을 정도로 엄격하게 연구가 수행되었는지 평가한다. CAT 양식에 따라 모든 항목을 완성한다. 그림 11-3은 양식에 따라 작성한 개입 연구에 대한 CAT의 한 예이다.

Critically Appraised Topic (CAT)

Clinical Question: — 연구의 임상질문을 확인하고 기록한다.

Clinical Bottom Line:
이 연구가 환자에게 임상적으로 어떤 가치가 있는지 확인하고 기록한다.

Summary of Key Evidence: — 큰 밑그림을 그리 듯 주요 근거를 간단하게 요약한다.
쉽게 이해할 수 있도록 양식에 따라 주요 근거를 요약한다.

- 연구 설계와 연구 기호를 명시한다.
- 연구 대상자를 간략하게 설명한다.
- 방법 (임상문제/임상질문 포함) 부분을 간략하게 요약한다.
- 결과 측정(종속변수)을 간략하게 요약한다.
- 결과를 간략하게 요약한다.

Appraisal — 범주로 나누어 비판적 평가를 하고 SWOT를 분석하여 위협과 강점을 설명한다 (그림 11-3 참조).

적용성을 평가하고 요약한다.
- 위협을 설명한다:
- 강점을 설명한다:

내적 타당도를 평가하고 요약한다.
- 위협을 설명한다:
- 강점을 설명한다:

통계적 타당도를 평가하고 요약한다.
- 위협을 설명한다:
- 강점을 설명한다:

적용가능성을 평가하고 요약한다.

Citation:
CAT에 인용한 참고문헌을 제시한다.

그림 11-2. 개입 연구에 대한 CAT 양식.

(1) CAT 양식과 예 (CAT Form and Examples)

① CAT 웹 자원

표 11-1에 CAT 작성 프로그램을 제공 또는 작성을 지원하거나, 다른 전문가가 작성한 CAT, 근거중심치료에 대한 자료를 제공하는 누리집을 소개하였다. 특정 주제의 CAT를 제공하는 다른 누리집도 있다.

Criticall Ayppraised Topic(CAT)

Clinical Question: What is the most effective physical therapy treatment for reduction of pain and increased function for a young female with plantar fasciitis?

Clinical Bottom Lines:
A plantar fascia (PF) stretching program combined with anti-inflammatory medication and insoles is an alternative treatment option to Achilles tendon (AT) stretching for patients with chronic plantar fasciitis to improve function and reduce pain. Pain subscale scores following PF on the Foot Function Index indicated less pain than scores following AT. Patient satisfaction and activity were increased for the PF group.

Summary of Key Evidence:
A prospective randomized study ROXO
OXO

- Subjects - 82 of 101 patients were randomized into the two treatment groups; mean age 46 ± 7.5 years; 58 females and 24 males.
- Procedure - Both groups received prefabricated soft insoles and a three-week course of anti-inflammatory medication; subjects viewed video on plantar fasciitis and received instructions for a home program of either PF or AT. Measurements at baseline and after 8 weeks of treatment.
- Outcome measures - The Foot Function Index scale for scaling pain and a questionnaire related to activity level and function.
- Results - The pain subscale scores of the Foot Function Index showed significantly better results for the patients in the PF group with respect to item 1 (worst pain; $p = 0.02$) and item 2 (first steps in the morning; $p = 0.006$). There were significant differences with respect to pain, activity limitations, and patient satisfaction, with greater improvement seen in the PF group.

Appraisal
Applicability

- Threats: 1) More women than men, hard to generalize to men. 2) Inclusion/exclusion criteria narrow down applicability. 3) Narrow age range, 46 ± 7.5 years.
- Strengths: 1) Noncontrolled environment for medication, activity level, and resistant to prior treatments – closer to reality. 2) Applicable at home and every clinic. 3) Narrow age and gender helps with making clinical decisions.

Quality

- Threats: 1) Groups not similar in duration of symptoms at baseline. 2) Medication not controlled. 3) Applicability of the stretching programs not controlled. 4) Other activities of the patients not controlled. 5) Uneven drop-out for both groups. 6) Usage of logs not mentioned for activities control.
- Strengths: 1) Randomization. 2) Drop-outs reported. 3) Inclusion/exclusion criteria to narrow down clinical differences. 4) Groups statistically similar at baseline in all characteristics other than duration of symptoms. 5) Different analyzing researchers for baseline and outcomes. 6) Follow-up visits. 7) Instructions for log keeping.

Statistical Quality

- Threats: 1) No SD for description of characteristics at baseline. 2) No analysis results for the 3 normal assumptions. 3) A violation of using an ordinal variable of duration of symptoms as a continuous. 4) Dichotomizing the response data. 5) Analyzing for specific items in the questionnaire with no validation for it.
- Strengths: 1) Statistical analysis of characteristics at baseline. 2) A multiple regression to adjust differences between groups. 3) Using the Fisher exact test for nonparametric. 4) Logistic regression was used to evaluate and control for covariates.

From: DiGiovanni BF, Nawoczenski DA, Lintal ME et al.: Tissue-specific plantar fascia-stretching exercise enhances outcomes in patients with chronic heel pain. A prospective, randomized study. J Bone Joint Surg Am. 2003; 85-A(7):1270-1277.

그림 11-3. 개입 연구에 대한 CAT 예.

표 11-1. CAT 웹 사이트

웹사이트	기관	내용
EBM Resource Center Web Page www.ebmny.org/	미국의사협회 뉴욕지부의 근거중심의학 위원회와 제휴하여 뉴욕의학아카데미에서 운영한다. 미국국립보건원(NIH)으로 재정후원을 받고 있다.	근거중심의학 교육과 학습에 관한 참고문헌, 서지자료, 교육자료, 용어해설 등을 제공한다. 근거중심의학과 관련된 여러 기관과 데이터베이스를 연결하고 있다.
CEBM CATmaker www.cebm.net/index.aspx?0=1216	근거중심치료의 증진을 목적으로 영국 옥스퍼드대학에서 설립한 근거중심의학센터(CEBM)이다. 영국의 여러 근거중심의학센터 중 최초로 설립되었다. 의사, 임상전문가, 교육자, 기타 관심이 있는 사람에게 근거중심의학의 교육 자료를 지원한다.	CAT Bank에서 일부 질병의 유병율, 원인, 증상, 진단, 치료, 예후에 관한 근거 자료를 제공한다. CAT 작성 프로그램인 CATmaker를 내려 받을 수 있다. 근거중심의학과 관련된 여러 기관과 데이터베이스를 연결하고 있다.

2) 다른 형식의 근거 요약 제공 기관 / Other Examples of Summaries of Evidence

CAT 이외에 요약 근거를 제공하는 기관과 근거 요약 방법 중 일부를 소개한다.

(1) 캐나다 아동장애연구센터 (The CanChild Centre for Disabilities Research)

캐나다 아동장애연구센터(CanChild Centre for Childhood Disability Research)는 맥매스터대학교(McMaster University)의 다학제 연구교육센터이다. 장애 어린이, 가족, 여러 분야의 전문가를 위해 다양한 정보를 제공하고 있다. 누리집(http://canchild.ca/en/index.asp)의 자원(resources)에서 Keeping Current를 클릭하면 연구 요약 목록이 나타난다. 주제에 대해 설명하고 표에 여러 연구의 요약 정보를 제공하고 있어 쉽게 근거를 파악할 수 있다.

(2) 최선근거 (The BestBETs Web Site)

최선근거(Best Evidence Topics: BestBETs, www,best-bets,org/)는 진료 현장에서 발생하는 다양한 임상 질문에 대한 최선의 근거를 제공하는 데이터베이스이다. 맨체스터로얄병원(Manchester Royal Infirmary)의 응급의학과에 운영한다. 주로 응급의학에 관련된 주제를 다루지만 다양한 일차 진료, 간호, 물리치료에 관련된 주제를 제공하기도 한다. BET는 형식과 내용이 CAT와 다르다. BET는 주제와 관련된 여러 연구를 체계적으로 수집하고 근거를 요약하여 제시한다.

표에 여러 연구 정보를 요약하여 제공하기 때문에 쉽게 정보에 접근하고 결과를 파악할 수 있다. 심층 탐구 11-1에 BET의 예를 제시한다.

심층 탐구 11-1. BET의 근거 요약 예

다음은 BestBETs의 데이터베이스에서 검색하여 구한 근거 요약이다.

"Physiotherapy in acute lateral ligament sprains of the ankle"

- Report By: Jonathan Shaw–*SpR in Emergency Medicine*
- Search checked by Simon Clarke–*Consultant in Emergency Medicine and Health Protection*

Protection

- Institution: Wythenshawe Hospital, Manchester
- Date Submitted: 15th January 2001
- Last Modified: 18th February 2005
- Status: Yellow dot (Internal BestBET edit)

Three Part Question

In [patients with an ankle sprain] is [physiotherapy a useful adjunct to simple RICE instructions] at [speeding time to recovery]?

Clinical scenario

A 20-year-old man attends the emergency department, having sustained an inversion injury slipping off a curb. Clinical examination by an emergency nurse practitioner in the minor injuries unit reveals tenderness to the lateral malleolus, and you suspect an anterior talofibular ligament sprain. You prescribe a double-tubigrip bandage and advise him to follow rest, ice, compression, and elevation (RICE) instructions. You wonder whether it is worthwhile referring him to the physiotherapist in addition to this, to speed up his return to normal activity.

Search strategy

Medline 1966-week 3/09/04 using the OVID interface.

[exp ankle injuries OR (ankle.mp AND {exp soft tissue injuries OR exp "sprains and strains"})] AND [exp Physical Therapy Techniques OR physiotherapy.mp OR manipulation.mp] AND [controlled clinical trial.pt OR randomized controlled trial.pt OR review, academic.pt] LIMIT to human AND English.

Search outcome

Altogether 38 papers were found, of which 32 were irrelevant to the study question. An additional paper was found via reference checking. The remaining 6 papers and one systematic review are shown in the table here.

계속

심층 탐구 11-1. BET의 근거 요약 예-*계속*

Relevant paper(s)

Author, Date, and Country	Patient Group	Study Type (level of evidence)	Outcomes	Key Results	Study Weaknesses
Pasila et al 1978 Finland	300 patients randomized to either Diapulse, Curapulse, or placebo therapy sessions	RCT	Strength measurements, range of movement; swelling	No significant differences found	Power settings of diathermy lower than previous studies
Wester et al 1996 Denmark	48 patients randomized to RICE alone or RICE + wobble board training	RCT	Swelling, reliance on support, activity Subjective opinion	No significant differences found Fewer recurrent sprains on treatment group ($p < 0.05$)	22% dropout rate No data on use of NSAIDs affecting outcome
Karlsson et al 1996 Sweden	86 patients <24 hours injury randomized to either compression pads and mobilization training or compression bandage and crutches	RCT	Validated orthopedic scoring scale for instability, pain, swelling, stiffness, activities	No significant differences found	Only difference between groups was more aggressive treatment in the first week
Holme et al 1999 Denmark	92 patients 5 days post-injury randomized to either RICE and exercise sheet or additional supervised 1 hour twice weekly physiotherapy sessions	Randomised controlled trial (RCT)	Position sense Isometric testing Postural control Patient interview	No significant differences found Reduced incidence of re-injury (7% vs. 29%, n = 65) in following 12 months	Questionable whether groups were comparable Significantly more positive anterior drawer signs in the experiment group
Green et al 2001 Australia	41 patients within 72 hours of injury randomized to RICE or RICE + passive manipulation every 2/7 for 2/52	RCT	Angle of dorsiflexion that produced pain; gait characteristics Return to work	No significant differences found 1.5 days quicker to return to normal walking. 0.7 days quicker to return to running. 1.2 days quicker to return to sport	Multiple assessors for goniometry Small sample size sports tape also applied Clinical relevance of results?
Van Der Windt 2001 Netherlands	Total of 572 patients (5 trials) — placebo or "sham ultrasound"	Systematic Review	General improvement Pain, swelling, functional disability, range of motion	No significant differences found for any outcome measure at 7 to 14 days of follow-up. Pooled relative risk for general improvement was 1.04 (CI 0.92 to 1.17)	Four of the trials were "of modest methodological quality"

계속

심층 탐구 11-1. BET의 근거 요약 예-*계속*

Author, Date, and Country	Patient Group	Study Type (level of evidence)	Outcomes	Key Results	Study Weaknesses
Wilson DH, 1972, UK	40 patients all within 36 hours of acute injury, randomized to either Diapulse or placebo with exercise advice	RCT	Swelling, pain, and disability	Significant improvements in pain and disability noted, but not swelling	Small numbers (20 to each arm) Randomization not clear Outcome measures not taken beyond 3 days post-injury

Comment(s)

A number of different techniques are described, all of which purport to be of benefit in therapy for acute ankle sprains. These include passive manipulation, ultrasound, short-wave diathermy, and wobble-board training, among other exercise regimes. There does appear to be a paucity of evidence concerning the effectiveness of any of these methods at the present time. In addition, there is no clear demarcation concerning their effectivenes according to the three grades of injury that help to classify muscle and ligament damage equivalent to any loss of function, strength, fiber damage, and instability of the affected joint.

Clinical bottom line

Based on the current best evidence, home mobilisation facilitated by simple written instructions is suitable for the management of ankle sprains, and active physiotherapy offers no additional benefit.

참고문헌(References)

1. Pasila M, Visuri T, Sundholm A. Pulsating shortwave diathermy: value in treatment of recent ankle and foot sprains. *Arch Phys Med Rehabil.* 1978;59(8):383-386.
2. Wester JU, Jespersen SM, Nielsen KD, et al. Wobble board training after partial sprains of the lateral ligaments of the ankle: a prospective randomised study. *J Orthop Sports Phys Ther.* 1996;23(5):332-336.
3. Karlsson J, Eriksson BI, Sward L. Early functional treatment for acute ligament injuries of the ankle joint. *Scand J Med Sci Sports.* 1996;6(6):341-345.
4. Holme E, Magnusson SP, Becher K, et al. The effect of supervised rehabilitation on strength, postural sway, position sense and re-injury risk after acute ankle ligament sprain. *Scand J Med Sci Sports.* 1996;9(2):104-109.
5. Green T, Refshauge K, Crosbie J, et al. A randomised control trial of a passive accessor joint mobilisation on acute ankle inversion sprains. *Phys Ther.* 2001;81(4):984-993.
6. Van Der Windt DA, Van Der Heijden GJ, Van Den Berg SG, et al. Ultrasound therapy for acute ankle sprains [Cochrane Review]. *Cochrane Libr 4*. Oxford: Update Software.
7. Wilson DH. Treatment of soft-tissue injuries by pulsed electrical energy. *BMJ.* 1972;2(808):269-270.

요약 / SUMMARY

최선의 과학적 연구 근거를 임상 전문지식과 환자의 가치 및 상황과 통합하여 환자의 진료에 대한 임상의사결정을 하는 것이 근거중심치료의 목표이다. 환자, 환자 가족, 동료, 다른 분야의 이해당사자들과 근거에 대해 적절한 의사소통 하는 것은 근거중심치료에서 아주 중요한 요소이다. 환자의 건강 정보 이해 활용 능력의 수준을 이해하는 것도 최상의 진료를 위해서 필요하다. 환자의 의사소통능력과 이해력과 결부되어 있는 건강정보 활용능력을 증진시키기 위해서 환자교육이 필요하고, 치료 중에 귀를 기우려 환자의 말을 듣는 것도 필요하다. CAT와 같은 비판적 평가 근거를 효율적으로 검색하고 분류, 저장, 활용하는 문헌관리 기술은 진료의 유효성과 효율성을 향상시킬 것이다.

복 습 문 제

1. 보건교육을 증진시킬 수 있는 3가지 방법을 설명한다.

2. 진료 환경에서 CAT을 유용하게 사용하는 방법을 설명한다.

참고문헌 / REFERENCES

1. Nutbeam D. Health literacy as a public health goal: a challenge for contemporary health education and communication strategies into the 21st century. *Health Promotion International.* 2000;15:259-267.
2. Knowledge brokers: a model to support evidence-based changes in practice. Teleconference summary: McMaster University, Centre for Childhood Disability Research, 2010. http://canchild.ca/en/resources/Participant_InBrief_Apr20_10.pdf. Accessed September 7, 2010.
3. Palisano R, Rosenbaum P, Walter S, Russell D, Wood E, Galuppi B. Gross Motor Function Classification System for cerebral palsy. *Dev Med Child Neurol.* 1997;39:214-223.
4. Fuhrmans V. Withdrawal treatment: a novel plan helps hospital wean itself off pricey tests—it cajoles big insurer to pay a little more for cheaper therapies. *Wall Street Journal.* January 12, 2007:A1.
5. Korthals-de Bos IB, Hoving JL, van Tulder MW, et al. Cost effectiveness of physiotherapy, manual therapy, and general practitioner care for neck pain: economic evaluation alongside a randomised controlled trial. *BMJ.* 2003;326:911.

12 현실에서의 근거중심치료와 문헌정보기술

Technology and Evidence Based Practice in the Real World

자가 점검 / PRE-TEST

1. 근거중심치료의 효율성을 증진시킬 수 있는 정보기술 자원에는 무엇이 있는가?
2. 근거 검색에 어떤 종류의 강요형 정보검색기술을 사용하고 있습니까?
3. 유인형과 강요형 정보검색기술을 적절하게 사용하고 있습니까?
4. 검색한 문헌을 어떻게 관리하고 있습니까?

학습목표 / CHAPTER-AT-A-GLANCE

이 장을 학습한 후 다음 사항을 할 수 있어야 한다:

- 근거중심치료 수행의 효율성 평가와 질 향상 방법을 설명한다.
- 어떤 문헌정보기술이 근거중심치료를 지원할 수 있는지 설명한다.
- 유인형과 강요형 정보검색기술의 차이와 가치를 설명한다.
- 문헌정보기술의 활용 증력을 발전시킬 수 있는 방법을 설명한다.
- 근거중심치료를 지원하는 서지관리 프로그램에 대해 설명한다.

감사의 말 / Special Acknowledgment

이 장에서 최신의 내용과 정확성을 위해 기여해주신 남캘리포니아대학교 Norris의학도서관 사서인 Pamela Corley, MLS에게 특별히 감사의 마음을 전합니다. 그녀는 근거중심치료의 훌륭한 후원자입니다.

1. 개요 / Introduction

근거중심치료를 실천하는 치료사에게는 깊고 넓은 전문성이 요구된다. 전문성에는 문헌을 검색하고 관리하는 문헌정보기술의 활용 능력도 포함된다(그림 12-1).

1) 문헌정보기술과 근거중심치료 / The History of Technology and Evidence Based Practice

이 장의 주요 목적은 진료 환경에서 효율적인 근거중심치료(evidence based practice: EBP)를 실천하기 위해 문헌정보기술의 역할이 아주 중요하다는 점을 부각시키는 것이다. 치료사들은 모두가 한 목소리로 "시간부족(lack of time)"이 근거중심치료를 현실에 적용할 수 없는 가장 큰 장벽이라고 꼽았지만,[1,2] 근거중심치료의 등장과 함께 떠오른 유용한 도구인 문헌정보기술(information technology)의 활용 능력도 장벽 중 하나이다. 정보기술은 쉽고 빠르게 근거중심치료를 가능하게 해주는 중요한 핵심이다. 근거중심치료와 문헌정보기술의 역사적 연결 관계를 간략하게 살펴보고 유인형과 강요형 문헌 검색 기술, 문헌 관리 기술에 대해 설명한다. 특히 효율적인 근거중심치료를 위해 유인형 검색 기술, 강요형 문헌 검색 기술, 서지관리 프로그램의 활용 능력을 발전시켜야 한다고 제안하는 바이다.

단계 1	정보의 필요성을 확인하고 검색 가능한 **임상질문**을 만든다.
단계 2	임상질문의 답을 얻기 위해 최선의 근거를 **검색**한다.
단계 3	연구 근거의 적용성, 질, 중요도를 비판적으로 **평가**한다: **결과 측정**
단계 4	비판적으로 평가한 근거를 임상 전문지식, 환자의 가치 및 상황과 통합하여 **적용**한다.
단계 5	**1-4 단계 수행의 유효성과 효율성을 평가하고 앞으로의 질 향상 방법을 모색한다.**

그림 12-1. 1-4 단계 수행의 유효성과 효율성을 평가하고 앞으로의 질 향상 방법을 모색한다.

2) 문헌정보기술과 근거중심치료의 역사 / Evaluating and Improving Your EBP Efforts

연구 근거에 효과적으로 접근할 수 있는 전자 데이터베이스의 발달과 함께 근거중심치료도 발달해왔다. 1990년대 후반에 Sackett과 Straus[3]는 병동 회진 중에 임상질문에 대한 답을 몇 초 이내에 찾기 위해서 근거에 쉽게 접근할 수 있는 근거 카트(evidence cart)를 사용하라고 하였다. 근거 카트는 CD-ROM이 장착된 노트북 컴퓨터, 컴퓨터 프로젝터와 스크린, Medline의 CD, 2권 정도의 진료 매뉴얼, 코크란 라이브러리, 교과서 몇 권, 의료팀에서 만든 CAT의 전자 카피본과 출력 인쇄본으로 구성된다. 별 생각 없이 이 방에서 저 방으로 이 무겁고 복잡한 카트를 옮기려고 일단 시도해 본 다음에는 결국 팀의 회의실에 갖다놓을 것이다. 이 카트는 연구 근거의 접근 가능성을 증가시키기 때문에 비록 이곳저곳으로 옮겨야 하는 불편함이 있다 해도 근거중심치료를 향상시킬 수 있다.

컴퓨터 사용 증가와 인터넷이 발달함에 따라 근거중심치료의 자원도 같이 발달했다. PubMed는 미국에서 시작한 검색 엔진이다. 1996년에 미국 국립의학도서관에서 일반 대중이 인터넷을 사용해서 Medline 데이터베이스에 접근할 수 있도록 허용했다.[4] 2006년경에는 하루에 3백만 명 이상이 PubMed를 통해 자료를 검색했다. 2000년대 중반에 이르자 인터넷에 접속할 수 있는 스마트폰으로 연구 근거를 검색하게 되었다. 불과 10년도 안 되어서 병동 이곳저곳으로 밀고 다녀야 했던 카트에서 이제는 주머니 속의 전화기로 데이터베이스를 이용할 수 있을 정도로 휴대성이 발전하였다. 문헌 검색 기술이 계속해서 발전하고 있고 이에 따라 근거를 검색하는 방법도 변화하고 있다. 따라서 치료사는 근거중심치료를 지원하는 새로운 정보기술을 수용하고 사용 방법을 익혀야 한다.

3) 문헌정보기술 학습 / Developing Your Technology Profile

근거중심치료를 지원하기 위해 적절한 문헌정보기술 자원을 사용해야 한다. 문헌정보기술 자원을 효율적으로 사용하기 위해서는 적절한 기술을 선택하여 사용 방법을 익히고 새롭게 등장하는 신기술을 끊임없이 받아 들여야 한다. 유인형 문헌 검색 기술, 강요형 문헌 검색 기술, 서지관리 프로그램의 세 가지 유형의 문헌정보기술 자원을 균형 있게 사용하기를 권장한다.

4) 문헌정보기술의 종류 / Components of an EBP Technology Profile

(1) 유인형 정보검색 기술과 강요형 정보검색 기술 (Push and Pull Information Technology)

2장에서 검색 가능한 임상질문에 대한 연구 근거의 검색전략에 대해 자세히 알아보았다. 데이터베이스(예: Medline)와 검색 엔진(예: PubMed)이 어떻게 다른지에 대해 살펴보았고 수백만 개가 넘는 연구 중에서 질이 높은 연구와 적용 가능한 연구를 비판적으로 평가하는 능력도 익혔다. PubMed 검색 엔진은 유인형 정보검색 기술의 한 예이다. **유인형 정보검색 기술**(pull technology)은 필요한 정보를 자발적으로 검색하는 기술이다. 사용자가 원하는 내용의 정보를 검색한다. 임상질문에 맞는 연구 근거를 찾기 위해 이 정보검색 기술을 흔히 사용한다. 유인형 정보검색 기술과 함께 강요형 정보검색 기술을 사용하는 것이 바람직하다.

강요형 정보검색 기술(push technology)은 정보를 개인에게 일방적으로 보내는 기술이다. 사용자가 요청한 정보를 빠른 시간 내에 보내준다. 강요형 정보검색 기술은 치료사의 일상적인 진료에서 최신의 근거를 추가 지원한다는 점에서 중요하다. 예를 들면, 비특이적 허리통증 환자를 주로 치료하고 있다고 가정하자. 이 환자의 임상질문에 대한 근거를 찾기 위해 유인형 정보검색 기술을 사용하여 검색을 하고 검색식을 등록했다면 검색식과 관련된 연구가 출간되면 이메일로 전송되기 때문에 이 환자와 관련된 최신 추가 정보를 얻을 수 있다. 강요형 정보검색 기술에서는 이메일, RSS 피드, 팟캐스트 등을 통해 업데이트된 내용을 빠르게 전달한다.

My NCBI[5] 계정 등록자는 PubMed에서 검색을 한 후 검색식을 저장해두면 이후 업데이트된 정보를 이메일로 받아 볼 수 있다. My NCBI에 대한 자세한 정보는 심층 탐구 12-1에 제시하였다.

팟캐스트(Podcast)를 통해서 오디오나 비디오 파일과 같은 디지털 미디어 파일을 컴퓨터나 휴대용 미디어 단말기로 자동으로 내려 받을 수 있다. 이러한 새로운 형식의 미디어는 일반적으로 무료이다. 많은 전문 학술지는 팟캐스트를 통해 최신에 출간된 정보를 제공한다. Physical Therapy, Journal of Neurologic Physical Therapy, Pediatric Physical Therapy 등 물리치료 학술지에서도 매 판마다 팟캐스트를 제공한다.[6-8]

그림 12-2. 인터넷 브라우저에서 볼 수 있는 RSS 아이콘.

많은 학술지에서 RSS(Really Simple Syndication) 피드를 제공한다. RSS 피드는 정보가 새로 업데이트 될 때마다 이를 빠르게 배포하는 일종의 웹 피드이다. 대부분의 인터넷 브라우저에서 RSS 피드 아이콘은 사각형의 오렌지색으로 그림 12-2와 같다. 이 아이콘을 클릭하면 RSS 독자가 요청한 업데이트된 정보를 보내준다 (예: 각 달에 해당하는 학술지의 목차).[9]

강요형 정보검색기술은 요청한 정보에 대해 끊임없이 업데이트를 받을 수 있기 때문에 근거중심치료에 도움을 받을 수 있다. 예를 들면, 아이튠즈는 팟캐스트의 방대한 데이터베이스에서 자료를 받을 수 있는 유료 도구이다. 아이튠즈나 팟캐스트를 사용할 때 중요한 점은 구독을 해야 하며 쉽게 찾을 수 있는 장소에 내려 받아야 한다. 이 원칙은 모든 강요형 정보검색 기술에 적용된다. 정보가 너무 많으면 적절하게 분류하지 못하여 효율성이 떨어지는 단점이 있다.

(2) 서지관리 시스템 (Reference Management Systems)

적극적인 검색으로 연구 문헌이 누적되면 거대한 근거의 도서관이 된다. 연구 문헌이 지나치게 많이 쌓이면 문헌관리 자체가 근거중심치료 수행을 방해하는 장벽으로 작용한다.[1] 서지관리(reference management) 프로그램을 사용하면 효율적으로 문헌을 관리할 수 있다. 문헌관리에 사용하는 서

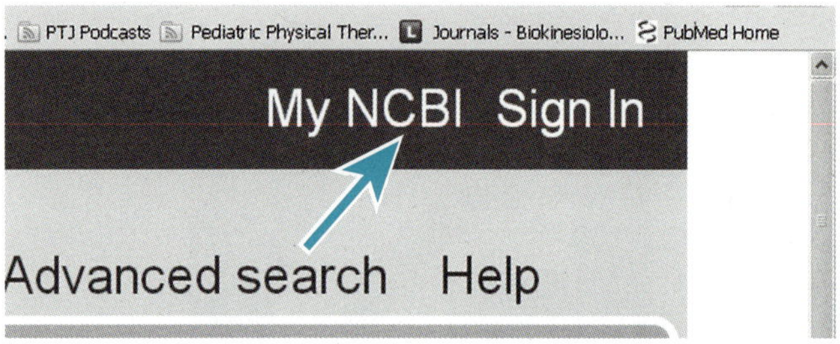

그림 12-3. PubMed에서 My NCBI 로그인 부분의 화면 갈무리.

지관리 프로그램은 여러 종류가 있으며, 일반적으로 앤드노트(EndNote)(www.endnote.com), 레퍼런스매니저(Reference Manager)(www.refman.com)를 많이 사용한다. 서지관리 프로그램을 사용하여 데이터베이스에서 문헌을 검색하고 검색한 문헌목록으로 개인의 데이터베이스를 만들어 문헌을 쉽게 관리할 수 있다. 예를 들면, PubMed에서 검색한 문헌의 목록, 초록, 핵심용어를 저장하고 전문과 연결할 수 있다. PDF 파일과 비판적으로 평가한 노트까지 첨부할 수도 있다.

저장된 문헌에서 핵심용어를 사용하여 원하는 문헌을 빠르게 검색할 수 있다. 또한 논문을 작성할 때 원하는 학술지의 투고 양식으로 참고문헌을 쉽게 작성할 수 있다. 이러한 프로그램은 값이 상당히 비싼 편이다. 프로그램 사용의 라이센스 계약을 맺고 있는 기관에서는 무료로 사용할 수 있다.

심층 탐구 12-1.

My NCBI

2장에서 간략하게 언급했던 My NCBI는 미국 국립의학도서관의 국립생물정보센터(NCBI)에서 정보를 제공하는 데이터베이스이다. PubMed의 검색엔진과 연결되어 있다. My NCBI 계정 등록자는 검색식을 저장하면 업데이트되는 정보를 이메일로 주기적으로 받아볼 수 있다. My NCBI를 완벽하게 활용하려면 시간이 필요하다. 여기에서는 My NCBI 사용을 위한 주요 내용을 쉽게 이해하기 위해 화면 갈무리를 사용하면서 설명한다.

My NCBI 등록

PubMed 누리집의 오른쪽 상단에 My NCBI (그림 12-3)에서 계정을 등록한다. 등록은 무료이다. 화면에 나오는 대로 사용자 이름과 비밀번호를 입력하여 등록한다. 등록한 다음 본인이 입력한 이메일 주소로 온 My NCBI의 메일을 확인하고 메일에 포함된 링크를 방문한 뒤 한 번 더 로그인한다.

PubMed 검색 필터 설정

My NCBI 누리집에서 검색 필터를 지정한다. 그림 12-4A의 화면에서는 Clinical Trial (임상시험), English & Humans (영어와 사람), Items with Abstracts(목록과 초록), Published in the last 5 years(최근 5년 이내에 출간된 논문)를 지정하였다. 대학 도서관을 통해서 접속하여 검색을 하는 경우에는 Free Full Text (무료 전문) 선택을 권장하지 않는다. 검색 필터를 사용하면 그림 12-4B의 화면과 같이 필터 항목에 따른 검색 결과가 나타난다.

검색 결과 저장

PubMed에서 검색한 논문을 My NCBI에 저장할 수 있다. 저장하고자 하는 논문을 선택한 다음 Send to (보내기)를 누른다. My NCBI에서 저장 장소를 선택하고 *Collections*을 클릭한 다음 기존 collection이나 새 collection에 이름을 만들어 저장한다(그림 12-5). 저장 내용을 공유할 수 도 있고, 검색 결과를 이메일로 전송할 수도 있다. 저장한 후에는 시간 제약 없이 계속 보관하고 관리할 수 있다. *클립보드*를 사용하면 검색결과를 임시로 저장할 수 있다. My NCBI에 저장하지 않으면 8시간 동안 일시적으로 저장된다.

검색식 저장과 최신 정보 이메일 업데이트 등록

PubMed 검색 결과 화면 상단의 Saved Searches 옵션을 사용하여 검색에 사용한 검색전략을 저장할 수 있다. 저장된 검색전략으로 반복하여 검색할 수 있다. My NCBI에서 이메일 업데이트 등록을 하면 검색 이후 새로 출간된 문헌을 이메일로 받을 수 있다. Saved Searches 옵션에서 이메일 수신 주기, 수신 요일 등을 설정한다(그림 12-6). PubMed에서 사용한 검색식의 최신 정보를 이메일로 받을 수 있다.

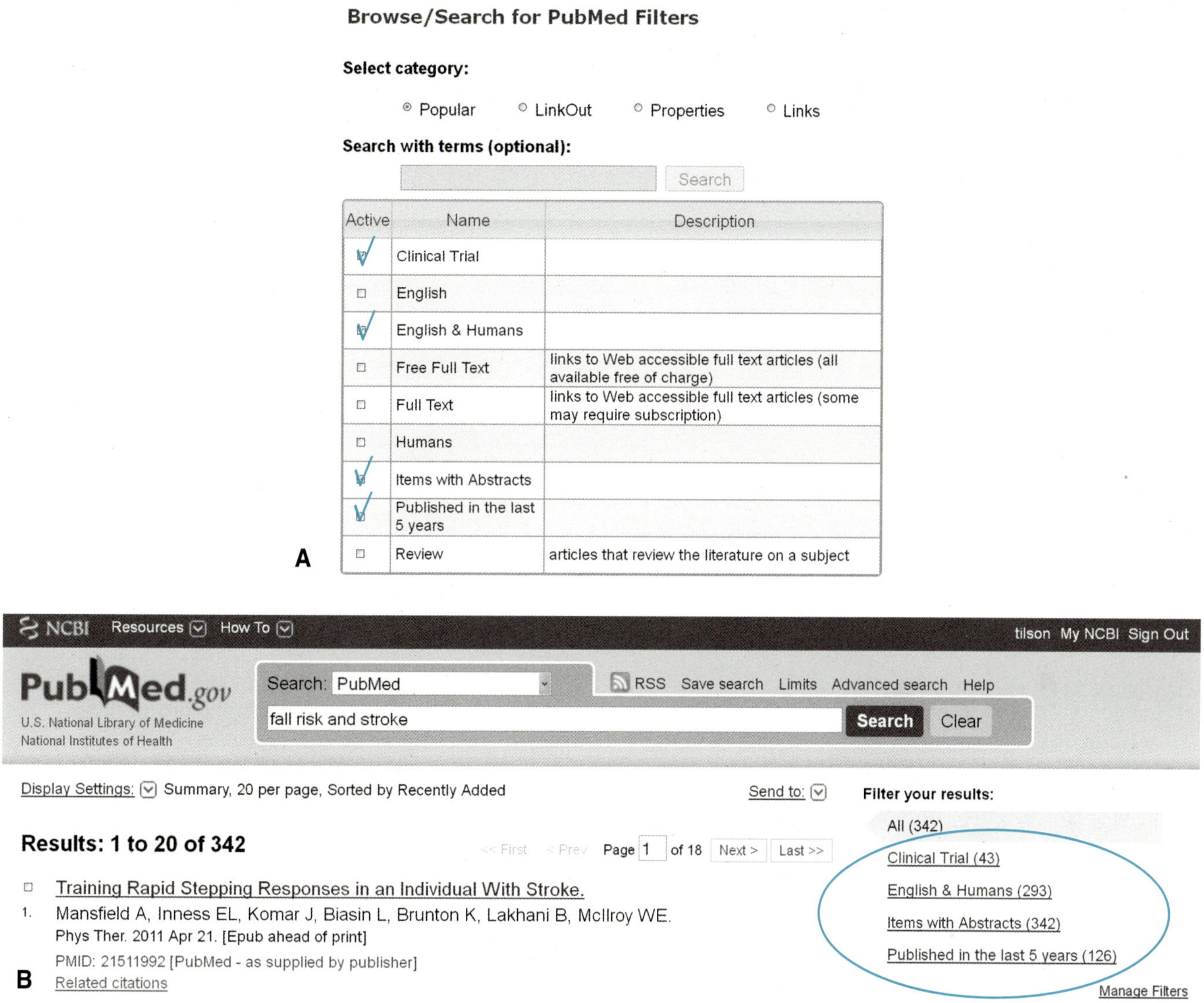

그림 12-4. (A) My NCBI 검색필터 설정. (B) PubMed에서 검색 필터 사용 결과.

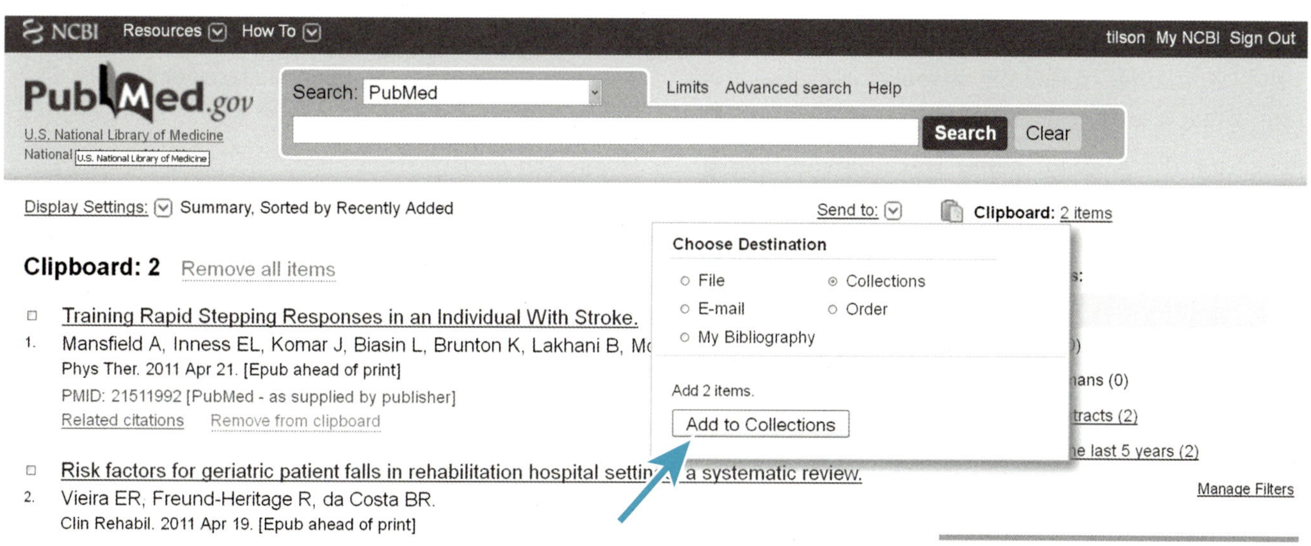

그림 12-5. My NCBI의 개인 계정에서 검색 결과 저장.

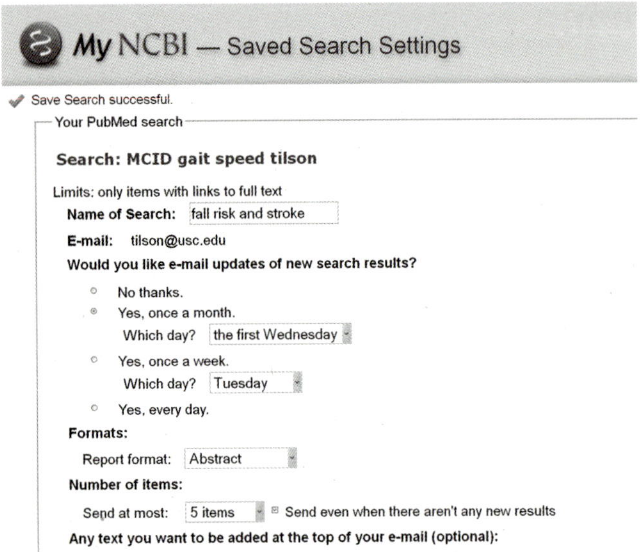

그림 12-6. My NCBI에서 업데이트 정보를 받기 위한 이메일 등록 설정.

표 12-1. 문헌정보기술 자원 (2010)

문헌 검색과 문헌 관리 자원	
유인형 문헌 검색	PubMed*† www.pubmed.gov
	TRIP† http://www.tripdatabase.com
	PEDro http://www.pedro.org.au/
	Essential Evidence Plus*‡ www.essentialevidenceplus.com
강요형 문헌 검색	My NCBI* www.ncbi.nlm.nih.gov/sites/myncbi/, www.pubmed.gov
	전문 학술지의 Podcasts* 원하는 전문 학술지의 초록, 고찰, 중요도 요약.
	Cochrane Library podcasts* www.cochrane.org/podcasts
	POEM of the Week Podcast* www.essentialevidenceplus.com/subscribe/netcast.cfm
	*British Medical Journal*의 RSS feed
서지관리 프로그램	RefWorks‡ www.refworks.com
	EndNote‡ www.endnote.com
	Bookends‡ www.sonnysoftware.com
	Reference Manager‡ www.refman.com

* 휴대용 단말기로 사용이 가능하다 (2010년).
† 전문에 접근할 수 있다.
‡ 유료이다. 도서관에서 라이센스 계약을 맺고 있으면 무료로 사용할 수 있다.

5) 문헌정보기술의 선택 / Selecting Technologies for Your Profile

진료 현장에서 발생하는 여러 임상질문에 적합한 근거를 효율적으로 검색하고 관리하는 능력은 근거중심치료의 효율성을 지원한다. 엄청난 양의 정보 중에서 필요한 정보를 효율적으로 검색하고 관리하기 위해 적절한 정보기술을 사용해야 한다. 근거중심치료를 효율적으로 수행하기 위해서는 문헌정보기술에 필요한 자원의 사용 방법을 익혀야 한다.

문헌 검색과 관리에 여러 가지 유용한 정보기술을 사용한다. 생소한 도구를 배워야 한다는 중압감으로 배우려 하지 않거나 사용 방법이 까다롭고 어려워 사용을 회피하는 경우도 있다. 프로그램을 효율적으로 사용하지 못하면 오히려 시간만 소비하게 된다. 도서관 사서는 문헌정보기술 전문가이다. 도서관 사서를 찾아가 유인형 문헌 검색 도구, 강요형 문헌 검색 도구, 서지관리 프로그램의 사용을 익히기를 권장한다. 학생의 경우에는 졸업 이후에도 계속해서 이용할 수 있는 정보기술에는 무엇이 있는지 확인한다. 학생이 아닌 경우에 사서에게 정보기술 이용에 드는 비용을 문의하는 것이 필요하다.

표 12-1에 문헌 검색과 문헌 관리에 사용하는 정보기술 자원의 예를 제시하였다. 시간을 투자하여 PubMe와 같은 유인형 정보검색 자원, My NCBI와 같은 강요형 정보검색 자원, 엔드노트와 같은 서지관리 프로그램의 사용 방법을 익히기를 권하는 바이다. 근거중심치료에 유용한 새로운 정보기술 자원이 끊임없이 발전하고 있다. 가까운 미래에는 근거 데이터베이스와 전자 의료기록이 연결되어 진료 환경에서 특정 임상질문을 입력하면 즉시 근거가 제공되어 근거중심치료 실천이 보편화될 수 있을 것이다. 미국 국립의학도서관에서 운영하는 메드라인플러스 (MedlinePlus)[11]는 환

표 12-2. 물리치료사를 위한 문헌정보기술의 예 (2012년)

정보 검색 기술	관리 자원	
유인형 문헌 검색	일차	PubMed-Clinical queries
	이차	TRIP 데이터베이스
강요형 문헌 검색	질병 관련	My NCBI - 개인 계정의 등록된 검색식의 업데이트 정보를 이메일로 보내준다.
	특정 분야	아이튠즈 (*물리치료* 학술지의 정보를 제공한다).
서지관리 프로그램		엔드노트 (EndNote)*

* 유료이다. 대학 도서관에서 계약하고 있으면 사용할 수 있다.

자, 가족, 보건의료인에게 건강 정보를 제공한다. 미국 국립의학도서관, 미국 국립보건원(NIH), 다른 정부 기구, 보건의료 관련 단체의 정보도 제공한다.

여러분은 문헌 검색과 관리를 위해 선호도에 따라 이미 기존에 사용했던 방법이나 새로운 방법, 또는 두 가지 방법을 적절하게 혼합하여 사용했을 것이다. 표 12-2는 물리치료사를 위한 문헌 검색과 문헌 관리 자원의 예이다. 유인형 문헌 검색 도구, 강요형 문헌 검색 도구, 서지관리 프로그램의 세 가지 유형의 문헌정보기술 자원을 사용하기를 권장한다. 의학도서관 사서는 의학정보 검색 능력 향상에 필요한 기본적인 인적 자원이다. 의학도서관을 방문하여 사서로부터 효율적 검색 방법을 배울 수 있다.

■ 자가-점검 12-1.

이전에 사용하지 않았던 새로운 문헌정보기술 자원의 사용 방법을 연습하고 표 12-3을 완성하시오. 사용 방법을 익히기 위해 의학도서관 사서와 약속한 후 찾아 가시오. 온라인 설명서를 보고 연습을 하면서 막히는 부분은 사서에게 도움을 요청한다. 선택 옵션이 너무 많으면 효율성이 떨어진다. 도서관 사서는 새로운 도구 사용에 친숙해질 수 있도록 도와줄 것이다. 새로운 도구를 계속 사용할 것인지 판단하고 계속 사용하려면 연습한 사용 방법을 세부적으로 확인하기 위해 사서와 한 번 더 만날 날을 미리 약속한다.

표 12-3. 문헌정보기술 자원 사용의 연습

기술	유형(유인형, 강요형, 서지관리)	비용	사용자에게 친숙한가?	휴대성?	전문을 구할 수 있나?	내 방법으로 추가할 것인가?

다음 방문 일짜:

요약 / SUMMARY

근거중심치료는 최선의 과학적 연구 근거를 임상 전문지식과 환자의 가치 및 상황과 통합하여 환자의 진료에 대한 임상 의사결정을 하는 것이다. 문헌정보기술은 효율적인 근거중심치료에 매우 중요한 도구이다. 유인형 정보 검색 기술, 강요형 정보 검색 기술, 서지관리 시스템은 근거중심치료를 지원하는 기본적인 정보기술 자원이다. PubMed, PEDro, TRIP 데이터베이스와 같은 검색엔진은 흔히 사용하는 유인형 정보 검색 기술이다. 2000년대 중반에 출현한 강요형 정보 검색 기술은 치료사 요청한 정보를 이메일을 통해 정기적으로 보내준다. 서지관리 프로그램을 사용하면 검색한 문헌목록으로 개인의 데이터베이스를 만들어 쉽게 관리할 수 있다. 의학도서관 사서는 기존 및 새로 개발된 문헌정보기술 도구에 대한 전문가 이다. 개인의 문헌정보기술 관리 능력의 향상을 위해 사서와 만나 함께 노력하기를 권고한다.

복 습 문 제

1. 유인형 정보 검색 기술과 강요형 정보 검색 기술의 차이점은 무엇인가?
2. 특정 진단검사의 민감도와 특이도에 대한 임상질문이 있을 때 유인형과 강요형 정보 검색 기술 중 유용한 것은 어느 것인가?
3. 특정 환자 인구집단에 새로운 진단검사를 적용하려고 할 때 최신정보를 얻는데 유인형과 강요형 정보 검색 기술 중 유용한 것은 어느 것인가?
4. PubMed에서 관심 주제의 문헌을 검색하고, My NCBI에 검색 결과와 검색식을 저장하고 최신 정보를 이메일로 업데이트 받아보시오.
5. 현재 사용하고 있는 문헌정보기술을 요약 정리하시오. 사용하는 도구는 무엇이고 강점과 약점이 무엇인지, 유인형인지 강요형인지, 문헌관리 시스템인지 범주를 적으시오.
6. 문헌정보기술의 사용 능력 향상과 점검을 위해 의학도서관 사서와 약속을 잡으시오. 새로운 도구 사용을 배우면서 얻은 질문 사항을 해결하기 위해 다음 약속을 정하는 것을 잊지 마시오.
7. 만약 근거중심치료에 필요한 자원을 무제한으로 접근할 수 있다면 무엇을 할 것인가?

참고문헌 / REFERENCES

1. Salbach NM, Jaglal SB, Korner-Bitensky N, et al. Practitioner and organizational barriers to evidence-based practice of physical therapists for people with stroke. *Phys Ther.* 2007;87:1284–1303; discussion at 1304–1286.
2. Jette DU, Bacon K, Batty C, et al. Evidence-based practice: beliefs, attitudes, knowledge, and behaviors of physical therapists. *Phys Ther.* 2003;83:786–805.
3. Sackett DL, Straus SE; Firm ANDM. Finding and applying evidence during clinical rounds—the "evidence cart." *JAMA.* 1998;280: 1336–1338.
4. NLM Training: PubMed: National Library of Medicine; 2010.
5. My NCBI. www.ncbi.nlm.nih.gov/sites/myncbi/.
6. Physical Therapy Journal. Podcast Central. http://ptjournal.apta.org/misc/podcasts.dtl. Accessed August 13, 2010, 2010.
7. Journal of Neurologic Physical Therapy—JNPT. Podcast. http://journals.lww.com/jnpt/Pages/podcastepisodes.aspx?podcastid=1. Accessed August 13, 2010, 2010.
8. Pediatric Physical Therapy. Podcasts. http://journals.lww.com/pedpt/Pages/podcastepisodes.aspx?podcastid=1. Accessed August 13, 2010, 2010.
9. Wikipedia. RSS. http://en.wikipedia.org/wiki/RSS. Accessed December 22, 2010.
10. Medline Plus Connect. www.nlm.nih.gov/medlineplus/connect/overview.html. Accessed December 22, 2010.
11. MedlinePlus. http://medlineplus.gov. Accessed October 24, 2008.

부록 / APPENDIX

연구의 비판적 평가 점검목록

Key Question Tables

표 3-3. 개입 연구의 적용성과 질 평가 점검목록

질문	예/아니오	확인	설명
1. 연구 목적이 임상질문과 관련이 있나?	___ 예 ___ 아니오	서론 (마지막 문단)	목적/가설을 명확하게 제시해야한다. 명시된 목적은 임상질문에 대한 답에 기여할 것이다.
2. 연구의 대상자가 환자와 충분히 유사한가 ?	___ 예 ___ 아니오	결과	대상자의 인구학적 특징에 대한 기술통계를 제공해야 한다. 연구 대상의 나이, 성, 중증도, 발병 기간, 동반질병, 사회학적 상태, 의학적 상태 등 연구 결과에 영향을 미칠 수 있는 특징이 환자와 유사해야 한다.
3. 포함 기준과 제외 기준이 명확하게 제시되고 포함기준이 환자에게 부합되는가?	___ 예 ___ 아니오	방법	포함 기준과 제외 기준을 제시해야한다. 환자의 특징이 적격 기준에 맞거나 최소한 유사해야 한다. 실제로 완벽하게 일치하는 연구는 없다.
4. 개입군과 비교할 수 있는 대조군이 있나?	___ 예 ___ 아니오	방법 (일부연구에서는 결과)	모든 군에 제공하는 치료방법을 명확하게 기술해야 한다. 치료는 진료 환경에서 재현이 가능해야 하며 대조군 또는 위약군과 비교해야 한다. 치료 용량, 기간, 조건, 적용 방법, 치료사의 질 등을 고려해야 한다. 이 치료가 현재 상황에서 가능한 것인지를 고려해야 한다.
5. 결과 측정은 임상질문과 관련이 있고, 임상적으로 실제적인 방법으로 측정하였나?	___ 예 ___ 아니오	방법	결과 측정 도구와 방법을 기술해야 한다. 결과는 신뢰할 수 있는 도구와 방법으로 측정해야 한다. 결과 측정은 임상질문과 관련이 있어야 하며 신체 기능 및 구조, 활동, 참여가 포함되어야 한다. 진단 연구에서는 실제 진료 환경에서 사용하는 방법으로 측정하는 것이 중요하다.

계속

표 3-3. 개입 연구의 적용성과 질 평가 점검목록 - 계속

질문	예/아니오	확인	설명
6. 대상자는 군에 무작위로 배정되었나?	___ 예 ___ 아니오	방법	대상자의 군 배정 방법을 기술해야 한다. **무작위배정**은 **비뚤림**을 감소시키는 최선의 방법이다. 전산화 무작위배정은 배정을 숨길 수 있는 좋은 방법이다.
7. 연구 대상자 모집에 비뚤림을 최소화했나?	___ 예 ___ 아니오	방법	대상자 모집 방법을 기술해야 한다. 적격 기준을 충족하는 대상자를 모두 참여시키는 **연속 모집**이 가장 좋은 방법이다. 연속 모집을 하지 않을 경우 특정 치료의 효과가 부풀려져 적용성이 떨어진다.
8. 추적관찰은 충분하였나?	___ 예 ___ 아니오	방법과 결과	초기 각 군에 배정된 대상자 수와 연구를 마친 대상자의 수를 기술해야 한다. 연구 종료 시점에 대상자의 80% 이상이 연구를 마쳐야 하고, 중도탈락의 이유를 제시해야 한다.
9. 무작위 배정된 모든 대상자의 결과를 분석에 포함하여 군 간 통계적으로 비교하였나?	___ 예 ___ 아니오	방법 (통계분석방법) 결과	군 간 통계적으로 비교를 해야 한다. **배정된 대로 분석**(intention-to-treat: ITT)을 해야 한다.
10. 대상자, 치료자, 평가자는 눈가림이 되었나?	___ 예 ___ 아니오	방법	대상자, 치료자, 평가자의 **눈가림** 여부와 방법을 기술해야 한다. 대부분 물리치료 관련 연구에서는 치료의 특성으로 인해 대상자와 치료자의 눈가림이 어렵다. 그러나 결과를 측정하는 평가자의 눈가림을 통해 비뚤림을 감소시킬 수 있다.
11. 할당된 치료 외에 모든 군은 동등한 치료를 받았나?	___ 예 ___ 아니오	방법 (치료방법) 결과	개입을 제외한 군 간 **동등성** 유지 방법을 기술해야 한다. 모든 대상자는 개입의 차이를 제외하고 정확히 같은 경험을 해야 한다.

표 4-5. 개입 연구의 중요도 평가 점검목록

질문	예/아니오	확인	설명
1. 군 간 기준선이 비슷한가?	___ 예 ___ 아니오	결과 (때때로 방법)	대상자의 **기본선 특징**을 제시해야 한다. 무작위배정은 군 간 기본선 특징의 동등성을 보장한다. 기본선 차이의 통계검정 결과를 제시해야 한다.
2. 결과 측정은 신뢰할 수 있고 타당한가 ?	___ 예 ___ 아니오	방법 (측정 방법 기술) 결과 (신뢰도 보고)	**결과 측정**의 **신뢰도**와 **타당도**를 기술해야 한다. 선행 연구의 결과를 인용할 수 있다. 신뢰도의 통계분석 결과를 제시해야 한다. 흔히 kappa 또는 ICC로 보고한다. 0.80 이상일 때 신뢰도가 높다고 간주한다(표 4-1).

계속

표 4-5. 개입 연구의 중요도 평가 점검목록 - 계속

질문	예/아니오	확인	설명
3. 95% 신뢰구간을 보고했나 ?	___ 예 ___ 아니오	결과	결과의 **95% 신뢰구간**을 보고해야 한다. 95% 신뢰구간의 크기는 효과의 정밀도를 판단하는데 도움이 된다.
4. 결과를 통계적으로 분석 하였나 ?	___ 예 ___ 아니오	방법 결과	대상자의 특징과 결과의 기술통계량을 제시해야 한다. 군 간 차이의 통계검정 결과를 제시해야 한다.
5. 치료효과의 크기는 얼마나 되나? 임상적으로 의의가 있나 ?	___ 예 ___ 아니오	결과	**통계적으로 차이**가 있는지 여부, 차이가 있다면 차이의 크기 (효과크기)를 보고해야 한다. 차이가 **임상적 의의**가 있는지 여부를 보고해야 한다.

표 5-7. 진단 연구의 비판적 평가 점검목록*

질문	예/아니오	확인	설명
1. 적절한 환자군을 대상으로 진단검사가 시행되었나? 내 환자와 충분히 유사한가?	___ 예 ___ 아니오	방법	연구 대상자의 선정 기준을 자세하게 기술해야 한다. 연구를 시작할 때 질병의 중증도, 회복 정도 등이 비슷해야 한다. 연구 시작 시점과 종료 시점에서 모든 대상자의 결과를 측정해야 한다.
2. 진단검사의 결과는 기준검사의 결과와 독립적이고 눈가림으로 비교되었나?	___ 예 ___ 아니오	방법	진단검사를 기준검사와 비교할 때 기준검사의 결과를 알지 못해야 한다.
3. 진단검사는 기준검사의 결과를 알지 못하는 평가자에 의해 시행되었나?	___ 예 ___ 아니오	방법	검사자가 기준검사의 결과를 알고 있으면 진단검사를 과대평가하거나 과소평가하여 비뚤림이 발생할 수 있다.
4. 진단검사의 결과와 무관하게 모든 대상자에게 기준검사를 시행하였나?	___ 예 ___ 아니오	방법	진단검사의 결과와 관계없이 모든 대상자에게 기준검사를 시행해야 한다.
5. 진단검사는 환자의 임상 정보와 관계없이 독립적으로 해석하였나?	___ 예 ___ 아니오	방법	진단검사를 해석할 때 다른 검사 결과나 임상 정보를 알지 못해야 한다.
6. 임상적용에 유용한 결과 지표와 해석이 포함되어 있나?	___ 예 ___ 아니오	방법 결과	검사를 실제 진료 환경에서 시행할 수 있는 유용한 결과 지표를 제시해야 한다.

계속

표 5-7. 진단 연구의 비판적 평가 점검목록*- 계속

질문	예/아니오	확인	설명
7. 검사는 정확하고 진료에 임상적으로 관련이 있나?	___ 예 ___ 아니오	방법 결과 고찰	정확도는 기준검사와 비교하여 추정한다. 검사가 진료에 영향을 미칠 수 있어야 한다.
8. 검사후 확률이 나의 치료에 영향을 미치고 환자에게 도움을 줄 수 있나?	___ 예 ___ 아니오	결과 고찰	검사 전 확률의 추정이 필요하다. 확률 추정의 변화가 없으면 임상적으로 유용하지 않다.

* 주요 점검 질문은 아래 두 문헌에서 제시한 점검목록의 질문을 물리치료에 맞도록 변형하였다.

출처 : Sackett DL, Straus SE, Richardson WS, Rosenberg W, Haynes RB. *Evidence-Based Medicine.* 2nd ed. New York, NY: Churchill Livingstone; 2000; and Straus SE, Richardson WS, Glaszious P, Haynes RB . *Evidence Based Medicine.* 3rd ed. Philadelphia, PA: Elsevier; 2003[42], and applied to physical therapy.

표 6-3. 예후 연구의 비판적 평가 점검목록

질문	예/아니오	확인	설명
1. 환자 표본은 잘 정의되고 대표성이 있으며 질문과 관련이 있나?	___ 예 ___ 아니오	방법 결과	연구 대상자의 선정 기준을 자세하게 기술해야 한다. 연구를 시작할 때 질병의 중증도, 회복 정도 등이 비슷해야 한다. 연구 시작 시점과 종료 시점에서 모든 대상자의 결과를 측정해야 한다.
2. 연구 종료 시점과 결과 측정을 명확하게 정의하였나?	___ 예 ___ 아니오	방법	결과 측정 방법과 측정 시점을 자세하게 기술해야 한다. 신뢰도가 높은 표준화된 방법으로 결과를 측정해야 한다.
3. 결과 예측에 기여할 수 있는 관련된 요인이 정당화되었나?	___ 예 ___ 아니오		선택한 요인이 결과와 관련이 있는지 논리적인 임상 추론과 선행 연구를 통해 정당화해야 한다.
4. 비뚤림을 감소시키기 위해 평가자는 눈가림을 하였나?	___ 예 ___ 아니오	방법	결과 측정자는 비뚤림이 발생할 수 있다. 측정자는 가능하면 연구 목적, 이전 측정 자료, 환자의 임상적 특성과 예후 요인에 대해 모르고 있어야 한다.
5. 관심 결과를 수집할 수 있을 정도로 연구기간은 충분히 길었나?	___ 예 ___ 아니오	방법 결과	예상 추적 관찰 기간과 실제 추적 관찰 기간을 보고해야 한다. 추적 관찰은 충분히 길어야 한다. 추적 관찰 기간에 관심 결과가 발생해야 한다.
6. 주요한 예후인자에 대한 보정이 이루어졌나?	___ 예 ___ 아니오	방법	연구 과정에서 자료를 수집한 방법을 보고해야 한다. 결과에 영향을 미치는 요인을 제시해야 한다. 타당하고 신뢰할 수 있는 자료를 수집해야 한다.
7. 종료 시점에 모든 대상자를 추적 조사하였나?	___ 예 ___ 아니오	방법 결과	연구 종료 시점까지 중도탈락자가 적어야 한다. 연구 종료 시점에 참가자의 80% 이상에서 자료를 수집해야 한다.

계속

표 6-3. 예후 연구의 비판적 평가 점검목록 - 계속

질문	예/아니오	확인	설명
8. 예후를 결정하는데 어떤 통계분석을 사용하였나? 통계분석은 적절하였나?	__ 예 __ 아니오	방법 결과	통계분석 방법을 명확하게 제시하고 선택한 근거를 보고해야 한다.
9. 결과가 임상적으로 의의가 있나?	__ 예 __ 아니오	방법 결과	예후의 추정 지표는 정밀해야 하고 크기는 임상으로 가치가 있어야 한다.
10. 예후 연구 결과가 의사결정을 변화시킬 수 있나?	__ 예 __ 아니오	고찰 결론	연구의 결과가 환자에게 예후 정보를 제공하고 특정 치료의 선택 결정에 유용해야 한다.

표 7-6. 체계적 고찰의 비판적 평가 점검목록

질문	예/아니오	설명
1. 연구 목적이 임상질문과 관련이 있나?	__ 예 __ 아니오	
2. 포함 기준과 제외 기준이 명확하게 제시되고, 임상 질문에 대한 답을 얻을 수 있는 환자가 포함되어 있나?	__ 예 __ 아니오	
3. 개입의 종류가 임상 질문과 관련이 있나?	__ 예 __ 아니오	
4. 결과 측정이 임상 질문과 관련이 있나?	__ 예 __ 아니오	
5. 연구의 대상자가 내 환자와 충분히 유사한가?	__ 예 __ 아니오	
6. 모든 관련 연구가 포괄적으로 수집되었나?	__ 예 __ 아니오	
7. 포함된 연구의 질 평가가 이루어졌는가?	__ 예 __ 아니오	
8. 표준화된 양식을 이용하여 자료를 추출하였나?	__ 예 __ 아니오	
9. 연구의 결과를 합리적으로 결합하였나?	__ 예 __ 아니오	
10. 통계적 이질성을 평가하였나?	__ 예 __ 아니오	
11. 연구 결과는 적절하게 제시하였나?		
12. 체계적 고찰의 결과가 임상적으로 의의가 있나?		

표 8-6. 진료지침의 비판적 평가 점검목록 (AGREE II 도구)

영 역	항 목	예/아니오
	Part A: 적용성	
범위와 목적	1. 진료지침의 전반적인 목적이 구체적으로 서술되어 있다.	
	2. 진료지침에서 다루고자하는 임상질문들이 구체적으로 서술되어 있다.	
	3. 진료지침을 적용할 인구집단이 구체적으로 서술되어 있다.	
	Part B: 질 **Part C: 결과 해석**	
이해당사자의 참여	4. 진료지침 개발 그룹은 모든 관련 전문가 집단을 포함하고 있다.	
	5. 진료지침을 적용할 환자의 관점과 선호도를 고려했다.	
	6. 진료지침의 목표 사용자가 분명하게 기술되어 있다.	
개발의 엄격성	7. 근거의 검색에 체계적인 방법이 사용되었다.	
	8. 근거 선택의 기준이 분명하게 서술되어 있다.	
	9. 근거 자료의 강도와 한계가 분명하게 서술되어 있다.	
	10. 권고안 도출 방법이 분명하게 서술되어 있다.	
	11. 건강상의 편익, 부작용, 위험 요인이 권고안 도출시 고려되었다.	
	12. 권고안과 이를 뒷받침하는 근거를 명확하게 연결 지을 수 있다.	
	13. 진료지침은 출판 전에 외부 전문가들에 의한 검토 과정이 있었다.	
	14. 진료지침의 갱신 절차가 제시되어 있다.	
편집의 독립성	15. 재정후원단체의 의견이 진료지침의 내용에 영향을 주지 않았다.	
	16. 진료지침 개발에 참여한 구성원들의 이해관계가 기록되어 있고 그 내용이 언급되어 있다.	
	Part D: 중요도	
표현의 명확성	17. 권고안은 구체적이며 모호하지 않다.	
	18. 임상 상태나 건강 관리하기 위한 다양한 대안이 분명하게 표현되어 있다.	
	19. 주요 권고안은 쉽게 확인할 수 있다.	
	20. 진료지침의 적용을 지원하는 도구를 제시하고 있다.	

계속

표 8-6. 진료지침의 비판적 평가 점검목록 (AGREE II 도구)- 계속

영 역	항 목	예/아니오
적용성	21. 진료지침은 이를 실행하는데 있어 장애요인과 촉진요인을 서술하고 있다.	
	22. 진료지침은 권고안이 의료현장에서 실제 사용될 수 있도록 도와주는 조언과 도구를 제시하고 있다.	
	23. 권고안을 적용할 때 발생할 수 있는 비용 문제를 고려하였다.	
	24. 진료지침은 수행 정도에 대한 감독 및 평가 기준을 제시하고 있다.	

Modified from: AGREE Next Steps Consortium. The AGREE II Instrument [Electronic version]. http://www.agreetrust.org. Published 2009. Accessed Septermber 3, 2010.

표 9-1. 단일사례 연구의 적용성과 질 평가 점검목록

질문	예 / 아니오
1. 연구 목적이 임상질문과 관련이 있나?	
2. 연구의 대상자가 환자와 충분히 유사한가?	
3. 포함 기준과 제외 기준이 명확하게 제시되고, 포함 기준이 환자에게 부합되는가?	
4. 결과 측정은 임상질문과 관련이 있고, 임상적으로 실제적인 방법으로 측정하였나?	
5. 평가자는 눈가림이 되었나?	
6. 개입은 임상적으로 실현할 수 있나?	
7. 계획된 개입 이외에 다른 요인이 환자 결과에 기여할 수 있나?	
8. 자료를 시각적 분석 및 통계 분석을 시행했나?	
9. 개입 단계 자료에서 기본선 단계 자료의 경향을 제거하였나?	
10. 결과 측정이 나의 환자에게 임상적으로 중요하고 의미가 있나?	

표 9-3. 질적 연구의 비판적 평가 점검 목록

	예	아니오
1. 연구 목적이 임상질문과 관련이 있나?		
2. 질적 접근 방법은 적절한가? 고려 사항 : • 경험 또는 관점을 이해하거나 조명하였나?		

계속

표 9-3. 질적 연구의 비판적 평가 점검 목록 – 계속

	예	아니오
3. 표본 선택 전략은 명확하게 정의되고 정당화되었나? 고려 사항 : • 표본 추출 (대상 및 환경) 방법은 적절하게 설명되었나? • 임상 질문과 관련이 있는 개인과 환경을 대상으로 연구를 수행했나? • 대상의 특성이 정의되었나? • 일부 참가자를 선택하지 않은 이유를 명료하게 시술하였나?		
4. 자료 수집 방법을 자세하게 기술하였나? 고려 사항 : • 적절한 자료원을 사용하여 연구하였나? • 독자가 비뚤림 존재 여부를 결정할 수 있을 정도로 자료 수집 방법을 충분히 상세하게 기술하였나? • 한 가지 이상의 자료 수집 방법을 사용하였나? (예: 삼각측정법) • 신뢰할 수 있고 독립적으로 검증 가능한 방법으로 자료를 수집하였나? (예: 오디오 테이프, 비디오 테이프, 현장 노트) • 관찰 상황의 범위를 기술하였나? (예: 다른 시간)		
5. 연구자가 자료 분석에 어떤 방법을 사용했고, 어떤 질 관리 방법을 사용하였나? 고려 사항 : • 자료에서 얻은 개념과 주제는 무엇인가? • 한 명 이상의 연구자가 분석을 수행하였나? 해석의 차이는 어떤 방법으로 해결하였나? • 부정적 결과 또는 서로 다른 결과를 무시하지 않고 충분하게 설명했나?		
6. 연구 결과가 연구의 질문과 관련이 있나? 결과는 신뢰할 수 있나?		
7. 결론의 도출은 결과에 의해 정당화할 수 있나? 특히 결과를 얻기 위한 대체 설명이 있나?		

출처 : Critical Appraisal Skills Programme (CASP), Public Health Resource Unit, Institute of Health Science, Oxford.
Greenhalgh T. Papers that go beyond numbers (qualitative research). In: Dept. of General Practice, University of Glasgow. *How to Read a Paper. The Basics of Evidence Based Medicine.* London, England: BMJ Publishing Group; 1997.

표 10-6. 결과 측정 신뢰도 연구의 비판적 평가 점검목록

질문	예/아니오	설명
1. 연구 목적이 임상질문과 관련이 있나 ?	__ 예 __ 아니오	연구 목적이 임상질문과 관련이 없다면 적용할 수 없다.
2. 포함 기준과 제외 기준이 명확하게 제시되고, 포함 기준이 환자에게 부합되는가?	__ 예 __ 아니오	연구 참가자(환자)와 측정자(치료사)의 포함 기준과 제외 기준이 진료 환경과 유사해야 한다. 그렇지 않다면 연구 결과를 진료 환경에 적용하기 어렵다.
3. 결과 측정은 임상질문과 관련이 있고, 임상적으로 실제적인 방법으로 측정하였나?	__ 예 __ 아니오	측정 방법을 진료 환경에 적용할 수 있는지 고려해야 한다. 측정자의 검사 숙련 정도도 고려해야 한다.
4. 연구의 대상자가 환자와 충분히 유사하고, 진료 환경에서 유사한 결과를 경험할 것이라는 기대를 정당화할 수 있나?	__ 예 __ 아니오	포함 기준과 제외 기준(질문 2) 이외에 연구 참가자와 치료사가 진료 환경과 유사해야 한다.
5. 연구 참가자 수와 측정자 수는 얼마나 되나? 연구의 표본 크기는 충분한가?	__ 예 __ 아니오	충분한 표본 크기는 결과에 영향을 주는 무작위 오차의 기회를 감소시킨다. 표본 크기를 결정한 계산 방법을 제시한 연구는 질이 높다.

계속

표 10-6. 결과 측정 신뢰도 연구의 비판적 평가 점검목록 – 계속

질문	예/아니오	설명
6. 참가자는 결과 측정의 모든 범위를 평가할 수 있을 정도로 충분히 다양한가?	___ 예 ___ 아니오	신뢰도 연구는 계획된 검사에 부합하는 광범위한 대상자가 포함되어야 한다. 예를 들면, 초등학교 어린이의 학교 활동 참여 능력을 측정하려 한다면 모든 나이의 초등학생과 모든 범위의 활동 참여 능력이 포함되어야 한다.
7. 참가자의 특성이 안정되어 있나?	___ 예 ___ 아니오	연구 참가자의 특성이 같거나 비슷하게 유지되어야 한다. 특성이 변화하면 신뢰도가 정확하지 못하게 된다. 예를 들면, 요실금 환자를 대상으로 일정한 시간 간격을 두고 중증도를 측정하려고 할 때 약물 투여로 인해 중증도가 변화되면 결과 측정의 신뢰도 연구에 잘못된 결과를 가져온다.
8. 각 각의 측정은 일관성있는 방법으로 시행되었나?	___ 예 ___ 아니오	전 · 후 측정 방법이 다르면 결과 측정의 신뢰도는 정확하지 못하다. 치료 만족도에 대한 설문지 조사의 신뢰도 연구라고 가정해보자. 첫 평가는 환자가 조용한 방에서 비공개적으로 설문지를 작성하고, 다음 평가는 환자에게 전화를 걸어 공개적으로 설문지 조사를 했다면 환자의 답이 달라질 수 있고 검사-재검사의 신뢰도 추정이 부정확해질 수 있다.
9. 측정자는 이전의 측정 결과에 눈가림되었나?	___ 예 ___ 아니오	측정자는 이전의 측정 결과를 모르고 있어야 한다. 혈압측정에 대한 측정자간 신뢰도 연구를 가정해보자. 한 측정자는 다른 측정자가 측정한 혈압을 모르고 있어야 한다. 눈가림이 되지 않으면 신뢰도 결과가 정확하지 못하다.
10. 측정과 측정 사이의 시간 간격은 적절하게 유지되었나?		측정과 측정 사이의 시간 간격이 적절하게 유지되어야 한다. 시간 간격이 너무 짧으면 이전 측정이 측정자와 참가자에게 영향을 주어 신뢰도가 부정확해 진다. 도수근력검사에 대한 측정자내 신뢰도 연구를 가정해보자. 만약 첫 측정을 하고 1분 후 다음 측정을 했다면 측정자가 첫 측정한 근력을 알 수 있고 또한 참가자가 피로에 의해 근력이 감소될 수 있다. 이 경우 측정자의 기억에 의해 신뢰도가 *과대 추정*될 수 있거나 환자의 피로로 인해 신뢰도가 *과소 추정*되어 결과 해석에 오류를 일으킬 수 있다.

표 10-8. 결과 측정 타당도 연구의 비판적 평가 점검목록

질문	설명
1. 연구 목적이 임상질문과 관련이 있나?	연구 목적이 임상질문과 관련이 없다면 적용할 수 없다.
2. 포함 기준과 제외 기준이 명확하게 제시되고, 포함 기준이 환자에게 부합되는가?	연구 참가자(환자)와 측정자(치료사)의 포함 기준과 제외 기준이 진료 환경과 유사해야 한다. 그렇지 않다면 연구 결과를 진료 환경에 적용하기 어렵다.
3. 결과 측정은 임상질문과 관련이 있고, 임상적으로 실제적인 방법으로 측정하였나?	측정 방법을 진료 환경에 적용할 수 있는지 고려해야 한다. 측정자의 검사 숙련 정도도 고려해야 한다.
4. 연구의 대상자가 환자와 충분히 유사하고, 진료 환경에서 유사한 결과를 경험할 것이라는 기대를 정당화할 수 있나?	포함 기준과 제외 기준(질문 2)이외에 연구 참가자와 치료사가 진료 환경과 유사해야 한다.

계속

표 10-8. 결과 측정 타당도 연구의 비판적 평가 점검목록 - 계속

내용 타당도	
내용 타당도의 평가는 표면 타당도와 전문가 위원회의 평가를 포함한다.	
5. 전문가들은 다양한 관점에서 결과 측정에 포함될 특성을 확인하였나?	전문가 위원회의 목적은 모든 측면에서 관련된 특성을 포함시키는 것이다. 다양한 전문가 참여가 중요하다.
6. 연구자는 전문가의 의견에 따라 체계적으로 자료를 수집하였나?	연구자는 투명한 표면 타당도의 확립을 위해 자료 수집과 분석 등 모든 과정을 자세히 보고해야 한다.
기준 타당도와 구성 타당도	
기준 타당도는 측정 결과를 타당성이 입증된 측정과 비교하여 타당도를 확립한다. **구성 타당도**는 추상적인 특성 또는 개념을 측정하여 타당도를 확립한다.	
7. 저자는 기준검사 또는 참고표준의 타당도를 충분히 검토했나?	기준검사 또는 참고표준의 타당도가 강하지 않으면 연구의 내적 타당도가 떨어진다.
8. 측정자는 다른 측정 결과에 눈가림되었나?	측정자가 다른 측정자 또는 기준검사의 결과를 알지 못해야 한다. 비뚤림을 최소화하는데 중요하다.
9. 모든 참가자는 두 가지 측정을 모두 받았나?	모든 참가자는 결과 측정과 기준검사 또는 참고표준 검사를 받아야 한다. 한 가지 측정만 받으면 비뚤림이 발생한다.
10. 측정 시점은 적절하였나?	측정 시점은 연구의 목적에 따라 적절하게 이루어져야 한다. 동시 타당도, 수렴 타당도, 변별 타당도는 동시에 측정해야하고 예측 타당도는 시간 간격을 두고 측정해야 한다.
11. 알려진 집단 타당도 연구에서 특성이 명백하게 다르게 나타났나?	연구 시작 전에 두 군의 속성 차이를 제시해야 하고 측정 후 두 군의 차이를 밝혀야 한다. 만일 측정한 특성이 두 군간 차이가 없다면 타당도를 확립할 수 없다.

표 10-9. 결과 측정의 임상적 의의 연구의 비판적 평가 점검목록

질문	설명
적용성 평가는 모든 결과 측정 연구에 유사하게 적용한다.	
1. 연구 목적이 임상질문과 관련이 있나?	연구 목적이 임상질문과 관련이 없다면 적용할 수 없다.
2. 포함 기준과 제외 기준이 명확하게 제시되고, 포함 기준이 환자에게 부합되는가?	연구 참가자(환자)와 측정자(치료사)의 포함 기준과 제외 기준이 진료 환경과 유사해야 한다. 유사하지 않다면 연구 결과를 진료 환경에 적용하기 어렵다.
3. 결과 측정은 임상질문과 관련이 있고, 임상적으로 실제적인 방법으로 측정하였나?	측정 방법을 진료 환경에 적용할 수 있는지 고려해야 한다. 측정자의 검사 숙련 정도도 고려해야 한다.
4. 연구의 대상자가 환자와 충분히 유사하고, 진료 환경에서 유사한 결과를 경험할 것이라는 기대를 정당화할 수 있나?	포함 기준과 제외 기준(질문 2)이외에 연구 참가자와 치료사가 진료 환경과 유사해야 한다.

계속

표 10-9. 결과 측정의 임상적 의의 연구의 비판적 평가 점검목록 - 계속

바닥 효과와 천장 효과

바닥 효과와 **천장 효과**는 환자군의 특성을 측정할 수 있는 범위의 부족을 반영한다.

1. 결과 측정의 점수가 전체 범위에 분포되어 있나?	결과 측정이 바닥 효과나 천장 효과가 있는지 결정하기 위해 최대 점수와 최소 점수의 분포를 확인한다.

최소 검출가능 변화 (MDC)

MDC는 결과 측정이 예상되는 측정 오류와 변동을 초과하는 변화의 최소양이다. 검사-재검사 신뢰도 평가 점검목록을 사용하여 평가한다. 검사-재검사 신뢰도 평가 점검목록을 사용하여 평가한다.

최소 임상적 중요 차이 (MCID)

MCID는 환자가 이득이 있다고 인식하는 최소한의 변화로 치료에 따른 변화를 정당화할 수 있다.

1. 연구 대상자 모집에 비뚤림을 최소화했나?	연구는 대상자 모집 방법을 기술해야 한다. 적격 기준을 충족하는 대상자를 모두 참여시키는 연속 모집이 가장 좋은 방법이다. 의미있는 변화를 이해하기 위해서는 참가자가 다양해야 하고 비뚤림이 없어야 한다.
2. 연구 기간 동안 변화를 경험할 것으로 예상되는 참가자를 모집하였나?	신뢰도 연구나 MDC 연구와 달리 MCID 연구에서는 참가자가 결과의 변화를 경험해야 한다. 참가자가 변화를 경험하지 못하면 유용한 결과를 얻을 수 없다.
3. 연구 기간은 참가자가 변화를 경험할 수 있을 정도로 충분하였나?	연구 기간 동안 의미있는 변화를 경험하지 못할 정도로 연구 기간이 충분하지 못하면 유용한 결과를 얻을 수 없다.
4. 연구의 표본 크기는 충분한가?	충분한 표본 크기는 결과에 영향을 주는 무작위 오차의 기회를 감소시킨다. 표본 크기를 결정한 계산 방법을 제시한 연구는 질이 높다.
5. 측정 방법은 신뢰할 수 있고 타당한가?	신뢰도와 타당도가 확립된 측정 방법을 사용해야 한다. 기준검사도 신뢰도와 타당도가 확립된 방법을 사용해야 한다. 연구도 신뢰할 수 있고 타당한 방법으로 수행했음을 증명해야 한다.
6. 측정자는 이전 측정 결과에 눈가림되었나?	측정자가 이전 측정 결과 또는 기준검사의 결과를 알지 못해야 한다. 비뚤림을 최소화하는데 중요하다.
7. 추적관찰은 충분하였나?	MCID 연구에서는 시간 간격을 두고 결과의 변화를 측정한다. 80% 이상이 연구를 마쳐야 한다.

From: Haley SM, Fragala-Pinkham MA. Interpreting change scores of tests and measures used in physical therapy. *Phys Ther*. 2006;86:735-743; and Jaeschke R, Singer J, Guyatt GH. Measurement of health status. Ascertaining the minimal clinically important difference. *Control Clin Trials*. 1989;10:407.

용어사전
Glossary

Activity / 활동

국제기능장애건강분류(ICF) 용어로 보행, 계단 오르기, 침상 활동 등 개인의 일상행위 또는 임무 수행이다.

AGREE II / AGREE II 도구

6개 영역, 23개 항목으로 구성된 진료지침의 질을 평가하는 도구이다. 국제 진료지침 개발자 및 연구자 그룹인 AGREE 개발 및 연구팀(Appraisal of Guidelines for REsearch and Evaluation Collabolation)에 의하여 2003년도에 AGREE 도구 초판이 발행된 이후 2009년에 개정된 AGREE Ⅱ 도구가 발행되었다.

Alpha Level / α 수준

가설을 기각할 때 제1종 오류가 나타날 확률의 최대 허용한계이다. 유의수준이라 하며 일반적으로 5% (0.05)까지 허용한다.

Analysis of Covariance (ANCOVA) / 공분산분석

실험설계에서 통제하기 어려운 변수를 제거한 후 군 간 평균을 비교하는 모수 통계분석 방법이다.

Analysis of Variance (ANOVA) / 분산분석

두 군 이상의 평균을 비교하는 모수 통계분석 방법이다.

Applicability / 적용성

유사한 표본에서 얻은 연구 결과를 진료 환경에서 환자 또는 환자군에게 적용할 수 있는 정도이다.

Appraise / 비판적 평가

근거중심치료에서 연구의 질, 중요도, 적용성을 평가하는 과정이다.

Autocorrelation / 자기상관(관계)

동일한 대상자에서 측정 시점마다 양의 관계를 가지는 상관관계이다.

Background Question / 배경질문

개별 환자에 대해 특정하지 않는 일반적인 질문이다.

Basic Science Research / 기초과학연구

사람을 대상으로 하지 않지만 때로는 근거중심치료의 기초 자료나 이론적 근거가 되는 연구이다.

Beta Weight / 베타 가중치

회귀분석에서 각 독립변수를 기여 정도 즉 중요도에 따라 표준화 점수이다. 베타 가중치를 구하여 추정한 회귀계수를 베타 표준화회귀계수라 한다.

Bias / 비뚤림

연구 설계 또는 과정에서 여러 오류에 의해 연구 결과에 영향을 미치는 현상이다.

Blinding / 눈가림법

대상자, 치료자, 평가자가 연구의 목적, 대상자가 어느 군에 배정되어 있는지, 기타 연구 과정이나 결과에 영향을 주는 요인에 대해 알지 못하게 제한하는 것이다.

Body Functions and Structures / 신체 기능과 신체 구조

국제기능장애건강분류(ICF) 용어로 신체 기능은 신체계통의 생리적 기능이며 신체 구조는 장기, 사지 및 구성요소 등 해부학적 구조이다.

Bonferroni Correction / 본페로니 교정

다중비교에서 제1종 오류의 가능성을 줄이기 위해 유의수준을 각 개별 가설 검정 횟수로 나눈 유의수준에서 검정하는 방법이다.

C Statistic / C 통계

작은 자료나 계열 종속자료에서 확률을 결정하는 통계 방법이다.

Case Control Studies / 환자-대조군 연구

특정 질병 유무를 제외한 다른 속성이 유사한 대상자를 환자군과 대조군)으로 나누어 결과를 관찰하는 연구 설계이다.

Case Series Study / 환자군 연구

특정 질병을 진단받고 이미 치료를 받았던 환자를 후향적으로 찾아낸 후 환자들의 공통 특성이나 치료의 경과를 평가하여 기술하는 연구이다.

Ceiling Effects / 천장효과

결과가 상한선에 있어 측정의 범위를 벗어난 현상이다.

Celeration Line / 경향선

단일 사례연구에서 기본선 단계와 개입 후 단계에서 시간 순서대로 측정점을 표시하고 이 점을 연결하여 전반적인 경향을 파악하는 선이다.

Chi-square (χ^2) / 카이제곱 검정

특정 범주의 관찰된 빈도와 예상 빈도를 비교하는 통계분석 방법이다. 명목척도로 측정한 자료의 분석에 사용한다.

Clinical Meaningfulness / 임상적 의의

환자에게 제공할 가치가 있는 결과이다.

Clinical Practice Guidelines (CPG) / 진료지침

의사결정을 돕기 위해 과학적 근거를 정리하여 체계적으로 개발한 진술이다.

Clinical Prediction Rule / 임상예측확률

예측 변수를 조합하여 특정 진단 또는 예후의 가능성을 확률적으로 판단하는 지침이다. 임상의사결정 확률(clinical decision rule: CDR)이라고도 한다.

Clinical Research / 임상 연구

사람을 대상으로 이루어지는 연구이다. 질병이나 손상과 관련된 진단, 개입, 예후에 대한 질문에 답을 얻을 수 있다.

Clinically Relevant / 임상적 관련성

연구 대상 환자와 실제 환자의 유사성이다. 연구 대상 환자와 실제 환자가 유사해야 연구 결과를 적용할 수 있다.

Cochrane Collaboration / 코크란 연합

코크란 연합은 영국의 역학자 아치 코크란의 이름을 따서 만든 단체다. 이아인 차머스(Iain Chalmers)의 주도로 1993년에 설립되었다. 보건의료분야에서 근거중심 의사결정을 위한 양질의 연구 근거 정보를 코크란 라이브러리를 통해 제공한다.

Cochrane Library of Systematic Reviews / 코크란 자료실

코크란 연합에서 개발하여 코크란 라이브러리에서 제공하는 체계적 고찰의 데이터베이스이다.

Coefficient of Determination / 결정계수

상관계수를 제곱하여 계산하고 r^2로 표시한다. 두 변수를 공유하는 분산의 백분율이다.

Cohen's d / 코헨의 d

가장 흔히 사용하는 효과크기(effect size, ES)이다. 실험군과 대조군의 평균차이를 결합 표준편차로 나누어 계산한다.

Cohort Design / 코호트 설계

동일 코호트를 대상으로 특정 결과의 변화를 전향적으로 추적 관찰하는 연구 설계이다. 진단 연구에서 흔히 사용한다.

Cohort Study / 코호트 연구

동일 코호트를 대상으로 특정 결과가 발생하는지를 전향적으로 장기간 추적 관찰하는 연구이다.

Concurrent Validity / 동시 타당도

현재의 동일 시점에 측정한 결과와 기준 측정 방법으로 측정한 결과를 비교한다. 상계계수가 높을수록 동시 타당도가 높다.

Confidence Intervals / 신뢰구간

표본에서 얻은 평균으로 부터 모집단의 평균이 위치할 구간을 확률적으로 추정한 범위이다.

Consecutive Sample / 연속 표본

병원에 오는 환자 중 선정 기준을 충족하는 모든 환자를 특정한 기간 또는 환자 수가 충족 될 때까지 연속적으로 모집하는 표본추출 방법이다.

Construct Validity / 구성 타당도

추상적 특성이나 개념을 이론적으로 개념화한 구성 개념을 얼마나 잘 측정하였는지를 평가하는 지표이다. 수렴타당도, 변별타당도, 요인분석으로 분석한다.

Content Validity / 내용 타당도
측정하고자 하는 특성을 얼마나 정확히 측정하였는지의 정도를 나타내는 지표이다.

Continuous Variable / 연속 변수
등간척도와 비율척도로 측정한 변수이다.

Convergent Validity / 수렴타당도
유사한 특성이나 개념을 새로운 방법과 기존 방법으로 측정했을 때 측정값 사이에 얼마나 관계가 있는지의 정도를 나타내는 지표이다. 상관관계가 높을 때 수렴타당도가 높다.

Correlation / 상관관계, 상관분석
상관관계는 두 변수 간의 연관성의 정도이다. 상관분석은 두 변수 간의 연관성 정도를 분석하는 통계 방법이다.

Correlation Coefficient / 상관계수
두 변수 간 연관성 정도의 계수이며 r로 나타낸다.

Criterion Validity / 기준 타당도
측정도구를 이용해 측정 결과를 이미 타당성이 입증된 기존의 기준 측정방법의 결과와 비교하는 측정의 타당도이다.

Critically Appraised Topic (CAT) / 비판적 평가 논문
출판된 연구를 근거중심치료에서 사용하는 방법으로 비판적으로 평가하여 요약한 구조적 초록 형태의 문헌이다.

Cronbach Alpha / 크론바하 알파
척도의 항목 간 또는 측정 도구의 내적 일치도를 검정하기 위해 사용하는 통계분석 계수이다.

Crossover Design / 교차 설계
모든 대상자가 무작위 순서로 모든 치료를 받게 하는 연구 설계 방법이다.

Cross-sectional Study / 단면 연구
단면 연구에서는 한 시점에 연구 집단이나 표본에서 자료를 수집하는 연구 설계 방법이다.

Data / 자료
관찰 또는 측정을 통해 얻은 변수의 값이다.

Database / 데이터베이스
출판된 논문의 제목, 저자, 초록, 주제어 등 서지학적 정보를 체계적으로 정리한 파일의 집합이다.

Dependent Variable / 종속 변수
독립 변수에 영향을 받아 이차적으로 변화하는 변수이다.

Descriptive Statistics / 기술 통계
각 군 간 및 군 내의 평균, 최빈수, 중앙값 등의 대푯값이나 표준편차나 표준오차와 같은 변동의 크기를 구하는 통계 방법이다.

Detrend / 경향 제거
단일 사례연구의 개입 단계와 개입 후 단계의 시계열 자료에서 기본선 단계에서 발생한 선형 경향을 제거하는 것이다. 시각 및 통계 분석을 하기 전에 경향을 제거해야 한다.

Dichotomous Outcomes / 이분형 결과
건강 또는 질병, 입원 또는 입원하지 않음, 재발 또는 재발하지 않음과 같이 2개의 범주를 갖는 결과이다.

Discriminant Validity / 변별 타당도
서로 다른 특성이나 개념을 측정하는 측정도구의 측정값 사이에 얼마나 관계가 있는지의 정도를 나타내는 지표이다. 상관관계가 낮을 때 변별 타당도가 높다.

Effect Size / 효과 크기
대조군의 평균대비 실험군의 평균을 표준화시킨 값으로 치료에 따른 차이의 크기이다.

Effectiveness / 효과
일반적인 임상 환경에서의 치료 효과를 의미한다. 어떤 치료가 일상의 임상에서 듣는지에 대한 것은 효과와 관련된다. 유효성과 대조를 이룬다.

Efficacy / 유효성, 효능
매우 통제된 환경에서의 치료 효과를 의미한다. 어떤 치료가 이상적인 상황에서 듣는지에 대한 것은 유효성과 관련된다. 효과와 대조를 이룬다.

Epidemiological Research / 역학 연구
건강이나 질병과 관련된 원인과 발생빈도를 증명하기 위해서 하는 연구이다.

Ethnology / 문화기술 연구
참여관찰이나 면접을 통해 공통 유산을 가진 개인이나 집단의 특성을 파악하는 질적 연구 설계이다.

Evidence Based Practice (EBP) / 근거중심치료
최선의 과학적 연구 근거를 임상 전문지식, 환자의 가치 및 상황과 통합하여 환자의 진료에 대한 임상 의사결정을 하는 것이다.

External Validity / 외적 타당도 (연구)
연구 결과를 현실에 얼마만큼 일반화할 수 있는 정도이다.

Face Validity / 표면 타당도
검사가 측정하려고 의도한 특성을 측정하고 있는 것처럼 보이는 정도를 나타내는 지표이다.

False Negative / 위음성
질병문제이 있는 사람이 검사에 음성으로 나타나는 결과이다.

False Positive / 위양성
질병문제이 없는 사람이 검사에 양성으로 나타나는 결과이다.

Five Steps of the EBP Process / 근거중심치료 수행 5단계
단계 1. 정보의 필요성을 확인하고 검색 가능한 임상질문을 만든다.
단계 2. 임상질문의 답을 얻기 위해 최선의 근거를 검색한다.
단계 3. 근거의 중요도, 적용성과 질을 비판적으로 평가한다.
단계 4. 비판적으로 평가한 근거를 임상 전문지식, 환자의 가치 및 상황과 통합하여 적용한다.
단계 5. 1-4단계 수행의 유효성과 효율성을 평가하고 앞으로의 질 향상 방법을 모색한다.

Floor Effect / 바닥효과
결과가 하한선에 있어 측정의 범위를 벗어난 현상이다. 독립변수의 효과가 종속변수에 정확하게 반영되는 것을 막는다.

Foreground Questions / 전경 질문
개별 환자 또는 환자군에 특정하는 환자, 질병, 결과에 대한 질문이다.

Forest Plots / 숲그림
체계적 고찰에서 메타분석의 결과를 시각적으로 제시하는 그림이다.

Gaussian Distribution / 가우스 분포
자료의 분포가 평균을 중심으로 대칭인 종 모양을 이루는 분포(정규분포)를 말한다.

Gold Standard / 황금표준
민감도 및 특이도가 최대인 가장 타당한 기준이다. 임상검사나 새로 개발한 검사의 정확도를 비교할 때 사용한다.

Google Scholar / 구글 학술
Google사에서 개발한 검색 엔진으로 학술 논문 전문과 연결되어 있다.

GRADE / GRADE 권고 등급화 체계
권고 평가, 개발과 평가의 등급화(Grading of Recommendations Assessment, Development and Evaluation). 진료지침에서 권고 강도를 표준화하기 위해 제시한 권고 등급화 체계이다.

Grounded Theory / 근거이론
질적 연구 설계에서 체계적으로 수집되고 분석된 자료를 상호 비교 검토하여 어떤 이론을 추출하는 방법이다.

Health Literacy / 건강정보 활용능력
질병 예방과 건강상태 관리와 관련된 보건의료 정보를 이해하고 활용하는 능력이다.

Hooked on Evidence / 근거고리
미국물리치료사협회에서 개발한 물리치료 관련 데이터베이스이다. APTA 회원에게 제공하는 풀뿌리 프로젝트이다.

Independent Variable / 독립 변수
다른 변수에 영향을 줄 수 있는 변수이다.

Inferential Statistics / 추리 통계
연구에서 관찰된 차이가 치료에 의한 것인지, 우연에 의한 것인지를 해석하는 확률의 수학을 사용하는 통계 검증방법이다. 작은 표본 자료의 특성을 이용하여 모집단의 특성을 추정하여 결론을 도출할 수 있다.

Intention to Treat (ITT) / 배정된 대로 분석
중도탈락자가 있더라도 모든 대상자의 결과를 처음 배정된 대로 통계 분석하는 방법이다.

Intercept / 상수, Y절편
회귀분석에서 Y의 축을 자르는 절편이다. X가 0일 때 Y의 값이다.

Interclass Correlation Coefficient (ICC) / 급내상관계수
2개 이상의 연속형 자료의 변화 양상과 절대값의 상관관계를 검사하기 위한 통계분석이다. 비율척도와 등간척도로 측정한 자료의 측정자간, 측정자내 신뢰도 검사에 흔히 사용한다.

Internal Consistency / 내적 일치도
동일 측정 대상에서 문항 간, 평가자간 결과가 일관되게 나타나는 정도이다.

Internal Validity / 내적 타당도 (연구)
연구에서 발생한 사건이 연구 결과에 올바르게 반영된 정도이다.

International Classification of Function (ICF) / 국제기능장애건강분류
건강과 건강관련 상태를 표현하기 위해 2001년에 세계보건기구(WHO)에서 개발한 분류체계이다.

Inter-Rater Reliability / 측정자간 신뢰도
2명 이상의 측정자가 같은 대상자에게 측정한 결과가 유사하게 나타나는 반복성이다.

Interval Scale / 등간척도
변수 값의 간격이 일정한 연속형 척도이다. 비율척도와 마찬가지로 측정간격이 동등하지만 0가 의미를 가진다.

Intra-rater Reliability / 측정자내 신뢰도
같은 측정자가 동일한 대상에게 다른 시점에서 측정했을 때 결과가 일치하는 정도이다.

Kappa (κ) / 카파 (κ)
2개 이상의 범주형 자료의 일치도를 검사하기 위한 통계분석이다. 명목척도로 측정한 자료의 측정자간, 측정자내 신뢰도 검사에 흔히 사용한다.

Key words / 핵심 단어
근거를 검색할 때 임상질문 또는 동의어로 사용하는 중요 단어이다.

Knowledge Broker (KB) / 지식 중개자
임상가의 근거를 실제 환자 진료에 적용하도록 변화를 유도하는 지도자이다.

Knowledge Translation (KT) / 지식 전환
근거를 실제 환자 진료에 적용하기 위한 다양한 방법을 설명하는 데 사용 용어이다.

Known-Groups Validity / 알려진 집단 타당도
서로 다른 특성을 가진 두 군을 선정하고 동일한 방법으로 측정하여 결과의 차이가 다르게 나타나는지를 비교하여 타당도를 구하는 방법이다.

Language Bias / 언어비뚤림
체계적 고찰에서 특정 언어로 출판된 연구가 배제되었을 때 나타는 비뚤림이다.

Likelihood Ratio, Negative (LR-) / 음성우도비
질병이 없는 사람에게 검사 결과가 음성으로 나타날 확률이다.

Likelihood Ratio, Positive (LR+) / 양성우도비
질병이 있는 사람에게 검사 결과가 양성으로 나타날 확률이다.

Logistic Regression / 로지스틱 회귀분석
2개 이상의 독립변수와 하나의 종속변수와의 인과관계를 예측하는 통계 방법이다. 변수가 이분형 척도일 때 사용한다.

Longitudinal Study / 종단 연구
일정 기간에 걸쳐 연구대상을 추적하여 자료를 2회 이상 수집하는 추적 연구이다.

Masking / 눈가림법
대상자, 치료자, 평가자가 연구의 목적, 대상자가 어느 군에 배정되어 있는지, 기타 연구 과정이나 결과에 영향을 주는 요인에 대해 알지 못하게 제한하는 것이다.

Mean / 평균
산술 평균 - 측정값의 총합을 측정값의 개수로 나누어 구한다. 가장 많이 사용하는 대표값이다.

Measures of Association / 관련성 측정
한 시점에 2 변수의 변화 양상과 절대값의 관련성을 검사하기 위한 통계분석이다.

Measures of Central Tendency / 중심경향 척도
평균값으로 기술통계에서 가장 널리 사용하는 대표값이다.

Measures of Variability / 변동 척도
산포 또는 분산의 정도를 반영한다. 개개의 자료가 중심경향에서 얼마나 떨어져 있는가를 알아 볼 수 있다.

Median / 중앙값
자료의 분포에서 가운데에 놓이는 측정값이다. 상하로 반분하는 지점의 값이다.

MEDLINE / 메드라인
미국 국립보건원 산하 국립의학도서관에서 Index Medicus를 데이터베이스화한 것으로 의료관련 문헌의 가장 큰 데이터베이스이다.

Member checking / 연구 참가자에 의한 검토
연구자가 이끌어낸 연구 질문에 대한 결론이 타당하다고 할 수 있는지를 연구 참가자에게 확인하는 절차이다. 질적 연구의 타당도를 확립하는데 중요하다.

MeSH Term / MeSH 용어, 의학주제명표목 용어
학술지 주제 색인에서 사용하는 공통적이고 일관된 용어 체계이다.

Meta-analysis / 메타분석
동일한 주제에 대해 수행된 두 가지 이상의 연구 결과로 제시된 요약 통계량을 결합하는 통계분석방법이다.

Minimal Clinically Important Difference (MCID) / 최소 임상적 중요 차이
반응도의 정도이다. 치료에 의한 이득을 정당화할 수 있는 최소한의 변화량이다.

Minimal Detectable Change (MDC) / 최소 검출가능 변화
반응도의 정도이다. 예상되는 측정 오류와 변동을 초과하는 변화의 최소 양이다.

Mode / 최빈값
자료의 분포에서 가장 자주 나타나는 측정값이다.

Multiple Regression / 다중회귀분석
2개 이상의 독립변수와 하나의 종속변수와의 인과관계를 예측하는 통계 방법이다. 변수가 연속형 척도일 때 사용한다.

My NCBI / 나의 NCBI
미국 국립 생물기술정보센터(National Center for Biotechnology Information, NCBI)에서 제공하는 PubMed의 개인 자료실이다. 개인 계정을 개설하여 사용한다.

Narrative Review / 서술적 고찰
특정 분야의 전문가가 기존의 문헌을 고찰하여 주관적 관점에서 결론을 내리는 문헌고찰이다. 통계분석을 하지 않는다. 흔히 종설이라고 한다.

National Guidelines Clearinghouse (NGC) / 미국 국립 진료지침 정보센터
근거중심 진료지침을 제공하는 웹이다.
미국 보건복지부 산하의 의료연구품질관리국(Agency for Healthcare Research and Quality, AHRQ)에서 운영한다.

Negative Correlation / 음 상관관계
-1.0; 한 변수가 증가하면 다른 변수가 감소하거나, 한 변수가 감소하면 다른 변수가 증가한다.

Negative Likelihood Ratio (LR-) / 음성우도비
질병문제이 없는 사람에게 검사 결과가 음성으로 나타날 확률이다.

Negative Predictive Value (NPV) / 음성예측값
진단검사에서 음성으로 나타난 사람이 질병을 가지고 있을 않을 비율이다.

Nominal Scale / 명목척도
변수를 범주로 구분한 척도이다. 명목척도에는 순서가 없다.

Non-normally Distributed Data / 비정규분포 자료
전형적인 정규분포를 하지 않는 자료이다.

Normal Distribution / 비정규분포
큰 표본을 대상으로 반복 측정한 자료는 종 모양의 정규분포를 한다.

Null Hypothesis / 귀무가설
비교하는 값과 차이가 없다는 것을 기본개념으로 하는 통계학적 가설이다.

Number Needed to Treat (NNT) / 필요치료수
치료의 이득을 얻기 위해 치료해야 하는 평균적인 환자 수이다.

Odds Ratio (OR) / 교차비
환자군의 위험 요인 비와 대조군의 위험 요인 비이다.

Operational Definition / 조작적 정의
어떤 개념에 대해 구체적인 수치를 부여할 수 있는 형태로 상세하게 정의를 내린 것이다.

Ordinal Scale / 서열척도
변수를 정도에 따라 범주화하여 순서대로 배열한다. 범주 간의 서열은 상대이며 서열 간 거리가 일정하지 않다.

Outcome Measure / 결과 측정
환자의 상태를 평가하기 위해 연구의 시작, 중간, 종료 시점에 측정한 특성 또는 질이다.

Outcome / 결과, 환자결과
중재, 치료 혹은 진단 행위로 환자에게 예상되는 결과이다.

Ovid / 오비드
메드라인 등의 전자 데이터베이스에 통합 접속할 수 있는 의료 정보 수집회사이다.

p Value / p값
사건이 우연에 의한 것이라는 확률의 표현이다.

Participation / 참여
직장, 학교, 지역사회 참여 등 실질적인 생활 상황에의 연루를 의미하는 국제기능장애건강분류 (ICF) 용어이다. 참여 과정에 문제가 있을 때 참여 제한(participation restriction)이라 한다.

Pearson Product-Moment Coefficient of Correlation / 피어슨 적률 상관계수
2변수의 관련성을 나타내는 통계 지수이다. 범위는 +1에서 -1까지 이다.

PEDro / 페드로
물리치료 근거 데이터베이스(Physiotherapy Evidence Database, PEDro)이다. 물리치료 관련 대한 진료지침, 체계적 고찰, 임상연구의 서지 정보를 무료로 검색할 수 있는 검색 엔진이다.

Performance-Based Measure / 수행 측정
환자가 새로운 임무를 수행할 때 행동으로 나타내는 결과를 측정하는 방법이다.

Phenomenology / 현상학
연구 대상자가 살고 있는 그대로의 경험을 기술하는 질적 연구 설계 방법이다.

PICO / 피코(환자, 개입, 비교, 결과)
환자 (patient), 개입 (intervention), 비교 (comparison), 결과 (outcome)의 머리글자로 구성된 용어이다. 효율적으로 근거를 검색하기 위해 임상질문을 4가지 항목으로 구조화하는 방법이다.

Podcast / 팟캐스트
컴퓨터 또는 휴대용 미디어 플레이어에 디지털 미디어 (오디오 또는 비디오) 파일을 제공하는 것이다.

Positive Correlation / 양 상관관계
+1.0; 한 변수가 증가하면 다른 변수도 증가하거나 한 변수가 감소하면 다른 변수도 감소한다.
은 양의 상관관계를 의미하며

Positive Likelihood Ratio (LR+) / 양성우도비
질병이 있는 사람에게 검사 결과가 양성으로 나타날 확률이다.

Positive Predictive Value (PPV) / 양성예측값
진단검사에서 양성으로 나타난 사람이 질병(problem)을 가지고 있을 비율이다.

Post-Test Probability / 검사 후 확률
진단검사에서 추정되는 질병을 가지고 있을 확률이다. 검사 후 확률이 높을수록 진단검사의 정확성이 높다.

Power / 검정력
군 간 차이가 있을 때 차이를 찾아낼 수 있는 확률이다.

Predictive Validity / 예측 타당도
측정 결과가 미래의 결과를 예측하는 정도를 의미하며 상관계수로 추정한다.

Predictor Variable / 예측 변수
회귀분석에서 예측하기 위해 사용하는 독립 변수이다.

Pre-Test Probability / 검사 전 확률
진단검사 전에 질병(문제)을 가지고 있을 확률이다. 흔히 질병(문제)의 유병률, 환자의 병력과 증상으로부터 추정한다.

Primary Study / 일차연구
무작위임상시험이나 코호트 연구와 같이 일차적 자료를 직접 얻어 시행하는 연구이다. 흔히 원저(original study)라고 한다.

Prognostic Equation / 예후 공식
회귀분석에 얻은 방정식으로 독립 변수로부터 종속 변수를 예측하는데 사용한다.

ProQuest / 프로퀘스트
학술 정보를 제공하는 전자 데이터베이스이다.

Prospective Study / 전향적 연구
현재 시점에서 연구대상을 확정하고 앞으로 결과가 발생할 때까지 추적하여 자료를 수집하는 연구 설계 방법이다. 원인을 규명하는 연구에서 흔히 사용한다.

Psychometric Properties / 심리측정 특성
신뢰도, 타당도, 임상적 의의의 개념을 포함한 결과측정의 내재 특성이다.

Publication Bias / 출판 비뚤림
연구자와 학술잡지의 편집자는 유의하지 않은 결과보다는 긍정적인 결과를 출판하고자 하는 경향이 있으며 이에 따라 유의한 쪽으로 비뚤리는 출판비뚤림이 발생하게 된다.

PubMed / 펍메드
미국 국립의학도서관과 국립 생명기술정보센터 (NCBI)에서 운영하는 검색 엔진이다. 메드라인에 등재된 데이터베이스를 검색할 수 있다.

Pull Technology / 유인형 정보검색 기술
필요한 정보를 선택적으로 검색하는 정보 검색 기술이다.

Push Technology / 강요형 정보검색 기술
정보를 개인에게 일방적으로 보내는 정보 검색 기술이다.

Qualitative Research / 질적 연구
개인 또는 집단의 경험, 문화, 사회, 정서 등에 문제에 대해 비정량적인 조사를 하는 연구 방법이다.

Quality / 질
연구의 타당도를 의미한다.

Quality Assessment of Diagnostic Accuracy Studies (QUADAS) / QUADAS 점검 목록
진단 연구의 질과 적용성을 비판적으로 평가하는 도구이다.

Questionnaire / 질문지
특정 결과를 조사하기 위해 작성된 질문 문서이다. 치료사가 면접을 하거나 환자가 독립적으로 질문에 답한다.

Randomized Clinical Trial (RCT) / 무작위임상시험
치료 효과를 비교할 수 있는 실험 연구 설계 방법이다. 치료 효과에 대해 근거 수준이 가장 높은 연구이다.

Randomized Controlled Trial (RCT) / 무작위비교시험
치료 효과를 비교할 수 있는 실험 연구 설계 방법이다. 치료 효과에 대해 근거 수준이 가장 높은 연구이다.

Range / 범위
자료의 분포에서 최대값과 최소값의 차이이다.

Ratio Scale / 비율척도
변수의 값을 정확하게 순서로 배열한 연속형 척도이다. 측정간격이 동등하다.

Receiver Operating Characteristics Curve (ROC) / ROC곡선, 수신자조작특성곡선
진단검사에서 절단값을 판단하기 위해 특이도와 민감도를 그래프로 표현한 것이다.

Reference Interval / 참고구간
질병이 없는 집단의 표본에서 측정하여 추정한 값의 범위이다. 진단검사에서 절단값을 판단하기 위해 사용한다.

Reference Management Systems / 서지관리 프로그램
문헌을 관리하는 프로그램이다.

Reference Standard / 참고표준
참고표준은 완벽한 정확도를 가진 황금표준에 근접한 기준이다. 황금표준보다는 덜 정확하지만 기준검사가 없을 때 임상검사를 비교할 수 있다.

Regression / 회귀분석
독립변수와 종속변수 사이의 인과관계에 따른 방정식을 구하여 독립변수의 변화에 따라 종속변수의 변화를 예측하는 통계분석 방법이다.

Relative Risk / 상대위험도
예후 연구에서 흔히 사용하는 통계 지표로 위험 요인의

발생 확률을 추정한다. Risk Ratio라고도 한다.

Reliability / 신뢰도
일정한 시간 간격을 두고 동일한 조건으로 반복 측정했을 때 측정값들의 일관성의 정도이다.

Repeated Measures ANOVA / 반복측정 분산분석
시간경과에 따라 같은 대상에서 반복하여 측정한 자료를 비교하는 통계분석 방법이다.

Research Notation / 연구 기호
연구 설계의 흐름을 쉽게 파악할 수 있도록 표시하는 기호이다.

Responsiveness / 반응도
변화가 있을 때 변화를 정확하게 검출하는 측정 능력이다.

Risk Ratio / 상대위험도
대조군에 대한 치료군의 사건 발생 위험도이다.

Sample / 표본
모집단에서 선택된 모집단 구성단위의 일부로 연구에 선택된 참가자이다.

Scale of Measurement / 측정 척도
변수의 속성을 구별하는 측정 수단이다. 측정 척도는 4종류로 구분한다.

Scientific Research / 과학적 연구
가설의 체계적인 가설 검정을 통해 획득 한 경험적 증거이다.

Search Engine / 검색 엔진
데이터베이스에서 특정 문헌을 식별할 수 있는 사용자 인터페이스이다.

Searchable Clinical Question / 검색 가능한 임상질문
필요한 연구 근거를 효율적으로 검색할 수 있도록 구조화한 전경질문이다.

Secondary Research, Secondary Study / 이차 연구
여러 일차 연구에서 얻은 정보를 분류, 비교, 종합하는 "연구의 연구"이다.

Selective Sample / 선택적 표본
치료 또는 검사가 특정 특성이 있는 환자에게 효과적인 표본을 특정하여 선택하는 연구의 표본이다.

Sensitivity / 민감도
질병(문제)이 있는 사람에게 검사가 양성으로 나타나는 확률이다. 검사가 질병(문제)이 있는 사람을 정확하게 확인할 수 있는 능력이다. 검사의 정확도를 나타내는 지표이다.

Serial Dependency / 계열 종속성
동일한 사람에게 반복 측정했을 때 자료가 이전 단계에 일어났던 자료에 종속되는 현상이다.

Simple Linear Regression / 단순 선형회귀분석
두 변수 간의 인과관계를 예측하기 위한 통계분석 방법이다.

Single-Subject Design (SSD) / 단일사례 연구
단일 참가자 또는 단일 집단을 대상으로 치료에 따른 변화를 집중적으로 추적하는 연구 설계 방법이다.

Slope / 회귀선 기울기
한 변수의 변화와 다른 변수의 변화 관계를 나타내는 회귀선의 기울기이다.

Slope of the Celeration Line / 경향선 기울기
선형 경향을 가정했을 때 방향과 높이로 증가 또는 감소의 양이나 비율을 시각적으로 해석할 수 있는 기울기이다.

SnNout
검사의 민감도(Sn)가 매우 높은 경우 검사 결과가 음성(N)일 때 진단을 배제(rule out)할 수 있음을 의미한다.

Spearman's Rho / 스피어만 ρ
서열척도로 측정한 자료의 두 변수 간 연관성 정도의 계수이며 ρ로 나타낸다.

Specificity / 특이도
질병(문제)이 없는 사람에게 검사가 음성으로 나타나는 확률이다. 검사가 질병이 없는 사람을 정확하게 확인할 수 있는 능력이다. 검사의 정확도를 나타내는 지표이다.

SpPin
검사의 특이도(Sp)가 매우 높은 경우 검사 결과가 양성(P)일 때 진단을 확정(rule in)할 수 있음을 의미한다.

Standard Deviation / 표준편차

자료의 분포에서 개개의 값이 평균으로부터 멀리 떨어진 정도이다. 가장 흔하게 사용하는 변동 척도이다.

Standards for Reporting of Diagnostic Accuracy (STARD) / STARD 점검 목록

진단 연구를 비판적으로 평가하는 도구이다. 개별 진단 연구보다는 진단 연구의 체계적 고찰에서 사용한다.

Statistical Heterogeneity Test / 통계적 이질성 검정

개별 연구 사이의 결과 차이가 통계적으로 유의한지 확인하는 방법이다. 통계적 이질성은 개별 연구들의 효과크기 추정값이 우연이 아닌 실제 변동이 있음을 의미한다.

Stratification Sampling / 층화 추출법

모집단을 2개 또는 그 이상의 하부군으로 구분한 후 각 하위 모집단에서 표본을 각각 무작위로 추출하는 방법이다.

Strength / 강점

연구에서 환자의 결과 변화가 다른 통제되지 않은 요인에 영향을 받지 않고 잘 통제되고 결론 도출에 기여하는 요인이다.

Systematic Review / 체계적 고찰

특정 연구 질문에 대해 최선의 가능한 연구를 모두 선택하여 결과를 종합하는 특별한 종류의 문헌고찰 연구이다.

t-Test / t-검정

두 군의 평균을 비교하는 모수 통계분석 방법이다.

Technology Profile / 문헌정보 기술

근거중심치료를 지원하기 위해 사용하는 기술 자원의 선택 조합이다.

Test-retest reliability / 검사-재검사 신뢰도

측정하려고 하는 특성의 변화를 경험하지 못한 환자에게 결과 측정을 반복했을 때 결과가 유사하게 나타나는 반복성이다.

Threat / 위협

연구에서 통제되지 않아 결과에 영향을 미치는 요인이다.

Translating Research Into Practice (TRIP) / TRIP 검색엔진

21개 이상의 데이터베이스에서 동시에 문헌을 검색할 수 있는 검색엔진이다.

Triangulation / 삼각화, 다각화

연구에서 여러 가지 방법, 여러명의 연구자나 분석자, 여러 가지 이론 등 여러 관점을 사용하는 방법이다.

TRIP Database / TRIP 데이터베이스

임상 연구 근거의 전자 데이터베이스이다.

True Negative / 진음성

질병(문제)이 없는 사람이 검사에서 음성으로 나타나는 결과이다.

True Positive / 진양성

질병(문제)이 있는 사람이 검사에서 양성으로 나타나는 결과이다.

Two-Standard Deviation / 2 표준편차

단일사례 연구에서 측정 자료가 정규분포하고 유의한 자기상관이 없을 때 사용하는 통계이다. 기본선 자료의 평균값과 표준편차를 구한 후 개입 단계에 측정한 두 시점 이상의 자료가 2 표준편차 띠의 밖에 나타나면 치료 개입이 통계적으로 유의하다고 해석한다.

Type I Error / 제1종 오류

실제로 차이가 없음에도 표본 자료의 분석 결과 모집단간 차이가 있다고 판단하는 오류이다.

Type II Error / 제 2종 오류

실제로 차이가 있음에도 표본 자료의 분석 결과 모집단간 차이가 없다고 판단하는 오류이다.

Validity / 타당도 (연구)

연구의 질을 나타내는 지표로 연구의 결과가 얼마나 정확한지를 의미한다.

Validity / 타당도 (검사)

측정방법이 측정대상을 얼마나 정확하게 측정할 수 있는지의 정도를 나타내는 지표이다.

Variance / 분산

표본의 변동척도이다. 표준편차는 분산의 제곱근 값이다.

찾아보기

Index

M

N

O

P

Q

R

S

T

V

Z

ㄱ

ㄴ

ㄷ

ㄹ

ㅁ

ㅂ

ㅅ

ㅇ

ㅈ

ㅊ

ㅋ

ㅌ

ㅍ

ㅎ